U0218507

以患者为中心的五步问诊法

步骤1：为问诊做好准备（30～60秒）

1. 欢迎患者

2. 称呼患者的名字

3. 介绍自己并确认自己的角色

4. 确保患者准备好并保护患者隐私

5. 消除沟通障碍（坐下）

6. 确保舒适、使患者放松

步骤2：引出主诉和制定议程（1～2分钟）

7. **表明可用时间**（例如："我们今天大概有20分钟的时间……"）

8. **预告你将在问诊过程中做的事情**（例如："我们今天要看一下你昨天血液检查的结果……"）

9. **获取患者想要讨论的所有问题**：具体的症状、需求、期望、理解（例如："开始之前，我们先列出你今天想要讨论的所有问题。""还有其他问题吗？""还有什么？"）

10. **总结和确定议程；如果议程条目太多，就细节进行协商**（例如："你提到了八件想讨论的事，可是我们今天时间有限，不能讨论完所有的问题，你能告诉我哪件事情比较紧急，需要今天解决吗？"）

步骤3：用非聚焦性开放式技巧开始问诊，让患者自由发言（30～60秒）

11. **用开放式问题开头**（"讲一讲你的头痛吧。"）

12. **用非聚焦性开放式技巧**（认真聆听）：沉默、中性话语、非言语鼓励

13. **从非语言渠道获得额外信息**：非语言暗示、肢体语言、衣着、环境、自身

步骤 4：应用聚焦性开放式技巧了解三件事：症状史、个人背景和
情感背景

（3 ~ 10 分钟）

14. **引出症状史**

描述症状，使用聚焦性、开放式技巧，例如：

回应（复述患者的话，"剧痛?"）

提问（"这听上去很严重，你能讲得详细点儿吗?"）

总结（"首先是发烧，两天后膝盖开始疼，昨天开始跛脚。""不是特别紧急的，我们稍后再谈。"）

15. **引出个人背景**

症状更广泛的个人/心理社会环境，患者的想法/个人归因，还是
使用聚焦性开放式技巧

16. **引出情感背景**

使用情感寻求技巧

直接问：（"你感觉怎么样呢?""这让你感觉如何呢?""这在情感
上对你有什么影响?"）

间接问：**影响**（"这件事对你的日常生活造成了什么影响?""你
的膝盖疼痛对你的家人来说有什么样的影响?"）；**关于问题的想法**
（"你认为是什么导致了你膝盖的疼痛?"）；**就医的触发因素**（"你
认为是什么让你来就诊的呢? 你的生活中还发生了什么事情?"）

自我表露（"要是我的话，我会很困惑。""我能想象这件事可能
会让你很担心。"）

17. **回应患者的情绪和情感**

用共情的话语回应患者的情绪（N – U – R – S 法）：

命名（Name）（"你说因为膝盖疼痛变得残疾这件事让你很生气。"）

理解（Understand）（"我能看出你有这种感受。"）

尊重（Respect）（"这对你来说是一段艰难的时期。你表现得很勇敢。"）

支持（Support）（"我会帮助你仔细检查，看看我能为你做些什么。""不是特别紧急的，我们稍后再谈。"）

18. **扩展病史**

继续引出更多的个人背景和情感背景，通过 N – U – R – S 法来处理情感/情绪

步骤 5：过渡到问诊的中间部分（以医生为中心的阶段）

（30~60 秒）

19. 简要总结

20. 核查准确性

21. 如果患者已经准备好，向其指出询问的内容和方式都会发生改变（"我现在想换个话题，问你一些问题，以便更好地了解可能发生的事情。"）

继续问诊的中间部分

问诊的中间和结尾——以医生为中心的部分

步骤 6：获取现病史

1. **不加解读地获取并描述信息**

   A. 扩展患者已经介绍的症状描述

a. 发病和病程

b. 位置

c. 诱发因素

d. 性质

e. 量化数据

f. 辐射范围

g. 相关症状

h. 环境

i. 转化因素（加剧/缓解）

B. 在已知的身体系统中尚未引入的症状

2. 在获取信息的同时加以解读：检验关于症状可能涉及的疾病的假设[⊖]

C. 描述现病史所涉及的身体系统外的相关症状

D. 询问患者尚未提及的相关非症状信息（次级信息）是否存在

3. 了解患者的观点——影响、健康信念、就医的触发因素

步骤7：既往史

整体健康状况及既往疾病

过去的伤害、事故、心理问题、不能解释的问题、手术、检查、心理治疗

既往住院史（内科、外科、产科、康复科和精神科）

免疫史

适龄预防筛查的状况

女性患者的妇女健康史

⊖ 仅要求临床阶段的学生熟练掌握此种问诊方式。

目前使用的药物，包括剂量和给药途径

过敏史

步骤8：社会史⊖

职业健康促进

饮食、运动锻炼、安全、健康筛查、功能状态

暴露情况

物质依赖

咖啡因、吸烟情况、酒精

药物个人史

居住方式、个人关系和支持系统、性、亲密伴侣暴力、生活压力、情绪、疾病对自己/他人的影响（意义）、对疾病/健康的信念和解释、就医的触发因素、健康素养、爱好、娱乐方式、重要的生活经历、参军史

法律问题

步骤9：家族史

1. 一般询问

2. 询问祖父母、父母、兄弟姐妹和子女的年龄和健康（或死因）

3. 专门询问常见遗传疾病的家族史

4. 制定家族图谱

⊖ 在与大多数新患者访谈时，应询问粗体条目：这些条目对修正风险因素有很好的效果，有助于建立医患关系，可能对患者十分重要，然而却很少被患者提及。如果时间允许，或与患者症状相关，则询问其他条目。

步骤 10：系统回顾

整体状态、皮肤、造血系统、头、眼、耳、鼻、口和喉、颈部、乳房、心肺、血管、胃肠、泌尿系统、生殖系统、神经精神系统、肌肉骨骼系统、内分泌系统

步骤 11：问诊结尾

1. 分享信息

   A. 引导患者进入问诊结尾部分，请求患者许可，开始讨论

   B. 根据患者的观点构建讨论

   C. 使用"ART 循环"迭代地提供信息

   D. 使用简单的语言

2. 测查患者的理解力

   A. 使用"ART 循环"让患者重复医生所说的诊断和治疗等信息

   B. 提供书面计划或说明

3. 邀请患者参与共同决策

4. 结束问诊

   A. 必要时明确后续步骤

      a. 你要做什么

      b. 患者要做什么

      c. 下一次联络是什么时候

   B. 鼓励患者多提问

   C. 感谢和支持

以患者为中心的沟通技巧

An
Evidence-Based Method
Fourth Edition
原书第4版

**简明
循证法**

[美]
奥古斯特·H. 福廷六世
(Auguste H.Fortin VI)
弗朗西斯卡·C. 德瓦米娜
(Francesca C.Dwamena)
理查德·M. 弗兰克尔
(Richard M.Frankel)
布伦达·洛夫格罗夫·莱皮斯托
(Brenda Lovegrove Lepisto)
罗伯特·C. 史密斯
(Robert C.Smith)
著

王 岳
李若男
王江颖
译

Smith's
Patient-Centered
Interviewing

机械工业出版社
CHINA MACHINE PRESS

本书是一本实用的介绍性教科书，涵盖了问诊的基本知识。作为问诊技巧这一主题的循证指南，本书获得了医疗保健交流学院（ACH）的认可，采用了经过实践证明的"五步法"——整合了以患者为中心与以医生为中心的两种问诊技巧，在不额外增加问诊时长的前提下，可大大提升问诊效果。

本书涵盖了以下重要话题：患者教育、引发患者行为改变的因素、向患者宣布坏消息的技巧、应对不同人格类型的技巧、在正念练习中提高个人意识的技巧、非口头交流技巧、在诊室使用电脑的技巧、报告和呈现评估结果的技巧。

如果您需要一本能够提供已验证的系统框架的循证指南，以获取有效的患者病史，那么您看这本书就够了。

图书在版编目（CIP）数据

以患者为中心的沟通技巧：简明循证法：原书第4版/（美）奥古斯特·H. 福廷六世（Auguste H. Fortin Ⅵ）等著；王岳，李若男，王江颖译. —北京：机械工业出版社，2022.4

书名原文：Smith's Patient-Centered Interviewing: An Evidence-Based Method, Fourth Edition

ISBN 978－7－111－70701－1

Ⅰ.①以… Ⅱ.①奥… ②王… ③李… ④王… Ⅲ.①医药卫生人员-人际关系学 Ⅳ.①R192

中国版本图书馆 CIP 数据核字（2022）第 076951 号

机械工业出版社（北京市百万庄大街22号　邮政编码100037）
策划编辑：朱鹤楼　　　　　　　责任编辑：朱鹤楼　刘林澍
责任校对：肖　琳　贾立萍　　　责任印制：李　昂
北京联兴盛业印刷股份有限公司印刷

2022 年 8 月第 1 版·第 1 次印刷
145mm×210mm·14.125 印张·5 插页·281 千字
标准书号：ISBN 978－7－111－70701－1
定价：99.00 元

电话服务　　　　　　　　　　　　网络服务
客服电话：010－88361066　　　　机　工　官　网：www.cmpbook.com
　　　　　010－88379833　　　　机　工　官　博：weibo.com/cmp1952
　　　　　010－68326294　　　　金　书　网：www.golden-book.com
封底无防伪标均为盗版　　　　机工教育服务网：www.cmpedu.com

献　词

谨将此书献给乔治·L. 恩格尔——让我们自豪地站立于其肩膀之上的巨人。

各作者献词如下：

谨以此书献给我的父母奥古斯特·福廷和路易斯·福廷，感谢他们终生为公众奉献自己，树立榜样；献给我的妻子奥依和女儿卡米尔，感谢她们的爱、支持和耐心；献给鲍勃·史密斯，他的慷慨指导使我的职业生涯发生了巨大变化；献给耶鲁大学医学院和耶鲁大学初级护理内科住院医师项目的同僚、学生和住院医师，感谢他们坚定不移的学术研究以及提供的支持、友情和同情，感谢他们致力于成为自己心目中最好的医生。

——奥古斯特·H. 福廷六世

谨以此书献给我的父母埃曼努埃尔·科尔克拉夫特和维多利亚·科尔克拉夫特以及我的四个兄弟姐妹，感谢他们无条件的爱；献给我的丈夫本，感谢他教会我如何去爱。献给此书的另一位参与者鲍勃，也是我的患者，感谢你教会我"以患者为中心"的问诊方法，感谢你为我的工作所增添的意义。

——弗朗西斯卡·C. 德瓦米娜

谨以此书献给我的妻子米歇尔和我们的四个孩子，献给无数的住院医师、实习医生和患者，我有幸记录、分析他们的问诊过程并将其最终转化为相关项目，以帮助我们实现医疗服务的目的：更好地沟通、更有意义的关系、更好的健康结果

——理查德·M. 弗兰克尔

谨以此书献给我的丈夫拉里、我们的孩子道格拉斯和斯科特，以及我们的孙子麦肯齐和兰登，他们是我生命中的快乐源泉；献给我的导师索菲·L. 拉温格博士和鲍勃·史密斯博士，他们为我的个人和职业发展提供了共情支持；还有许多医生、住院医师和学生，我有幸从他们那里学到了很多东西。

——布伦达·洛夫格罗夫·莱皮斯托

谨以此书献给我的父亲埃尔默·M. 史密斯，是他为我带来了最初的医学熏陶；献给我的母亲玛丽·路易丝·史密斯——我的第一位人文老师；献给我的妻子苏珊·史密斯——我的良师益友、我的一生挚爱；献给许许多多的住院医师、学生、朋友和同事，多年来我从他们身上学到了许多。

——罗伯特·C. 史密斯

译者序

以患者为中心的沟通技巧（原书第4版）

2021年7月中国第七次人口普查结果公布，目前中国有1.9亿65岁以上老人，4000万失能老人，老年人口规模史上最大；与此同时，中国的生育率低至1.3，进入全球生育率最低的国家行列。[⊖]人口老龄化，在经济领域影响着经济增长、储蓄、消费与投资、税收及代际资源配置；在社会层面则影响着医疗保健、家庭构成、生活安排、住房和人口流动等。2019年，我国人均预期寿命为77.3岁。但预期寿命并不等于健康寿命，因为新冠肺炎疫情的影响，人民群众对健康的关注达到了空前的高度，而加速到来的老龄化社会，也让更多的人去研究和反思当下的医疗制度及医患关系。

管理学家彼得·德鲁克在《动荡时代的管理》中曾说："动荡时代最大的危险不是动荡本身，而是仍然用过去的逻辑做事。"后疫情时代，精准医学、数字医疗、靶向治疗、器官移植等医学词汇被越来越多地讨论，社会各界对现代医学和医生也抱有更多的期待。但历经疫情，整个医疗产业其实面临着巨大的阻碍。医院人工和运营成本上升，医保报销限制更加严

⊖ http://www.stats.gov.cn/tjsj/pcsj/，国家统计局，第七次人口普查主要数据。

格，药品和医疗技术的成本也在飞速上涨，医院还要持续不断地面对医疗纠纷引起的诉讼甚至是伤医威胁。在美国，一份针对 30 个行业满意度的评估调查显示，美国国税局排名第 27，医院排名第 28。[一]与之相对的是，中国医师协会在 2018 发布了《中国医师执业状况白皮书》，调研显示有 50% 的医护人员认为工作没有得到社会认可；62% 的医师经历过不同程度的医疗纠纷；66% 的医师经历过不同程度的医患冲突。目前，我们面临着一个难题，患者对医疗服务不满意，而医务人员对其执业境遇也不满意，医患之间本应有的信任和温暖往往被怀疑和责难取代。哈佛大学科学史系著名的医学史教授查尔斯·罗森伯格（Charles Rosenberg）在《来自陌生人的照顾》（*The Care of Strangers*）一书中提出：现代医学逐渐出现了医学花费成倍增加，但人所感受到的温暖却越来越少的异化趋势。他在《当代医学的困境》（*Our Present Complaint*）中写道：现代医学正在逐渐背离医学的目的和初衷。在不考虑医疗体制、经济和社会因素的条件下，存在一种矛盾现象：那就是医生越是技术高超，离病人越远，患者对医生越是充满不信任；医生技术能力越强，越容易失去自主性；患者对技术充满信任，却对医疗现状越来越不满意。确实，随着高新技术的发展，医学技术在促进人的健康和全面发展的同时，使医生屈从于技术本身，禁锢了医生的创造性和人文精神。

○ 弗莱德·李. 假如迪士尼运营医院 [M]. 何静，译. 北京：光明日报出版社，2017.

英国社会学者朱森在 1976 年发表了一篇影响深远的经典论文，强调 18 世纪末之前医生的收入来源是患者付费，因此患者有择医的权力。而医生诊断主要以患者的病史为根据，患者对医生引用的医疗典籍通常也有相当程度的了解，医患是在较为平等的基础上互动的。但医院医学的兴起改变了这样的状况——医生的收入来自其受雇的医院或国家，而非患者直接付费；医生职位的晋升取决于同行的评价，而非受患者欢迎的程度。结果是医患之间的权力关系从此改变。医生关注的对象则从个体化转向器官与组织的病变，实验室医学的兴起更强化了这个趋势。此外，医生使用的专业术语和复杂的医学仪器更是患者所难以了解的。根据朱森的说法，现代医学的兴起也是患者从"医学宇宙观"消失的过程。○此外，现代医学的专业分化使得医疗成为一个需要集约管理的领域，现代大医院的经营运作尤其如此。患者在医院看病往往必须往返于不同的部门，接受不同专业人员的检验、诊察、治疗与照护。就医过程本身很像是在与一个庞大的官僚机构或企业组织打交道。患者求医的艰难历程提高了医患双方的沟通成本，降低了信任度。

在我国，医患关系的研究和探讨已经不是一个新话题。近年来，越来越多的医学家、社会学家和人文学家逐渐意识到，若想真正缓解医患关系，医学诊疗中应有更多的人文关怀，医学也应更多地回归人文，让专业和温暖共同缓解个体的痛苦。

○ N. D. Jewson, The Disappearance of the Sick-Man from Medical Cosmology.

政府在这方面也在不断推进，2019 年开始的全国三级公立医院绩效考核将患者满意度作为重要指标，近几年开展的集中带量采购，互联网 + 全病程管理模式、按病组（DRG/DIP 等）付费等改革也旨在实现"价值医疗"，让医疗回归初心。政策可以起到引导带动作用，但让患者满意的"最后一公里"和最后的落脚点还是要靠医生。医生要在一次次的诊疗中落实一个个政策，最终让患者满意，让医患双方受益。以患者为中心便是医生的自我处事之道，而掌握必要的技巧则定会改善医生与患者的交流。笔者 2017 年将本书第 3 版 *Patient Centered Interviewing* 翻译出版，该书最大特点就是用实务性的语言概括性地为繁忙的医务工作者提供非常简单易行、可操作的交流技巧和办法。例如，本书主线介绍的"以患者为中心"五步面谈法，以及使用共情话语进行答复的 N-U-R-S 方法。4 年过去了，随着互联网的快速普及，医患沟通的方式和方法有了新背景，也遇到了新挑战。本书第 4 版增加了如何运用科技实现以患者为中心的内容，介绍了在数字时代怎样践行以患者为中心的问诊，许多技巧和方法值得我们学习，希望通过一个个小的改变让医患沟通变得更顺畅。

人工智能发展到现阶段，已经能够进行深入自主的学习，如 IBM 的沃森人工智能平台，能在 17 秒内阅读 3000 多部医学专著、25 万篇学术论文，并能对深入学习后的病例提出与医学专家相同的治疗方案。也许很多人会问一个问题，未来，人工智能会大范围地取代医生吗？我的答案是，人工智能可能在知识上超过人类，但永远不会有人的意识，医学是有感情的事业，"医者仁心""医乃仁术"才是患者信赖的根本。《连线》杂志主编凯文·凯利曾说过："雨滴汇入山谷的具体路径是不可预测的，但它的大方向是必然的。"医学是人类情感和人性的表达，在任何情况下，我们都不能忘记医学的初心。每位医者不可忘记，我们爱医学是源于我们爱患者的初心。相信《以患者为中心的沟通技巧：简明循证法（原书第 4 版）》一书会给临床医生以帮助，在我们各界的共同努力下，医患关系会回归以往的信任与和谐。

王岳　教授、博士生导师

北京大学医学人文学院

序 言

以患者为中心的问诊：需要证据、共情和患者参与的练习。

在临床实践和临床科学中，沟通在弥合循证医学和以患者为中心的医学间的差距方面发挥着关键作用。

乔森·本辛[1]

有一年，还是我最初教授沟通技巧的时候，我们在一个为医学生授课的小组中打算访问一位老年男性患者。故事发生在我们大学医院的内科病房。被指派进行问诊的学生（让我们称他为汤姆）告诉我们，在开始与患者交谈之前，他有一个问题。"问吧。"我说，"你想问些什么？"汤姆看着我，提出了一个问题，多年来这个问题比任何其他话语对我的沟通技巧培训的影响都要大。汤姆说："能不能告诉我，我们是要按照我们在课上学到的方式，还是按照现实生活中的方式来和患者沟通？"

并不是只有汤姆提出过这个问题。它指出了医学背景中沟通技巧教学的一个经典困境，即培训课程中教授的沟通技巧与实际应用的沟通技巧之间存在差距。在我们的课堂上，该学生学习了以患者为中心的沟通方式，重点是探索患者自身的想法，并以明确的共情处理患者的情绪。这个故事发生在 20 世纪 90 年代，那时以患者为中心的沟通已经很完善了。早在 1984 年，美国医学院协会就提出"应尽一切努力培养和增强医学生以患者为中心的人文态度"的观念。[2]

本书第 1 版于 1996 年出版，是美国国内外医学院（例如挪威奥斯陆大学医学院）推广以患者为中心方法的最有影响力的书籍之一。从那时起，以患者为中心、以关系为中心[3]和以人为中心的护理原则[4]就开始在大多数医学院的沟通技巧教学中逐渐占据主导地位。

另一个问题是以患者为中心的方法在日常临床护理中的实际应用程度。有一些证据表明，与研究文献所显示的结果相比，我们看到的医生沟通方式的总体变化较少。荷兰乌得勒支大学的乔森·本辛和她的同事有一个独特的机会来观测医疗沟通行为随时间的变化趋势。她们在 30 多年的时间里建立了一个庞大的数据库，包括数千次会诊的录像，并在一系列研究中考察了从 19 世纪七八十年代到 2008 年医生沟通方式的变化。[5,6]例如，他们发现，随着时间的推移，医生往往会更加关注社会心理问题，会诊并没有变得更加以患者为中心。研究人员得出结论，随着时间的推移，会诊越来越注重任务导向的沟通，而不是表现出共情。[5,6]美国一项时间跨度更小更近（2007～2013 年）的研究是关于癌症幸存者与他们的医生之间的关系经历。研究发现，以患者为中心的沟通评分会随着时间的推移而提高，但在控制其他变量时，这一趋势并不显著。作者得出结论，许多幸存者仍然反映他们与医疗保健提供者的沟通不理想。[7]

传统的以医生为中心的沟通和以患者为中心的沟通之间的差距，说明了现代医疗中更普遍的冲突。以患者为中心不仅受迫于旧的家长式沟通传统，也受迫于现代医学发展趋势。我们看到情况越来越复杂，现在的中心是医疗超专业化和高度发展的医疗技术，同时在组织背景下，成本效益的压力也越来越大。通过这种方式，医疗保健可能以一种碎片化的方式发挥作用。[8] 有人提出这样的问题：这些发展是否会危及医学的基本人文价值以及作为医疗保健基石的医患关系的首要地位。[9]

总而言之：以患者为中心的医疗趋势受到两种对立力量的威胁，一方面是家长式医疗的旧传统，另一方面是医疗服务的碎片化趋势。不幸的是，医学生汤姆可能在某种程度上是对的。我们所教的和医生实际做的仍然存在差异。

综合会诊和以患者为中心的两个层次

我们如何弥合临床沟通实践中理想和现实之间的差距？

1996 年，本书第 1 版首次以《患者的故事》为题出版时，其主要特点之一是强调综合问诊。这是史密斯医学问诊方法的主要原则。在许多医学院，沟通技巧课程通常与病史采集和身体检查的基础课程分开。史密斯医学问诊方法的优点之一是一贯强调综合性。综合问诊将生物医学对疾病的强调与对患者视角、患者故事的系统性关注相结合。这两个方面在问诊的所有阶段都是必不可少的。

以患者为中心的会诊是一种完全综合的会诊。在这种会诊中，对疾病的生物医学关注与对患者视角的充分探索、对患者偏好和需求的校正相结合。然而，"以患者为中心"一词既用于整个综合会诊，也用于其中一个要素，即用于引出患者观点的以患者为中心的技巧，这有点令人困惑，这可能看起来不一致，但这个术语强调了一点，即为了提供真正的以患者为中心的护理，您必须有能力结合以医生为中心的技巧与更具体的以患者为中心的技巧。

以患者为中心的方法和以患者为中心的具体技巧之间的区别很重要。以患者为中心作为一种通用方法，有一个规范的组成部分。以患者为中心的沟通的核心价值是对患者的关注和接纳，并根据患者需求调整沟通和治疗。以患者为中心的沟通并不意味着采用一套特定的沟通技巧。在沟通中没有"一刀切"的方法。从专业和道德的角度来看，根据患者的需要定制沟通和治疗始终是正确的。然而，以患者为中心的具体技巧仅仅是实现目标的手段。技巧教学法在沟通教学方面非常有效，但根据患者的需要，技巧的使用方式和目的可能不同。汉妮可·德·贺斯在一篇有趣的文章中讨论了这一困境。[10]她指出，特定的以患者为中心的技巧不一定符合患者的需求和偏好，真正以患者为中心的方法是根据患者的特点来沟通，而不是死板地坚持某个特定技巧。

有趣的是，关于患者对医生信任的研究并没有强调一套固定技能的重要性。"被认真对待" 的感觉通常被认为是患者信任医生的最重要标准，[9]通常与患者对医生技术能力的感觉相结合。[10]这些发现突出了对综合问诊的重视，以患者为中心和技术能力的结合，对于弥补上述小故事中医学生汤姆观察到的差距非常重要。

证据、共情和患者参与

那么，以患者为中心的问诊方法和针对患者需求的综合问诊的特点是什么？我将简要指出三个重要的特点：坚实的证据基础、强调共情和促进患者参与。

首先，坚实的证据基础。循证医学是现代医学和健康护理的一个重要原则。在几年前发表的一篇开创性论文中，乔森·本辛提出，循证医学和以患者为中心的医学代表了现代医疗中两种最重要的范式。她指出了这两种范式之间的差距。[1]尽管循证医学传统上代表着一种基本生物医学视角上的实证方法，但以患者为中心的方法是作为生物医学模式的替代方法发展起来的，它的基础是人文价值观和原则，而不是证据。本辛指出，有必要弥合这两种范式之间的差异，并指出沟通技巧对于克服这一分歧非常重要。

对弥合医学问诊中的实证原则和以患者为中心的方法间的差异，我有两条建议。第一，在综合问诊中，生物医学证据本身起着重要作用。教授沟通技能应包括教学生如何在病史采集和诊断推理中使用生物医学知识。第二，在给患者提供信息和与患者协商治疗方案时，医生必须知道如何向患者传达和解释医学证据。

在以患者为中心的基本原则框架内，综合问诊的一些原则越来越多地以新出现的证据作为基础。循证医学不再局限于对疾病的严格生物医学理解。例如，史密斯和他的同事认为，医学问诊研究在为生物－心理－社会医学模式建立知识基础方面发挥着重要作用。[11]这种态度是本书的核心，反映了本书的副标题"简明循证法"。

其次，强调共情。医疗咨询通常是相当情绪化的事情。然而，情绪通常是含蓄地表达的，或多或少需要给出线索才能暗示更深层次的情绪，因此医生经常会忽略它。[12]对线索的敏感性对于了解患者的情绪状态很重要。一个微妙的线索可能是一系列线索的开端，然后逐渐表达更明确的情绪，接着有可能引起医生的共情。有时医患双方会继续对情绪问题交换意见，然后突然来一点话题的改变。[13]

史密斯医学问诊方法的优势之一是强调情感沟通和共情，将两者作为医学问诊的一项综合技能。越来越多的证据表明，也如本书所倡导的，积极承认患者的担忧可能会对结果变量产生惊人的强烈影响。许多研究发现，医疗问诊中的共情沟通与更好的患者满意度和依从性、更少的痛苦、更好的应对和生活质量[14,15]，甚至生理水平有关，例如对于糖尿病患者，这些因素都会产生影响。[16]这些研究和其他研究是弥合以患者为中心的原则与实证原则之间差异的极好例子。

　　最后，促进患者参与。自 1996 年史密斯医学问诊方法的第 1 版面世以来，发生了一个有趣而重要的变化，即患者在医疗过程中的参与越来越受到重视，其相关术语如"赋权"（empowerment）和"患者参与"（patient participation、patient engagement）。所有这些术语都在某种程度上和术语"以患者为中心"相关，并特别强调患者的积极性。最近在一些关于患者教育和咨询的论文中，已经讨论了这些以参与为导向的术语。[17] 患者赋权与医疗保健的关系不太明确，更多的是与个人对自身健康负责的过程有关。[18,19]"患者参与"（patient participation）是一个相当广泛的术语，通常与医疗保健中的积极参与、伙伴关系和决策相关。[20] 患者参与（patient engagement）这一术语也经常出现在关于共同决策的文献中。本书的最新一版比第 1 版更加强调让患者参与共同决策，反映了过去 15 年中对共同决策的日益重视。但患者参与不仅仅是参与共同决策。格拉菲娜等人[21] 将患者参与描述为一个过程，从对疾病和健康的被动和否认立场变为积极和坚定的立场，从"我到底是什么"到"我是一个人"。

　　在一篇关于患者参与概念的文章中，希金斯等人[22] 指出了该概念的四个要素。其中之一是患者个人的投入，包括参与治疗活动的认知和情感因素。从第 1 版开始，本书就着重强调了"患者参与"这一要素。但要想让患者能够投入以使情况改变，则必须坚持探索患者的看法。成功地参与可能必须以真诚感知患者情绪为基础。在综合问诊中，所有要素都成为这个整体的一部分。

　　我们希望，以患者为中心的综合问诊原则将逐渐成为医疗保健的标准做法，希望像汤姆这样的医学生有朝一日会发现，他们在医学院学到的以患者为中心的技能实际上与他们在现实生活中观察到的技能相同。

　　　　　　　　　　阿恩斯坦·芬塞特博士
　　　　　　　　　　挪威奥斯陆大学医学院
　　　　　　　　　　基础医学研究院行为科学系名誉教授
　　　　　　　　　　《患者教育和咨询》总编辑

参 考 文 献

1. Bensing J. Bridging the gap: the separate worlds of evidence-based medicine and patientcentered medicine. *Patient Educ Couns*. 2000; 39 (1): 17 – 25.

2. Association of American Medical Colleges: physicians for the 21st century: report of the Project Panel on the General Professional for Medicine (GPEP Report). Washington, DC: Association of American Medical Colleges; 1984.

3. Makoul G. Essential elements of communication in medical encounters: the Kalamazoo consensus statement. *Acad Med*. 2001; 76 (4): 390 – 393.

4. Mezzich J, Snaedal J, Van Weel C, Heath I. Toward person-centered medicine: from disease to patient to person. *Mt Sinai J Med*. 2010; 77 (3): 304 – 306.

5. Butalid L, Bensing JM, Verhaak PFM. Talking about psychosocial problems: an observational study on changes in doctor-patient communication in general practice between 1977 and 2008. *Patient Educ Couns*. 2014; 94 (3): 314 – 321.

6. Butalid L, Verhaak PFM, Bensing JM. Changes in general practitioners' sensitivity to patients' distress in low back pain consultations. *Patient Educ*

Couns. 2015；98（10）：1207 – 1213.

7. Blanch-Hartigan D, Chawla N, Moser RP, Finney Rutten LJ, Hesse BW, Arora NK. Trends in cancer survivors' experience of patient-centered communication：results from the Health Information National Trends Survey （HINTS）. *J Cancer Surviv*. 2016；10（6）：1067 – 1077.

8. Miller BF, Hubley SH. The history of fragmentation and the promise of integration：a primer on behavioral health and primary care. In：Maruish ME, ed. *Handbook of Psychological Assessment in Primary Care Settings*. 2nd ed. New York, NY：Routledge；2017：55 – 74.

9. Finset A. Patient education and counseling in a changing era of health care. *Patient Educ Couns*. 2007；66（1）：2 – 3.

10. de Haes H. Dilemmas in patient centeredness and shared decision making：a case for vulnerability. *Patient Educ Couns*. 2006；62（3）：291 – 298.

11. Smith RC, Fortin AH, Dwamena F, Frankel RM. An evidence-based patient-centered method makes the biopsychosocial model scientific. *Patient Educ Couns*. 2013；91（3）：265 – 270.

12. Zimmermann C, Del Piccolo L, Finset A. Cues and concerns by patients in medical consultations：a literature review. *Psychol Bull*. 2007；133（3）：438 – 463.

13. Mellblom AV, Korsvold L, Ruud E, Lie HC, Loge JH, Finset A. Sequences of talk about emotional concerns in follow-up consultations with adolescent childhood cancer survivors. *P Patient Educ Couns*. 2016；99（1）：77 – 84.

14. Neumann M, Scheffer C, Tauschel D, Lutz G, Wirtz M, Edelhäser F. Physician empathy：definition, outcome-relevance and its measurement in patient care and medical education. *GMS Z Med Ausbild*. 2012；29（1）：Doc11.

15. Derksen F, Bensing J, Lagro-Janssen A. Effectiveness of empathy in general practice：a systematic review. *Br J Gen Pract*. 2013；63（606）：e76 – e84.

16. Canale SD, Louis DZ, Maio V, et al. The relationship between physician empathy and disease complications：an empirical study of primary care

physicians and their diabetic patients in Parma, Italy. *Acad Med.* 2012; 87 (9): 1243 – 1249.

17. Finset A. Patient participation, engagement and activation: increased emphasis on the role of patients in healthcare. *Patient Educ Couns.* 2017; 100 (7): 1245 – 1246.

18. Malterud K. Power inequalities in health care—empowerment revisited. *Patient Educ Couns.* 2010; 79 (2): 139 – 140.

19. Funnell MM. Patient empowerment: what does it really mean? *Patient Educ Couns.* 2016; 99 (12): 1921 – 1922.

20. D'Agostino TA, Atkinson TM, Latella LE, et al. Promoting patient participation in healthcare interactions through communication skills training: a systematic review. *Patient Educ Couns.* 2017; 100 (7): 1247 – 1257.

21. Graffigna G, Barello S, Bonanomi A, Lozza E. Measuring patient engagement: development and psychometric properties of the patient health engagement (PHE) scale. *Front Psychol.* 2015; 6: 274.

22. Higgins T, Larson E, Schnall R. Unraveling the meaning of patient engagement: a concept analysis. *Patient Educ Couns.* 2017; 100 (1): 30 – 36.

前　言

在 20 世纪七八十年代，通过展示社会和心理因素在疾病中的重要性以及这些因素如何影响照护的过程和结果，乔治·恩格尔在一系列重要研究文章和概念性文章中扩展了一种延续数百年的、非常成功的生物医学模式。生物 – 心理 – 社会医学模式（biopsychosocial model，简称 BPS 模式）依然以生物学的方式理解患者，但同时它还整合了患者的心理社会维度以及患病经历，强调了医学问诊在诊断和治疗中的重要性。[1-3]基于一般系统论[3-5]，恩格尔认为，通过将自我和情境意识的要素纳入问诊过程，BPS 模式可同时使医学变得更加科学化和人性化。

在恩格尔提出 BPS 模式不久后，在心理学家卡尔·罗杰斯等人的影响下，[6]约瑟夫·莱文斯坦、伊恩·麦克文尼及其同事[7,8]提出了医生在问诊过程中应以患者为中心的基本概念。针对以患者为中心进行问诊的建议，包括医生应顺应患者的思路和兴趣、达成共识，并发现与其照护相关的重要社会心理问题；其他建议包括问诊时不打断患者，使用开放性和间接性问题。"以患者为中心"的方法与"以医生为中心"的方法不同，后者使用封闭式、医生主导的问题来诊断、治疗疾病。而前者主张医生和患者的人格是关键，并将这种关系建立在基于交流的对话环境中，这一点也体现了"以患者为中心"的特点。虽然两种方法的作用和期望不同，但 BPS 模式强调了相互影响和互助互惠在建立和维持健康、治愈的医患关系中的重要性。

美国医疗保健交流学院（Academy of Communication in Healthcare，ACH）[9]、欧洲医疗保健沟通协会（the European Association for Communication in Healthcare，EACH）[10]、医疗保健沟通研究所（the Institute for Healthcare Communication）[11]以及许多其他机构包括一些基层医疗机构等，均促进了以患者为中心的问诊实践的广泛传播。医学院校、评审组和理事会均接受 BPS 模式以及以患者为中心的理念，并设法实施。2001 年，美国医学研究院（the Institute of Medicine）将以患者为中心的照护定为质量的六个维度之一，因此，此理念便成为患者安全及有效照护的关键。[12]

教师、学者和研究人员在诸多领域迅速推进 BPS 模式，为 BPS 模式提供初步的科学支持。但是有许多人，包括恩格尔[13]以及本书的几位作者[3]在内均指出，缺乏以患者为中心型问诊的明确定义及其实践的明确方向[8,13-22]限制了研究和教学[23,24]，导致出现了繁多的有时是矛盾的建议[15,18-20]。这些学者警告称，研究人员和学习者应确切地知道要说什么，将行为上明确地以患者为中心的技巧分解为特定的、可确定的元素。[15,21,22]基于此方法的研究表明，定义明确的方法可以培养灵活及技巧娴熟的学生和医生，他们能够了解患者独特的个人和社会层面的问题。[15,25,26]此外，几乎所有的教育专家均认可，教授任何复杂的问题都需要具体的行为模式[17,21,27-34]，而在医学中，没有比问诊更复杂的问题了。

在本书作者罗伯特·C. 史密斯的指导下[35,36]，密歇根州立大学基于经验性证据[25,26,33,37]、文献综述、他人的咨询结果及其自身经验，开发了行为上明确的、可复制的、以患者为中心的方法。这就是本书第三章中五大步骤[21]、分步的方法。在随机对照试验（randomized controlled trial，RCT）中，密歇根立大学证明了该方法易学、有效、可复制。[25,26]在随后的 RCT中，他们将此方法作为治疗方案的一部分，治疗医学上无法解释症状的患者。他们发现，反映患者健康状况的多个指标在临床上均有显著改善，且患者满意度非常高。[37]随后的 RCT 预试验也证实了这些发现。[38]以患者为中心的五大步骤成为教授和学习医疗问诊方面第一个全面的、行为上明确的、循证的方法。在典型的门诊就诊病例中，不超过 3~6 分钟的以患者为中心的问诊是有必要的（还需额外时间进行以医生为中心的问诊）。有些研究者已证明，以患者为中心的做法不会增加就诊时间。[39]

本书的目的是有逻辑、循序渐进地呈现出进行有效、高效的 BPS 问诊所需的行为。问诊是学习者在临床生涯中必须掌握的最重要，也是最难的技能。本书的受众是医学、高级护理、医师助理及其他需要交流和关系技巧的医疗相关领域的学习者。我们从读者对本书先前版本的反馈中发现，学习者及其老师尤其重视此方法的两个独特之处。第一，五大步骤非常容易使用，简单易学。使用过此方法的老师和学习者均对其结构表示满意。读者说，他们通常会用一节课学习基本技巧，两节课学习必要的问诊步骤，随后便会迅速进行余下的学习。有老师评价道，与其他方法相比，此方法"更具有实质性""没那么宽泛"。先前接受过问诊培训的学习者说，"现在我明白这些是如何整合在一起的了"。老师和学生均评论道，他们追踪进展的能力和对自身技能的信心都有所提高。第二，使用了此方法的老师指出，此方法培养了问诊者和患者双方的个性——大大提高了双方的人文层面，对此，研究也有所证实。[26,40,41]

在本书第 4 版中，继福廷六世、德瓦米娜、弗兰克尔和史密斯之后，又加入了一位新作者——心理学博士布伦达·洛夫格罗夫·莱皮斯托。五位作者都是 ACH 的长期成员，多年来受益于 ACH 给予他们的支持。为了感谢该组织，本书销售所获的所有版税均用于支持 ACH 及其活动。本书还交叉引用了 ACH 的另一个产品 DocCom，这是基于网络的多媒体课程资源，提供了多种问诊类型和情境。其网址为 www. doccom. org。

重要的是，麦格劳 – 希尔网站（http:// www. accessmedi-cine. com∕SmithsPCI）还免费提供了教学补充材料及配套视频。教学补充材料是专门为进行问诊培训的老师而设计的，视频则是为学生和老师共同设计的。根据最新的研究，我们还增加了一些方法，教师可以用此来评估学习者对以患者为中心的沟通技巧的掌握程度：① 一个编码方案，通过该方案他们可以直

接评估以患者为中心的实践；②一个患者满意度问卷，通过该问卷患者可以评估他们与问诊医生的互动。[42,43]

麦格劳 – 希尔 AccessMedicine 网站仍提供了第 3 版的三个视频：《通过以患者为中心的问诊提高效率和效果》、《以医生为中心的问诊》，以及《以患者为中心的问诊》。后两个是长达一小时的视频，详细演示了医学问诊的各个环节。AccessMedicine 网站为本书最新版准备了七段简短（2～5 分钟）的视频，展示了独特的，甚至很困难地问诊情况：新住院患者问诊、随访住院患者问诊、急性病患者问诊、精神疾病患者问诊、如何插话、门诊随访，以及使用电子健康档案。最新的七个视频是由医学院的住院医师录制的，目的是让学习者更好地了解自己。所有十个视频都会在本书中交叉引用。所有视频均可在网站上观看：http://www.accessmedicine.com/SmithsPCI。

我们重新编排了文本，添加了更多图片以提高学习效果。每一章的内容和参考文献均有所修订和更新。按顺序进行学习能使本书发挥最大作用。第一章"问诊"旨在使读者熟悉问诊和 BPS 模式，提供了必要的背景材料，概述了完整的以患者为中心和以医生为中心的问诊。第二章"信息收集和共情"描述了问诊所必需的个人技巧。第三章"问诊的开始阶段：以患者为中心的问诊"将这些技巧整合，形成了完整以患者为中心问诊的过程，呈现了以患者为中心医学问诊的基本结构。第四章"症状鉴别技巧"列出了进行以医生为中心的问诊所必需的技能。第五章"问诊的中间部分：以医生为中心的问诊"对以上这些进行了整合，作为完整问诊中以医生为中心的过程，呈现了医学问诊中以医生为中心的基本结构。第六章"问诊结尾"阐述了以患者为中心的治疗过程，描述了如何向患者呈现信息，必要时如何鼓励其改变行为。第七章"根据不同情况和实际问题调整问诊"讨论了更高级的问诊问题，尤其是在不同情况下如何调整沟通技巧。第八章"医患关系"探讨了医患关系方面更高级的问诊问题，着重于问诊者的个人意识、患者的个性风格和非语言性交流。第九章"总结和讲述患者的故事"描述了问诊者如何整合从患者处获得的信息，如何将其口头或书面讲述给他人。第十章"数字时代仍要以患者为中心"是新增的一章，讲述了在使用电子健康档案的时代如何坚持以患者为中心。附录 A 是恩格尔博士为第 1 版撰写的序。附录 B 提供了以患者为中心的研究和人文依据。附录 C 提供了感觉和情绪的例子。附录 D 介绍了琼斯女士的完整案例（全书中均有呈现），作为问诊过程的一个例子。附录 E 介绍了精神状态评估。

　　我们打算将这本书用于培训的各个阶段。第一章至第三章（以患者为中心的问诊基础）通常先被教授。第四章和第五章（以医生为中心的问诊基础）通常在一年后或同一年的晚些时候再被教授。第六章需要熟练掌握前几章的专业知识，通常教授于临床学习时，有时可提前。第七章和第八章随后，虽然有时这两章会和前面的内容被一起介绍，但是它们的设计目的却是用于后续的培训，通常用于临床培训时的高级问诊实践。第九章教授于学生的临床学习阶段。本书以第十章作结，适合进入临床阶段时使用。培训研究生和医疗/护理行业外的学习者通常不涉及第四章、第五章和第九章，有时是因为他们已经对此材料很熟悉了，有时则是因为为诊断疾病而进行问诊不是他们的学科内容。其他章节与所有学习者均相关。

我们希望您在完全成为医学问诊者和医生的过程中，觉得使用和学习此书是有用且令人兴奋的。我们祝愿您在成为一名健康护理专业人士的生物 – 心理 – 社会旅程中一帆风顺。

参 考 文 献

1. Engel GL. The need for a new medical model: a challenge for biomedicine. *Science*. 1977; 196: 129 – 136.

2. Engel GL. The clinical application of the biopsychosocial model. *Am J Psychiatry*. 1980; 137: 535 – 544.

3. Smith R, Fortin AH VI, Dwamena F, Frankel R. An evidence-based patient-centered method makes the biopsychosocial model scientific. *Patient Educ Couns*. 2013; 90: 265 – 270.

4. von Bertalanffy L. *General System Theory: Foundations, Development, Applications*. New York, NY: G. Braziller; 1968.

5. Capra F, Luisi P. *The Systems View of Life—A Unifying Vision*. Cambridge, UK: Cambridge University Press; 2014.

6. Rogers CR. *Client-Centered Therapy*. Boston, MA: Houghton Mifflin Company; 1951.

7. McWhinney I. The need for a transformed clinical method. In: Stewart M, Roter D, eds. *Communicating with Medical Patients*. London: Sage Publications; 1989: 25 – 42.

8. Levenstein JH, Brown JB, Weston WW, Stewart M, McCracken EC, McWhinney I. Patient-centered clinical interviewing. In: Stewart M, Roter D, eds. *Communicating with Medical Patients*. London: Sage Publications; 1989: 107 – 120.

9. Academy of Communication in Healthcare (ACH). Available at: www. ACHonline. org. Accessed October 23, 2017.

10. EACH—International Association for Communication in Healthcare. Available at: https: //www. each. eu. Accessed October 23, 2017.

11. Institute for Healthcare Communication (IHC). Available at: http: // www. healthcare comm. org/index. php? sec = who. 2010. Accessed October 23, 2017.

12. Institute of Medicine. *Crossing the Quality Chasm: A New Health System for the 21st Century*. Washington, DC: National Academy Press; 2001.

13. Engel GL. Foreword—being scientific in the human domain: from biomedical to biopsychosocial. In: Smith RC, ed. *The Patient's Story: Integrated Patient-Doctor Interviewing*. Boston, MA: Little, Brown and Co. ; 1996: ix – xxi.

14. Epstein RM, Franks P, Fiscella K, et al. Measuring patient-centered communication in patient-physician consultations: theoretical and practical issues. *Soc Sci Med*. 2005; 61 (7): 1516 – 1528.

15. Healy A. Communication skills: a call for teaching to the test. *Am J Med*. 2007; 120 (10): 912 – 915.

16. Inui TS, Carter WB. Problems and prospects for health services research on provider-patient communication. *Med Care*. 1985; 23 (5): 521 – 538.

17. Maguire P. Teaching interviewing skills to medical students. *Med Encounter*. 1992; 8: 4 – 5.

18. Mead N, Bower P. Patient-centredness: a conceptual framework and review of the empirical literature. *Soc Sci Med*. 2000; 51 (7): 1087 – 1110.

19. Mead N, Bower P. Patient-centred consultations and outcomes in primary care: a review of the literature. *Patient Educ Couns*. 2002; 48 (1): 51 – 61.

20. Mead N, Bower P, Hann M. The impact of general practitioners' patient-

centeredness on patients' post-consultation satisfaction and enablement. *Soc Sci Med.* 2002；55：283 – 299.

21. Stewart M, Roter D. Conclusions. In：Stewart M, Roter D, eds. *Communicating with Medical Patients.* London：Sage Publications；1989：252 – 255.

22. Cegala DJ, Broz SL. Physician communication skills training：a review of theoretical backgrounds, objectives and skills. *Med Educ.* 2002；36：1004 – 1016.

23. Griffin SJ, Kinmonth AL, Veltman MW, Gillard S, Grant J, Stewart M. Effect on healthrelated outcomes of interventions to alter the interaction between patients and practitioners：a systematic review of trials. *Ann Fam Med.* 2004；2（6）：595 – 608.

24. Lewin S, Skea Z, Entwistle VA, Zwarenstein M, Dick J. Interventions for providers to promote a patient-centred approach in clinical consultations. *Cochrane Database Syst Rev.* 2001；（4）：CD003267.

25. Smith RC, Marshall-Dorsey AA, Osborn GG, et al. Evidence-based guidelines for teaching patient-centered interviewing. *Patient Educ Couns.* 2000；39：27 – 36.

26. Smith RC, Lyles JS, Mettler J, et al. The effectiveness of intensive training for residents in interviewing：a randomized, controlled study. *Ann Intern Med.* 1998；128：118 – 126.

27. Schunk DH. Goal setting and self-efficacy during self-regulated learning. *Educ Psychol.* 1990；25：71 – 86.

28. McHugh PR, Slavney PR. *The Perspectives of Psychiatry.* Baltimore, MD：Johns Hopkins University Press；1986.

29. Schunk DH. Self-efficacy and classroom learning. *Psychol Schools.* 1985；22：208 – 223.

30. McKeachie WJ, Pintrich PR, Lin Y-G, Smith DAF. *Teaching and Learning in the College Classroom.* 2nd ed. Ann Arbor, MI：Regents of the University of Michigan；1990.

31. Feinstein AR. Clinical judgement revisited：the distraction of quantitative

models. *Ann Intern Med.* 1994; 120: 799 – 805.

32. Flaherty JA. Education and evaluation of interpersonal skills. In: Rezler AG, Flaherty JA, eds. *The Interpersonal Dimension in Medical Education.* New York, NY: Springer; 1985: 101 – 146.

33. Westberg J, Jason H. *Teaching Creatively with Video: Fostering Reflection, Communication and Other Clinical Skills.* New York, NY: Springer; 1994.

34. Carroll JG, Monroe J. Teaching clinical interviewing in the health professions—a review of empirical research. *Eval Health Prof.* 1980; 3: 21 – 45.

35. Smith RC. *The Patient's Story: Integrated Patient-Doctor Interviewing.* Boston, MA: Little, Brown and Company; 1996.

36. Smith RC. *Patient-Centered Interviewing: An Evidence-Based Method.* 2nd ed. Philadelphia, PA: Lippincott Williams & Wilkins; 2002.

37. Smith RC, Lyles JS, Gardiner JC, et al. Primary care clinicians treat patients with medically unexplained symptoms—a randomized controlled trial. *J Gen Intern Med.* 2006; 21: 671 – 677.

38. Smith RC, Gardiner JC, Luo Z, Schooley S, Lamerato L, Rost K. Primary care physicians treat somatization. *J Gen Int Med.* 2009; 24: 829 – 832.

39. Levinson W, Roter D. Physicians' psychosocial beliefs correlate with their patient communication skills. *J Gen Int Med.* 1995; 10: 375 – 379.

40. Smith RC, Mettler JA, Stöf felmayr BE, et al. Improving residents' confidence in using psychosocial skills. *J Gen Intern Med.* 1995; 10: 315 – 320.

41. Smith RC, Lyles S, Mettler JA, et al. A strategy for improving patient satisfaction by the intensive training of residents in psychosocial medicine: a controlled, randomized study. *Acad Med.* 1995; 70: 729 – 732.

42. Grayson-Sneed K, Smith S, Smith R. A research coding method for the basic patientcentered interview. *Patient Educ Couns.* 2016; 100: 518 – 525.

43. Grayson-Sneed K, Dwamena F, Smith S, Laird-Fick H, Freilich L, Smith R. A questionnaire identifying four key components of patient satisfaction with physician communication. *Patient Educ Couns.* 2016; 99: 1054 – 1061.

导　语

《以患者为中心的沟通技巧：简明循证法》教学补充材料旨在促进对各水平学习者的指导。例如，它就如何向不同医学/护理学科的初学者教授本书第一至三章的内容，分 10 节提供了有用的建议，每节 1 小时的讲座或演示，随后是 2 小时的以技巧为导向的小组模拟。教学补充材料也描述了如何在 6 节课中教授第四章和第五章的内容。其中，还有针对在教授第九章中如何总结、讲述整个问诊的建议。但是，以医生为中心的问诊可在第二学期或第二学年进行讲授，而不必像教学补充材料一样仅用一门课教授完毕。而且，新增的第十章可以指导教师如何最佳使用电子健康档案。您可登录麦格劳 – 希尔网站（www. accessmedicine. com/SmithsPCI）获取教学补充材料，无须承担额外费用。

欢迎您通过以下电子邮件向我们提出问题、提供反馈：

auguste. fortin@ yale. edu
francesca. dwamena@ ht. msu. edu
rfrankel@ iupui. edu
BLepist1@ hurleymc. com
robert. smith@ ht. msu. edu

我们还开发了配套的教学视频，可在麦格劳 – 希尔网站

（http://www.accessmedicine.com/SmithsPCI）上获取，无须承担额外费用。这些视频被证明在整个问诊的教授过程中都非常有用。教学视频中有作者奥古斯特·H.福廷六世和罗伯特·C.史密斯未经排练的无脚本演示，展示了问诊中以患者为中心和以医生为中心的部分中所有必需的技能、步骤及分步骤。视频演示对学习者逐步学习教学材料很有帮助，尤其是对于那些有困难的学习者或者正在步入新的、更有挑战的领域的学习者而言是如此。为本书第 4 版新增的七个短视频，由住院医师制作，以指导新学员如何在模拟情况中行事，展示如何在独特甚至是困难的情况下保持以患者为中心：新住院患者、随访住院患者、急性病患者、精神疾病患者、如何插话、门诊随访和使用电子健康记录。

致　谢

如果没有乔治·恩格尔博士具有开拓性的成就，本书第4版就不可能面世。恩格尔博士的成就颇多，其一便是提出了生物－心理－社会医学模式这一新的医学理论基础。对于生物－心理－社会医学模式的研究和相关教学一直持续至今，在许多重要出版物中也有所体现，如医学研究所富有影响力的报告《跨越质量鸿沟》。恩格尔博士还设立了罗切斯特大学生物－心理－社会医学项目（前身为医学－精神病学联络小组）。在此项目中，恩格尔博士吸引、培训了许多志同道合的同事。阿尔特·施马勒、比尔·格林、鲍勃·阿德尔、鲍勃·克莱恩、乔·梅西纳、利昂·卡纳帕里、麦克·利普金及马努奥·布朗特曼，在史密斯博士的学术发展过程中起到了关键作用。起初，史密斯博士与他们共同在项目中学习，而后又成为项目教员之一。

我们还要感谢我们所在的大学（耶鲁大学、密歇根州立大学和印第安纳大学）鼓励我们出版本书第4版，感谢它们按照恩格尔的理论来促进教育和实践。在罗切斯特大学之后，密歇根州立大学较早采用了此种模型。印第安纳大学和耶鲁大学随后在此领域产生了重大影响。只有这些肥沃的土壤，才能催生本书以及其他生物—心理—社会著作。

　　我们感谢密歇根州卡拉马祖市费兹研究院为开发本书方法所提供的资金支持；感谢美国国立精神卫生研究所提供的研究支持，帮助我们证明了以患者为中心这一方法的有效性；感谢美国医疗保健交流学院（ACH）为渴望改善医患关系、医医关系的临床医生提供了精神家园；感谢卫生资源和服务部的鼎力相助。

　　我们很高兴能有机会和麦格劳－希尔集团的出版人吉姆·沙纳汗及其优秀团队合作：高级编辑阿曼达·菲尔丁、总编辑金·戴维斯、高级生产总管凯瑟琳·萨格塞和项目经理阿努巴夫·西杜，他们每一个人都是如此地慷慨帮助、不懈努力、富有耐心，得益于他们的努力和对细节的关注，这本书有了极大的改进。

　　最后，我们要感谢穆罕默德·哈桑宁博士和阿什利·巴特尔博士对文献综述的帮助。

目　录

第一章

_____ 问 诊

好的医生治疗疾病，伟大的医生治疗患病的人。

——威廉·奥斯勒爵士，1900 年

医生这个职业是有特权的。患者将生活中最隐私的事情告诉医生，而社会又以声望、稳定的工作和体面的薪酬回报医生。伴随特权而来的是责任感。患者期望医生支持和理解他们、向其解释疾病、减轻症状或治愈疾病，社会则期望医生凡事以患者最佳利益为出发点，自身利益则应退居次席。[1]

现代医学是建立在生物科学的基础上来对疾病进行诊治的。由此产生的生物医学模式狭隘地关注由解剖、生化、神经生理异常导致的疾病。在此框架内，医生的工作是致力于识别、描述、确定病因，进而预防、管理或治疗疾病。这使得我们发现并治疗了很多遗传性、感染性和其他性质的疾病。然而，过去 40 年来，学者们都在强调生物医学模式存在一些重要的局限性。例如，除疾病或解剖、生化、神经生理异常外，此模式没有探讨其他因素所引起的问题。这个模式还在很大程度上忽略了疾病的心理、社会维度。[2,3]事实上，许多医务人员相信"精神障碍是一个谜"，还有一些人认为由医务人员来处理心理、社会问题是不恰当的——实际上这种观点使患者和医务人员都饱受痛苦。[4]

到了 20 世纪下半叶，很明显生物医学模式已经"不足以适应医学的科学任务和社会需求"了。[4]人们发现，人类的情况过于复杂，无法完全使用生物医学模式来描述和解释。恩格尔[4,5]提出了一种生物 – 心理 – 社会医学模式来更好地解释为什么两个患有相同疾病的患者，其症状和病程却会完全不同。生物 – 心理 – 社会医学模式明确承认患者的生物学（疾病）、心理和社会特征具有相互依存关系，使其与自然系统理论（见图 1 – 1）相一致（参见附录 A 中恩格尔写给本书第 1 版的前言，以了解有关生物 – 心理 – 社会医学模式的更多信息）。

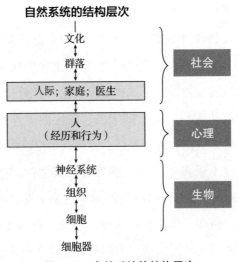

图 1 – 1　自然系统的结构层次

根据自然系统理论，系统中某一层次的变化会对自然系统结构层次中的其他层次产生影响。[6-8] 人是系统结构层次的一部分。这个结构层次从最小的细胞器到最大的社区、文化，都可能受到这些系统变化的深刻影响。不像生物医学模式，生物－心理－社会医学模式明确指出，对于患者的体验来说，患者关系（包括医患关系）和疾病同样重要。该模式还解释了为什么某个人生理上没有明显异常或重要失常，却仍可能产生衰弱症状和身体上的病痛。

疾病意味着正常生物学功能的紊乱。疾病是客观的：您可以在显微镜下和通过实验室检测或影像检测看到疾病过程，找到疾病的证据。病痛则是主观的：人们感到不舒服，他们认为自己生病了。他们的行为方式与自己的感觉一致，这时他们的行为方式与感觉自己健康时的行为方式是不同的。在许多情况下，他们寻求医生的帮助。人们可以患有疾病而没有病痛，就像高血压患者可以没有任何症状一样；人们也可以有病痛而未患疾病，就像疑病症的人认为腹部的轻微、一过性疼痛是癌症导致的，而非肠蠕动。[9]

大多数就诊的患者同时有不同程度的疾病和病痛。一些坚忍的患者可能患有严重疾病，但却表现出很少的病痛症状；而有些感情外露的患者可能疾病较轻，但却丧失了行动能力。这些重要区别与日常临床工作息息相关，因为有着病痛经历、前来就诊的患者是为了减轻症状的，而传统的教育却教导医生如何发现和治疗疾病。治疗和照护之间的区别现在变得更清楚了：我们利用药物、手术和生物技术来治疗疾病；通过言语、与患者建立的诊疗关系来照护病痛。作为临床医生，为了使医学最有效，我们必须将治疗和照护结合起来，从而使患者受益。

问诊是一种在值得信赖的关系下收集、分享信息的过程，这种关系同时考虑了疾病（如果存在）和病痛。即使在这个医学大步发展的时代，问诊仍然是最有效的诊断工具，比身体检查或实验室检查更能促进正确诊断。医生及其他医务人员会在其职业生涯中进行10万多次问诊，这使得问诊成为迄今为止最常进行的医疗项目。即使很小的问诊技能改善也会给您及患者带来长远利益。问诊造就了医生，通过沟通技巧，您可以与患者建立起有意义、亲密、彼此关怀的社会关系。您的患者会与您分享任何人都不曾知道的秘密。您将会拥有一个了解人类苦难和韧性的窗口，您会被患者的勇气和人性感动。在患者的生活中照护他，您会感到荣幸和光荣。

本书描述了11步基于循证的医患沟通方法（见表1-1），以获得完整的、描述了患者病痛经历和生物-心理-社会视角的故事。本方法可以指导您教育患者，帮助患者改变健康相关的行为。患者的故事可以包括相关的患者个人特征、医患关系的有效性、家庭、社区，以及是否有宗教信仰。[4,5]

表1-1 基于循证的医患沟通方法

步骤1：为问诊做好准备
1. 欢迎患者
2. 称呼患者的名字
3. 介绍自己并确认自己的角色（实习护士/实习医生/住院医生/研究医师）
4. 确保患者准备好并保护患者隐私
5. 消除沟通障碍
6. 确保舒适、使患者放松

（续）

步骤 2：引出主诉和制定议程

7. 表明可用时间

8. 预告你将在问诊过程中做的事情

9. 获取患者想要讨论的所有问题；具体的症状、要求、期望、理解

10. 总结和确定议程；如果议程条目太多，就细节进行协商

步骤 3：用非聚焦性开放式技巧开始问诊，让患者自由发言

11. 用开放式问题开头

12. 用非聚焦性开放技巧

13. 从非语言渠道获取额外信息：非语言暗示、肢体语言、衣着、环境、自身

步骤 4：应用聚焦性开放式技巧了解三件事：症状史、个人背景和情感背景

14. 引出症状史
    - 描述症状，使用聚焦性开放式技巧

15. 引出个人背景
    - 更广泛的症状个人/心理社会背景，患者的想法/个人归因，还是使用聚焦性开放式技巧

16. 引出情感背景
    - 使用情感寻求技巧
      直接问
      间接问
        影响
        关于问题的想法
        就医的触发因素
        自我表露

17. 回应患者的情绪和情感
    - 使用共情技巧来处理情绪和情感［命名、理解、尊重和支持（N-U-R-S）］

18. 扩展病史
    - 继续引出更多的个人背景和情感背景通过 N-U-R-S 法来处理情感/情绪

步骤 5：过渡到问诊的中间部分

19. 简要总结

20. 核查准确性

21. 如果患者已经准备好，向其指出询问的内容和方式都会发生改变
    - 继续问诊的中间部分

（续）

步骤6：获取现病史	
步骤7：既往史	
步骤8：社会史	
步骤9：家族史	
步骤10：系统回顾	
（体格检查）	
步骤11：问诊结尾	

以患者为中心问诊的历史

20世纪，在生物医学模式下接受培训的临床医生被教导仅使用以医生为中心的沟通技巧来了解疾病的症状。以医生为中心的问诊就是由医生掌控整个交流的过程，以获得患者症状及其他可能帮助其做出诊断的详细信息。这通常是通过问封闭式问题的方式来进行的，问题的答案只有是、否或一个短句。通常，这意味着在医生问诊以做出医疗诊断的过程中，患者的担心和医生所认为的非医疗信息在很大程度上被忽视甚至被打断了。封闭式问题也让问诊看起来更像审问。在典型的以医生为中心的问诊中，医生控制信息的流动，使问诊重点远离患者的病痛经历，回避提及隐私信息，忽视共情，从而限制了医患关系的充分建立，无法从生物－心理－社会维度去把握患者的问题。[2,3]正如附录B所指出的，这导致了患者满意度低、医生有挫败感，而且治疗结果不佳。

认识到这些局限性后，人们提出了以患者为中心的问诊方法[10-14]，作为以关系为中心的照护理论的一部分。[15,16]一般来讲，与患者有关的每一步行动都是以患者为中心的，每件事都是为患者利益而做的。作为专业术语，以患者为中心的沟通技巧鼓励患者表达对他们而言最重要的事情。除症状外，以患者为中心的方法还承认患者表达个人担心及情绪、情感的重要性。有了这些个人信息，医生就可以在生物－心理－社会方面对患者做出全面描述。这样一来，医生不仅可以避免只孤立地关注症状，还可以让患者引导访谈的某些部分。[17]这意味着，我们得到的是患者的真实情况，而非医生的想法、顾虑和期待。一系列重要研究已证实了这一理论的临床价值（见附录 B）。

以患者为中心的问诊方法的发展弥补了以医生为中心的问诊方法的不足。与以医生为中心的访谈相似，以患者为中心的访谈也不可被孤立地使用。本书描述的方法整合了以患者为中心和以医生为中心的沟通技巧。您必须运用您的医学知识以及身体检查、实验室和影像检查获得的数据来解读、整合这些信息，得到对患者的生物－心理－社会描述，也就是患者的故事。

以患者为中心的问诊方法

以患者为中心的问诊方法建立在几个前提下：

- 通常患者不会仅因为某个症状便寻求医生的帮助

  在生物医学时代，接受培训的医生认为，他们的作用只是诊断患者症状、治疗疾病。他们没有认识到，在患者决定就诊的背后通常有更复杂的原因——是症状背后的个人背景而非症状本身驱使了就诊行为。例如，有一位 19 岁的男性下背部疼痛，如果他做的是办公室的工作，可能就不会去看医生；但是，如果他是在装卸码头工作，疼痛影响到他的工作，他便会去看医生。

症状的情感背景是另一个导致就诊行为的常见因素。还是这位男性，他最近为他的新家庭购买了一套住房。他担心如果无法正常完成工作而被开除，就将无法支付房贷。当医生试图了解患者症状的个人背景和情感背景时，疗效和患者的满意度就会改善。

- 患者就诊时，通常会有很多担心的问题

研究表明，基层医疗机构的门诊患者平均每次就诊时有三个以上担心的问题。[18-20]有趣的是，患者提出的第一个问题，对患者或医生来讲可能并不是最重要的问题。有时候，最后提出的问题才是最重要的。他们之所以最后才提出，可能是因为这个问题是令人恐惧的或难以启齿的。如果医生认为第一个问题就是患者唯一的问题，就很可能在访谈的最后才发现其他问题，这既令人沮丧、效率又低，还会使患者的满意度降低。

- 允许患者讲述症状的故事对诊断有帮助

与只通过以医生为中心的问诊了解患者症状的医生相比，鼓励患者讲述症状故事的医生经常会更快地做出正确诊断。

患者描述症状与讲述故事同样重要。这并不是新的论述——医生威廉·奥斯勒爵士早在 1910 年便敦促他的学生要"聆听患者，患者在告诉你疾病的诊断方法"。

- 允许患者讲述症状历史是有治疗效果的

  当患者得以讲述其病痛，而不是仅仅回答以医生为中心的多个问题时，他们会产生宣泄的感觉——简单地把故事讲出来便会让人感觉更好。我们大多数人都经历过，在向聆听者倾诉困难后产生的那种负担消除、没那么孤独的感受。

- 患者并不想要医生解决他们提到的所有问题

  许多医生有强烈的"治愈需要"，他们想要解决患者的问题。当患者提到某些无法被解决的问题（如无法履行工作职责，担心丢掉工作）时，他们可能会感到焦虑。以患者为中心的医生理解患者并不期望他们能够解决所有问题，只是想要倾诉他们的困难，医生只要做出回应就足够了。

- 除非我们表达出来，否则患者可能不会感受到我们的关怀和同情

  因为患者通常有疼痛、恐惧、担忧或沮丧等情绪感受，他们可能对医生固有的关怀不太敏感。多年的学习、为成为医生所做的牺牲、每天的辛勤工作，并不会被患者认为是同情和关怀。以患者为中心的医生知道共情沟通可以减轻患者的疼痛和恐惧，使患者感受到医生的同理心。

在临床医学中，患者的需求始终是第一位的。[10-14] 同时，我们意识到，患者会有许多不同的需求，如表 1-2 所示。在

问诊开始前及开始时，观察患者是否存在明显的、需要在医生的指示下立即处理的紧急疾病的症状。例如，无意识、急性胸痛、呼吸短促、破坏行为、极度焦虑或明显的精神症状。如果存在这些问题，您必须立即采取行动解决问题。在这些不寻常、特别明显的情况下，患者需要您来引导问诊，即以医生为中心的医患沟通方式。

表1-2　患者的需求

1. 非常常见：需要表达症状、疾病的个人背景、情绪和情感、利益、对信息的需求及其他想法，如担心癌症、喉咙痛、背痛无法工作、情绪低落、想要减肥、发热、补充药物[①]
2. 常见：特殊的沟通需求[②]，如不会说普通话、失聪、失明、认知能力受损
3. 紧急：有时是危及生命的需求，需要立即关注[③]
   a. 生物医学方面，如无意识、呕血、急性心肌梗死症状、近期有晕厥、严重疼痛、严重恶心和呕吐、显著的呼吸短促、多发性创伤
   b. 心理社会方面，如自杀或杀人倾向、严重的破坏倾向、明显的精神疾病、严重器质性脑综合征、非常激动或焦虑

[①]第一至五章有论述。
[②]第七章有论述。
[③]本书无论述。

大多数患者没有这样的严重症状。他们可以交流，不过分焦虑，想要谈论他们的症状、利益、恐惧和担忧。在这些非常常见的情况下，您需要满足他们的需求。此时，不要控制患者，而是让患者引导问诊的过程、讨论症状或去谈及他们想要谈及的个人问题。问诊中的最初想法应该来自患者，而非医生；然后，医生再把自己的想法穿插到问诊过程中。

接下来，我们会介绍基本的问诊过程（时间线）和内容

（组成）。第二章到第六章会讨论如何进行问诊，第七章会介绍如何处理交流中的问题，而您会在临床培训的其他地方学习如何应对紧急疾病。

综合问诊

图 1-2 展示了问诊的时间线。问诊的开始阶段使用了以患者为中心的问诊方法（见第二章和第三章）；在问诊的中间部分使用了以医生为中心的问诊方法（见第四章和第五章）；问诊结束时又回归到以患者为中心的问诊方法（见第六章）。

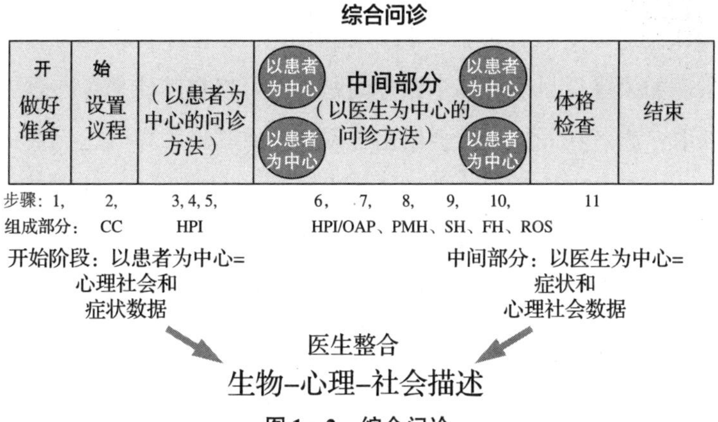

综合问诊

开 始		（以患者为中心的问诊方法）	中间部分（以医生为中心的问诊方法）	体格检查	结束
做好准备	设置议程		以患者为中心　以患者为中心　以患者为中心　以患者为中心		

步骤：1， 2， 3、4、5， 6、7， 8， 9、10， 11
组成部分： CC HPI HPI/OAP、PMH、SH、FH、ROS

开始阶段：以患者为中心=
心理社会和
症状数据

中间部分：以医生为中心=
症状和
心理社会数据

医生整合
生物-心理-社会描述

图 1-2 综合问诊

在不同的环境下，每一部分所占用的时间不同，但通常来讲，问诊的中间部分时间较长。除了在之前提到的罕见的紧急情况下，我们不建议在问诊一开始就采取以医生为中心的沟通技巧。即使您后来尝试使用以患者为中心的沟通技巧来倾听患者的担忧，但如果您一开始就使用以医生为中心的沟通技巧，会显得您的议程比患者的议程更重要。此外，有证据表明，经过以医生为中心的问诊后，患者很难以叙述的方式提供信息，这被称为"回答问题困境"。[21]

图1-2描述了对某位新患者的第一次问诊，因此包含了病史的所有组成部分：主诉（CC）、现病史（HPI）、其他现存问题（OAP）、既往史（PMH）、社会史（SH）、家族史（FH）、系统回顾（ROS）。您会在接下来的章节中学到更多。对于您之前诊治过的患者，通常您只需要主诉及现病史，因为您已经了解了其他信息，但是有时其他部分的简要更新也是必要的。

主诉是最困扰患者的问题。通常现病史是最有用的病史部分，在这部分患者会描述疾病症状及其发生的个人和情感背景。如果患者目前有多个医疗问题，您可以在其他现存问题中获取。患者在既往史中会给出与现病史或其他现存问题无关的过去的重要医疗信息。在社会史中，您会询问患者的健康促进行为、健康危害、常规个人信息、相关的伦理－社会－精神问题等。家族史与常规家庭医疗信息内容相同。系统回顾用来筛查尚未讨论的其他症状或问题。

通常，主诉、现病史、其他现存问题会占据一半的访谈时间。在问诊的开始阶段使用以患者为中心的沟通技巧询问主诉、现病史、其他现存问题的初始部分，在问诊的中间阶段使用以医生为中心的沟通技巧询问现病史、其他现存问题的后半部分和其余部分。我们主要通过以医生为中心的沟通技巧询问既往史、社会史、家族史和系统回顾。但是，从图1-2中可以看出，在这个阶段，您不会只使用以医生为中心的沟通技巧，必要时您也会时不时地回到以患者为中心的沟通技巧。例如，如果在获取家族史时，您询问患者父亲的年龄，此时患者开始大哭，说自己的父亲上个月刚刚去世，您的下一个问题就不会是"您母亲高寿"。

您使用以患者为中心的沟通技巧与患者产生共情，在继续询问以医生为中心的问题（如患者母亲的年龄）前试图进一步理解患者的悲痛。如果问诊的开始阶段进行得很有效的话，大多数情感方面的问题应该已经处理了，在这个阶段使用以患者为中心的沟通技巧的时间也会缩短。

在问诊开始时使用以患者为中心的沟通技巧可以让您收集患者对其症状的独特看法及重要的心理社会信息。相反，在问诊的中间部分使用以医生为中心的沟通技巧收集的大多是症状信息，心理社会信息较少（且与访谈开始时获得的心理社会信息相比更常规）。然后，您可以使用您的医学知识将这些信息进行整合，形成对患者的生物 - 心理 - 社会描述。

大多数医疗互动，包括新患者或复诊患者、医院或诊所、外科服务或内科服务、三级保健或初级保健、急诊室或咨询看诊，都会用到综合问诊。

介绍过问诊的过程和内容后，自然要了解其预期的作用了。问诊有三个独特的功能：①营造安全气氛，与患者建立信任关系；②收集信息；③告知、激励患者（患者教育）。[22-24]大多数临床沟通均有以上三个功能。第二章到第五章会教您怎样与患者建立起安全、可信任的关系，以及如何收集对诊断重要的信息。第六章涵盖了第三个功能"患者教育"方面的内容。第七章和第八章会讨论高级的问诊问题。第九章会讨论如何总结、展示患者的故事。

在整本书中，我们都建议您参考 DocCom 上的课程资源。该课程资源涵盖了 40 多个重要的问诊主题，您可以获得更多地深入信息。许多学校都为其学生提供了 DocCom 的访问渠道，您也可以购买个人许可。网址是 doccom. org。DocCom 的第一个模块提供了对该网站的整体概述[25]，第五个模块讨论了本书描述的以患者为中心的沟通技巧。[26]

我们已经确定了问诊的大致过程、内容及其功能，但是我们还有一个没有回答的问题：临床中的真实情况是什么样的？我们应该说什么，怎么说？现在我们可以准备开始了。

知识练习

1. 定义问诊。

2. 定义生物–心理–社会医学模式，以患者为中心的问诊和以医生为中心的问诊，它们之间的关系是什么？

3. 举例说明在仅使用以医生为中心的沟通技巧时，有哪些被忽视的患者需求。

4. 在什么情况下您不会使用以患者为中心的方法开始问诊？

5. 描述仅使用以医生为中心的问诊方法时会出现的三个问题。

6. 与仅使用以医生为中心的问诊方法相比，列举以患者为中心的综合问诊更加科学、人性化的优点。见附录 B。

7. 画出完整的问诊图示，并做出如下标注：开始、中间、体格检查、结束；CC，HPI/OAP，PMH，SH，FH，ROS。

8. 问题 7 中列出的各组成部分都有什么作用？

9. 重要的疾病信息第一次会出现在问诊的什么部分？您是否希望个人和社会心理信息出现在以医生为中心的问诊过程中？

10. 您认为与仅使用以医生为中心的问诊方法相比，综合使用以患者为中心和以医生为中心的问诊方法，医生会有什么感受？为什么会这样？

参 考 文 献

1. Lo B. *Resolving Ethical Dilemmas*：*A Guide for Clinicians*. 3rd ed. Philadelphia，PA：Lippincott Williams and Wilkins；2005.

2. Feinstein AR. The intellectual crisis in clinical science：medaled models and muddled mettle. *Perspect Biol Med*. 1987；30：215 – 230.

3. Schwartz MA, Wiggins O. Science, humanism, and the nature of medical practice：a phenomenological view. *Perspect Biol Med*. 1985；28：331 – 361.

4. Engel GL. The need for a new medical model：a challenge for biomedicine. *Science*. 1977；196：129 – 136.

5. Engel GL. The clinical application of the biopsychosocial model. *Am J Psychiatry*. 1980；137：535 – 544.

6. Capra F, Luisi P. *The Systems View of Life—A Unifying Vision*. Cambridge，UK：Cambridge University Press；2014.

7. von Bertalanffy L. *General System Theory*：*Foundations*，*Development*，*Application*，*Revised*. New York，NY：George Braziller；1968.

8. Smith R, Fortin AH, Dwamena F, Frankel R. An evidence-based patient-

centered method makes the biopsychosocial model scientific. *Patient Educ Couns*. 2013；90：265 – 270.

9. Kleinman A, Eisenberg L, Good B. Culture, illness, and care：clinical lessons from anthropological and cross-cultural research. *Ann Intern Med*. 1978；88：251.

10. Levenstein JH, Brown JB, Weston WW. Patient centered clinical interviewing. In：Stewart M, Roter D, eds. *Communicating with Medical Patients*. London：Sage Publications；1989：107 – 120.

11. Levenstein JH, McCracken EC, McWhinney IR, Stewart MA, Brown JB. The patientcentered clinical method. 1. A model for the doctor-patient interaction in family medicine. *J Fam Pract*. 1986；3：24 – 30.

12. McWhinney I. *An Introduction to Family Medicine*. New York, NY：Oxford University Press；1981.

13. McWhinney I. The need for a transformed clinical method. In：Stewart M, Roter D, eds. *Communicating with Medical Patients*. London：Sage Publications；1989：25 – 42.

14. Rogers CR. *Client-Centered Therapy*. Boston, MA：Houghton Mifflin Company；1951.

15. Inui TS. What are the sciences of relationship-centered primary care. *J Fam Pract*. 1996；42（2）：171 – 177.

16. Tresolini CP, Pew-Fetzer Task F. *Health Professions Education and Relationship-Centered Care*. San Francisco, CA：Pew Health Professions Commission；1994：72.

17. Watzlawick P, Bavelas JB, Jackson DD. *Pragmatics of Human Communication：A Study of Interactional Patterns, Pathologies, and Paradoxes*. New York, NY：WW Norton & Company；1967：294.

18. Marvel MK, Epstein RM, Flowers K, Beckman HB. Soliciting the patient's agenda：have we improved? *JAMA*. 1999；281（3）：283 – 287.

19. Heritage J, Robinson JD, Elliott MN, Beckett M, Wilkes M. Reducing patients' unmet concerns in primary care：the difference one word can make. *J Gen Intern Med*. 2007；22（10）：1429 – 1433.

20. Kaplan SH, Gandek B, Greenfield S, Rogers W, Ware JE. Patient and visit characteristics related to physicians' participatory decision-making style. Results from the Medical Outcomes Study. *Med Care*. 1995; 33 (12): 1176 – 1187.

21. Miller WR, Rollnick S. *Motivational Interviewing: Preparing People for Change*. New York, NY: Guilford Press; 2002: 55 – 56, 73.

22. Bird J, Cohen-Cole SA. The three-function model of the medical interview: an educational device. In: Hale M, ed. *Models of Teaching Consultation-Liaison Psychiatry*. Basel: Karger; 1991: 65 – 88.

23. Cohen-Cole SA, Bird J. Interviewing the cardiac patient: II. A practical guide for helping patients cope with their emotions. *Qual Life Cardiovascular Care*. 1986; 3: 53 – 65.

24. Lazare A, Putnam S, Lipkin M. Three functions of the medical interview. In: Lipkin M, Putnam S, Lazare A, eds. *The Medical Interview*. New York, NY: Springer-Verlag; 1995; 3 – 19.

25. Gordon G. Module 1: Overview. In: Novack D, Daetwyler C, Saizow R, Lewis B, Hewson M, Levy J, eds. *DocCom—an Online Communication Skills Curriculum* [Internet]. Lexington, KY: Academy of Communication in Healthcare and Drexel University College of Medicine; 2018. Available from: www. DocCom. org.

26. Fortin AH 6th, Dwamena F, Smith RC. Module 5: Integrated Patient-centered and Doctor-centered Interviewing—Structure and Content of the Interview. In: Novack D, Daetwyler C, Saizow R, Lewis B, Hewson M, Levy J, eds. *DocCom—an Online Communication Skills Curriculum* [Internet]. Lexington, KY: Academy of Communication in Healthcare and Drexel University College of Medicine; 2018. Available from: www. DocCom. org.

第二章

_____ 信息收集和共情

我们观察到的不是自然本身，而是她根据我们的提问方法
所呈现的样子。[1]

——沃纳·海森堡，1958 年

在第一章中，我们介绍了两种问诊技巧："以患者为中心的
问诊方法"和"以医生为中心的问诊方法"。在互动开始时，使
用以患者为中心的问诊技巧来获取患者的观点。使用这些技巧
能够收集患者独特的症状、个人信息以及情感信息。以患者为
中心的问诊方法还贯穿问诊的始终，以建立和维持医患关系。
在以患者为中心的问诊中，也可能会少量地用到以医生为中心
的问诊技巧，但主要是在问诊的中间部分用到，这样能让医生
有更多的掌控力。以医生为中心的问诊方法引出医生需要知道
的信息，而这些信息在开头以患者为中心的部分中尚未提供。本
章对这两种技巧都有讨论，但重点是以患者为中心的问诊方法，
这种技巧更难。

如第一章所述，我们将本章讨论的以患者为中心的基本沟
通技巧进行了整合和排序，将其置于优先位置，以创建一个在

问诊开始时使用的行为定义模型。以患者为中心的问诊可以帮助患者表达对他们来说最重要的事情，认识到个人的忧虑、想法、感受和情绪的重要性。一个有用的类比就是，患者与医生进行交谈时就好比把每一条新信息都摆在他们中间的台面上（见图2-1）。

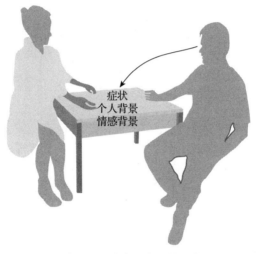

图2-1　当使用以患者为中心的问诊方法时，
所有新信息都是由患者摆在台面上的

当医生把新想法摆在台面上时，就成了以医生为中心的问诊。以患者为中心的医生，即使努力不引入新话题，也仍然会影响患者，这是因为医生的手势、评论，以及选择性地关注某些主题都会向患者透露信息。

如果过早或过多地使用以医生为中心的问诊方法，患者的病史就会被医生的想法所影响，从而造成认知偏差。有时，这被称为"过早的假设检验"，即只关注最初的信息就做出了后续的判断。这会让医生对问题产生不准确或有偏误的认识，从而采取错误的治疗方案。[2]个性化医疗依赖于患者对症状的准确报告，尤其是症状在病史中的背景。当制订诊断和治疗计划时没有考虑患者的环境、行为或情绪因素时，就会出现背景错误。

在本章中，我们重点介绍具体的信息收集（开放式、封闭式）和共情（情感寻求、情感处理）技巧。这些技巧是医生时时刻刻必备的工具，是以患者为中心的核心技巧（见图2-2）。[3-5]

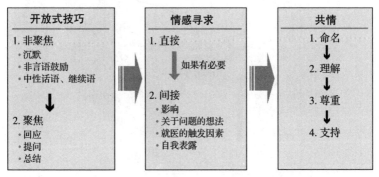

图2-2　以患者为中心的核心技巧

信息收集技巧

开放式提问

开放式提问用于鼓励患者自由表达其想法。有两种开放式提问：非聚焦性放式提问（沉默、非言语鼓励、中性表达）和聚焦性开放式提问（附和、开放式问题和总结）。整个问诊过程会大量使用非聚焦性开放式提问，以鼓励患者在不受医生问题干扰的情况下扩展、阐述和提出重要的问题。

这些技巧在问诊开始时非常重要。当患者畅所欲言时，他们会谈论许多话题，这些话题可能可以也可能无法结合为一个连贯的故事。只要患者讲的故事是连贯的、不重复的，非聚焦性开放式技巧就是有效的。聚焦性开放式提问对帮助大多数患者在开场白后继续叙述很有必要。聚焦性开放式技巧用于邀请患者深入讨论已被提及的话题。当患者的陈述变得难以理解、混乱或过多时，就要使用聚焦性开放式技巧来恢复访谈的结构性和平衡性，以便聚焦在患者的病史上。

非聚焦性开放式技巧

非聚焦性开放式技巧鼓励患者把更多的信息摆在台面上（见图 2 - 3）。

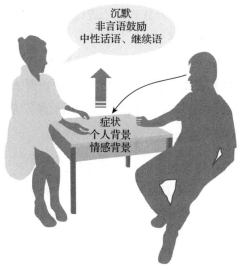

图 2 - 3　非聚焦性开放式技巧鼓励患者把更多的信息摆在台面上

沉默 不要讲话，继续保持非言语的专注和积极回应。例如，恰当地使用眼神交流和开放的身体姿势，身体前倾，双腿和双臂不交叉，让患者填补话语空间，使其感受到你对其所说的内容感兴趣。例如，在下列情境中，医生的沉默使得患者可以表达其真正的想法。

患者：……它滚了下来，打到了我这里（停顿）。

医生：（保持专注，但沉默 5 秒）

患者：所以我给你打了电话，以为你会在，但是你不在。我本来希望早点接到你的电话……

沉默会让某些患者不舒服，他们可能会通过转移视线、看向其他地方表现出来。如果 5 秒钟左右的沉默没有引出更多信息或患者看起来不舒服的话，就使用另一种技巧吧。通常，将沉默与另一种非聚焦性开放式技巧进行匹配，可以为患者提供继续交谈所需的舒适感。

非言语鼓励 非言语鼓励通常和沉默搭配使用，可以激励患者自由交谈。通常，医生会做出同情的面部表情（期待继续）、点头或简单地通过肢体语言（身体前倾）来提示患者继续说话。

患者：……所以这伤害了他的感情（停顿）。

医生：（身体前倾，有期待的表情，但仍保持沉默）

患者：然后，我也很难过……

中性话语、继续语 中性话语是简短、不表态的陈述，如"我知道了""嗯哼""是的""嗯"，来鼓励患者以开放式的方法讲话。这些话语能让患者感到你正在听他所说的话。

患者：……然后出现了疼痛，就在这里……

医生：嗯哼。

患者：是的，特别疼。

医生：嗯。

聚焦性开放式技巧

聚焦性开放式技巧鼓励患者扩展他们已经"放在台面上"的特定信息（见图2-4）。从本质上讲，医生使用这些技巧从台面上捡起信息，以便更多地了解它们。

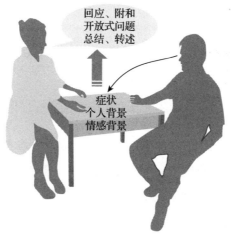

图2-4　使用聚焦性开放式技巧
来进一步了解患者已经放在台面上的信息

回应、附和　　回应是通过重复患者说过的词句，来表示医生听到了患者所说的话。这可以鼓励患者集中注意力、扩展和详细说明他们说过的话。

患者：疼痛减轻后，我还是找不到他。

医生：疼痛？（让患者再谈一谈疼痛的症状）

　　 – 或者 –

　　找不到他？（让患者描述故事的个人方面）

　　开放式问题　　开放式问题用于让患者专注于医生想要扩展的已经提到的方面，例如"告诉我更多关于你女儿的信息"。

患者：因为我买不起药，就又疼了。

医生：请继续。（鼓励患者继续，没有额外重点关注的地方）

　　 – 或者 –

　　讲一讲买不起药的问题。（使患者重点集中在个人问题上）

　　 – 或者 –

　　讲一讲疼痛。（使患者重点集中在某个症状上）

　　与其他的聚焦技巧一样，开放式问题应使患者重点集中在已经提到的某个问题上，借以挖掘其病史里更深层次的内容。不应使用开放式问题将患者引到某个未被提及的问题上，如当患者没有提到任何有关家庭的信息时，让患者"讲一讲你的家庭"。还记得台面的类比吗？家庭信息没有摆在台面上，所以医生不应该引入新的话题。

　　总结、转述　　通过转述患者所说的内容进行总结，邀请患者关注和扩展所提供的材料，同时也是一种准确性检查。基本上，总结可以让患者知道医生已经理解了谈话、听到了细节，并准备好获得更多信息。

患者：（关于难以打通医生电话的漫长故事）

医生：所以你有恶心症状，但是打不通我的电话。然后，情况
恶化了，你的妻子直到今天才联系上我。

患者：是的，到目前为止，和恶心相比，我更沮丧。

　　如上面的例子所示，聚焦性开放式技巧会鼓励患者进一步
探讨你感兴趣的领域。这些技巧可以让你将患者的话语以连
贯、叙述的形式串联起来，在必要时，还可以在以患者为中心
的前提下，掌控访谈进程。

　　使用开放式的聚焦技巧，可以让医生将患者的重点重新转
移到刚刚粗略谈及的重要话题上。通常，患者会提及像死亡这
样的沉重话题，然后就飞快地转移话题了。你可以重新引导患
者回到这个话题，例如你可以说"几分钟前你提到了死亡，
再给我多讲一讲这个问题"。因为死亡这个话题是由患者最先
放在台面上的，因此即使当前的叙述主线被打断了，医生也可
以对此发表评论。使用这些开放式提问，医生可以减少自己对
患者的影响，了解对患者来说很重要的信息、感受和想法。而
这些信息、感受和想法都是以患者为中心的材料。

封闭式提问

　　封闭式提问通常用"是"或"否"来回答，或在提供的
答案中进行选择，主要用于确定或反驳特定的问题，而不是像
开放式问题那样扩展对话。

　　这使得封闭式提问非常适用于需要患者提供具体信息的问

诊中间部分。封闭式提问增强了信息的准确性。但在问诊的开始部分，也就是在以患者为中心的部分，封闭式提问反而会适得其反，因为封闭式提问会阻止来自患者头脑中的信息，并迫使患者对医生的担忧和想法做出回应。要是在访谈开始时使用封闭式提问，需要特别谨慎，只用于澄清患者提出的问题，而不要插入新信息。例如，"你什么时候来医院的？""这是什么时候开始的，昨天还是一周前？我很疑惑。"使用过度或不当的话，封闭式提问也会对医患关系产生有害影响，大大降低患者信息的质量和数量。封闭式提问意味着医生知道什么对患者来说是重要的，并且患者的担忧可能是微不足道的。在交谈时长期遇到此类提问的患者，对医生和谈话可能就不太满意了。

封闭式提问分为三种类型，都是我们非常熟悉的问题，在问诊的适当部分很有帮助。

1. 产生"是"或"否"的问题

这些是需要患者回答的特定问题，用于澄清患者陈述或引入新话题。

患者：我这儿疼。

医生：只是左胳膊吗？

　　　　–或者–

疼痛时会气短吗？

患者：没有。

医生：你是今天早上来的吗？

患者：是的。

2. 产生简短回答的问题

患者会用一个词或短语回答这类问题。

医生：你今年多大了？

患者：31。

医生：发热多少度？

患者：我不知道

　　　　– 或者 –

　　　　39℃。

3. 多项选择题

患者通过在提供的选项中进行选择来回答这类问题。这类问题也可用于澄清患者陈述或引入新话题。

患者：我这儿疼。

医生：是左胳膊疼还是右胳膊疼？

　　　　– 或者 –

　　　　是锐痛、刺痛还是搏动性疼痛？

患者：锐痛。

医生：你是在早晨、白天、还是晚上觉得疼？

患者：早晨。

整合开放式、封闭式提问

开放式提问和封闭式提问是互补的。在以患者为中心的问诊开始阶段，开放式问题占主导地位且可重复使用，主要用于挖掘有关症状的信息，获取患者所表达的个人及情感问题。问诊开始阶段也会少量地使用一些封闭式提问来澄清患者的叙述。正如你将在第三章中了解到的那样，在以患者为中心的部分结束时，医生会做出明确的过渡性声明，提醒患者注意问诊风格的变化。在以医生为中心的问诊中间阶段，开放式问题的数量较少，主要用于每一步的开始阶段。封闭式提问占主导地位，用于确定细节和将新信息摆在台面上。

到目前为止，我们已经描述了用于信息收集的基本沟通技巧。接下来，我们将讨论如何使用这些技巧和其他技巧与患者建立积极、牢固的关系。然后，在第三章，我们将展示如何将这些技巧整合成一种方法，来系统地进行以患者为中心的问诊。

共　情

以患者为中心的问诊最重要的目标之一是与患者形成治疗关系。共情可以最大限度地提高人与人之间的交流和联系。

通过情绪表达需求在语言出现之前就有了，是个人和社会层面人类交流的基本形式。[6-8]情绪以及情绪常常代表的思想和感受对有效决策非常重要[8,9]，同时它们对意识本身也很重要[8,10]。对情感和情绪做出反应有助于建立治疗性医患关系，实现最有效的沟通。[11,12]这是我们发挥以患者为中心这一方法的优势的本质，详见附录 B。

患者可以通过语言表达情感（如"我很沮丧"），也可以通过非语言方式表达情绪（如沮丧的表情、低垂的肩膀），还可以通过动作表现出来（如哭泣）。1872 年，查尔斯·达尔文（Charles Darwin）首次注意到了人类和动物的情绪表达。[7] 最近，保罗·埃克曼（Paul Ekman）确定了 15 种可以从人脸上读出的情绪：开心、愤怒、轻蔑、满足、厌恶、尴尬、激动、恐惧、愧疚、成就感、宽慰、悲伤、满意、感官愉悦和羞耻。[13] 情感作为情绪的主观意识体验，数量更多。附录 C 列出了 15 种情绪和一系列衍生情感。知道有这么多情绪和情感的存在后，大多数学生都很惊讶。对于新手医生而言，发现并处理情绪或情感产生的益处是相同的，因此在本书中，我们会交替使用这两个术语，不做区分。

当医生使用以患者为中心的问诊方法时，患者会感受到鼓励，然后分享理解他们的情感世界所需的信息，而这些信息由思想、情感和情绪组成。将这种理解传达给患者的方式称为共情。[14] 作为医生，我们必须会识别情绪并做出反应，以便与患者建立联系。

医生通常会只专注于疾病诊断，而忽视了患者的情绪和情感。研究表明，患者希望并欢迎医生询问他们的想法和感受，他们通过情绪表达提供的线索往往是微妙而短暂的。[15] 因此，在整个问诊过程中对这些线索保持警惕很重要，但快速建立医患关系也很重要，尤其是在初期建立。

情感寻求技巧

因为情绪和情感十分重要，所以尽管患者没有明显地表现出来或只是暗示出来，你也必须积极寻找。情感寻求技巧可以满足这个目的。一旦情感和情绪明确地表现出来，你就应该采用下面描述的共情。

最开始，请按照顺序使用下面的情感寻求技巧，然后就可以随意穿插了。通常，直接询问足以引出最初的情绪和情感，间接询问则是进一步发展直接询问的结果。针对沉默寡言的患者，有时也需要通过间接情感寻求技巧让其开始表达情绪和情感。

直接询问

访谈中最重要的问题之一就是"你觉得怎么样"之类的问题。[16]例如，通过患者的话语（她把我的工作抢了）、非言语行为（眉头紧锁）或行动（看向远方），你可能怀疑他有某种情绪（愤怒）。你可以通过询问患者觉得怎么样，让他自己确定特定的情绪。（例如，"我注意到你看向远方。你可以告诉我你现在感觉怎么样吗？"）大多数患者都会对此做出回应。有些患者可能没有理解你在寻求情感，可能会回答他们的身体感觉（"我的胃不舒服"）。你可以通过澄清或者直接询问"你现在都有什么情绪"来避免这种情况。

患者：（刚刚被告知他需要手术）

医生：在情感上，你对此有何感受？

患者：惊讶，我猜是吧。（但是他看起来很焦虑）

医生：现在谈论这个问题，你感觉怎么样？

患者：我猜我很担心。

间接询问

患者并不总是会用情绪或情感来回应直接的情感寻求，但是这并不一定意味着患者没有情感或不愿分享情感。因为情感很重要，所以继续寻求情感是很重要的。有四种间接方法（没有特定顺序）可以鼓励患者表达情绪或情感：

1. 询问影响。询问疾病或其他情况对患者生活、亲人或朋友造成的影响也会揭露重要信息，增加情感表达。（"背痛对你的生活造成了什么影响？"或者"你妻子去世对你的生活造成了什么影响？"或者"你妻子去世对你女儿造成了什么影响？"）

2. 问出想法/归因。询问患者认为是什么引发了问题，不仅有助于理解患者的医学解释模型[17]，还可以揭露其潜在的情绪或情感，尤其是当患者认为是某种严重疾病引起了该症状时。

3. 直观地了解患者的感受。分享你或其他人遇到相似情况会有什么感觉，可以帮助患者确定他自己的情绪或情感。（"如果这件事发生在我身上，我可能会很沮丧。"）不要使用"愤怒"或"抑郁"等强烈的情感术语，而是使用更中性一点的词语，如"沮丧""不开心""懊恼"等。如果患者描述的情况清楚地暗示了某种情绪，但没有明确地说是哪种，您可以用类似这样的陈述来表达您的直觉："我知道这对你来说可能很困难。"在使用这种技巧时，请说"可能"，而不是"一定"。这会鼓励患者表达他的真实感受，而不是相信你不准确的猜测就是"正确"的情感。例如，如果你说"你一定吓坏了吧"，那么患者可能就会认为他应该是感到害怕。最好说"我能想象这可能会让你担心"或"你的邻居死于同样的疾病，想到这点可能会令人恐惧"。这样，如果您猜测患者会感到担心，但他实际上感到愤怒，他很可能会纠正你。

4. 询问触发事件。确定患者为什么在此时寻求医疗帮助，尤其是当问题已存在几天时，可以揭露就诊的潜在原因，为打开患者的情绪和情感世界提供一个窗口。（"是什么让你决定今天来看病的?"）导致情绪表达的一个常见触发事件是人际危机。当患者处于危机中时，他们会感到焦虑和苦恼，而这会增加他们对疼痛的敏感性和对身体症状的意识。他们通常不会将压力和症状联系起来。询问"你的生活中还发生了什么事?"可以揭露他们的苦恼，让其表达情绪和情感。

这些间接问题在了解患者的观点方面具有价值，在第五章中将会介绍，但在此处用作引出情绪表达的间接方法。使用这些技巧时要小心，因为一些处于职业生涯早期的医生和学习者会因患者的回应而分散注意力，从而忘记真正地引出相关的情绪。如果患者没有指明是哪种情绪，重申你的关注点可能会有助于引出患者的情绪。

患者：（刚刚被告知患有白血病，但是在直接询问下没有表达出任何情绪）

医生：这会怎样影响你的生活？

患者：我不知道。我还能工作吗？

医生：我们会好好谈这个问题的。对于不能工作，你有什么感受？

共情技巧

当患者表达某种情绪时，首先要进行足够的开放式询问，以便能够真正了解情况。例如，如果病人说"我很生气"，你可以回答"给我具体讲一下"或"生气"。

有时，患者会表达难以理解的情绪。在这些情况下，在真正地表达共情前，你应该了解更多情况。例如，最近某位患者的兄弟去世了，她说："说真的，我感到如释重负。"医生可能预计患者会悲伤，可能还不理解为什么患者会有这种感觉，所以需要进一步询问："给我讲一讲为什么你会感到如释重负。"然后，患者解释道，她的兄弟患有晚期癌症，疼痛愈发严重，这让她越来越难以面对。医生这才理解了她的如释重负，从而可以产生共情。

明确情绪和情感也很重要。例如，哭泣是悲伤、愤怒、释然、喜悦、沮丧等多种情绪的表现，通过问一些开放式问题来明确情绪有助于准确地表达共情。

一旦你能理解患者为什么会有这样的感受，你就应该通过语言共情来表达这种理解。保持沉默或改变话题可能会让患者认为：你不赞同他的情绪；你认为他应该有不同的情绪；不应该与你讨论情绪；你不关心患者；患者表达情绪让你不舒服。共情会显示出你倾听了患者的诉说，并且会让患者产生被理解和被关怀的感觉。与共情一样重要的是跟踪患者的情绪反应，这样你就可以通过调整沟通方式来增强患者被理解和被关怀的感觉。[18]共情对于发展积极的医患关系和实现以患者为中心至关重要。你可以使用 N-U-R-S 法来帮助记忆，即命名、理解、尊重和支持。按顺序使用这四个技巧可以帮助你熟练地与患者建立关系。掌握这些技巧后，每次患者表达情绪时，你都可以单独或组合地使用这些技巧。

命名

给情绪或情感命名时，你只需要复述患者表达的情绪（"你感到悲伤"），或复述你观察到的情绪（"你看起来泪眼蒙眬了"）。这可以向患者表明你听到或观察到了他们的情绪或情感，同时也可以向患者表明传达出这些情绪和情感是没有问题的。

理解

"理解"的话语就是承认患者的情绪反应是合理的。例如，"鉴于所发生的事情，我可以理解。我能理解为什么会这样。"这表明你接受且认同了患者表达的情绪，并认为其合理。偶尔患者可能会反驳："你无法理解可能我正在经历什么！"不使用"理解"这个词来表达理解可能会更有效。例如，"从你跟我说的话里，我明白了你为什么会有这种感觉"或"我明白了，我听懂了"。

即使你没有同样的经历也能理解患者的情绪。这种理解通常是在要求患者多说一些他们的感受之后产生的。或者，在适当的情况下，医生可以表明自己缺乏具有同等影响的可比经验。例如，当患者提到他担心他的胸痛是心脏病发作的信号时，医生的反应可能是："我从来没有遇见过这种情况，但我知道这会吓到你。"

尊重 （称赞或感谢患者，或承认患者的情况）

对大多数学习者而言，尊重是 N-U-R-S 法中最不正常的一种。许多医生已经通过非言语行为表达出了尊重，他们不理解还需要怎样做来表示尊重。言语尊重可以表达为感谢患者（"感谢你如此信任我"），明确承认患者面临的困难（"你经历了很多"），或称赞患者的努力（"我欣赏你坚持、继续奋斗的样子"）。这通常需要强调积极的事物、发现并加强患者做得好的地方。

支持

支持性陈述向患者表明你们已经准备好作为一个团队一起工作（即与他建立伙伴关系），并尽你所能提供帮助。例如，"我会尽我所能提供帮助。我会确保主治医生了解你的具体担忧"。

使用 N-U-R-S 法的简短案例

患者：（刚刚提到他的狗死后他很孤独）

医生：所以，你一定感到很孤独吧。【命名】

不管是狗还是人类，我们会对一切逝去的东西感到悲
伤。我可以理解。【理解】

我知道这段时间你一定很艰难。【尊重】有时，讲出来
会有帮助的。【支持】

患者： 确实好一点了。我不好意思向其他人提起这件事。

你不一定非要发自内心地理解、尊重或支持。相反，你是
在对患者的观点和情境表示理解。例如，对于有虐待倾向的父
母，你可以说"我理解她总是哭让你很苦恼"或"辛苦你了"
或"我会帮你做最恰当的事"——而不是宽恕或加强虐待
行为。

共情意味着识别一种情绪，但医生不必亲自体验它。共情
包括三个组成部分：理解、传达理解以及有意用这种理解提供
帮助。[12,19]而同情则是与患者或家庭成员具有相同的情绪反应，
通常来源于一种不适感，通过帮助患者或家庭成员可以缓解这
种不适感。[19]两者都是情感表达的合理形式。共情更容易受到
意识的控制。本质上，共情允许患者拥有和表达他的情感，而
医生则是患者痛苦的见证人或无焦虑的依靠。[20]有些学习者担
心共情会转化为同情，担心与患者产生相同的情绪，这是不专
业的。对于一些医生而言，引出患者情绪并感同身受会给他们
带来焦虑，例如他们怕伤害患者或担心自己有侵入性。有些学
习者担心交流会失去控制。然而，当他们与患者复核时，就会
发现这些担心都是没有根据的。[21]

患者知道如何保护自己，通常他们不想参与特定谈话时都

会很直接。实际上，当患者被允许、被鼓励表达情绪时，他们会感到被支持、感到放心。医生必须避免想让患者闭嘴或改变话题的冲动，虽然这种冲动是可以理解的。许多刚工作的医生和学习者觉得这是一个很困难的新领域，因为他们害怕体验强烈的情绪，他们可能会哭，这会显得他们不专业。与有需要的人一起工作会伴随着强烈的情绪。在医院里，医学生哭是很常见的事。在这两种情况下，与同伴或信任的同事交谈可以帮助你更好地理解你自己和你的反应。关于这个重要领域，本书第八章以及 DocCom 上的模块 2 - 4 和模块 13 有更多详细的讨论。

在第三章中，我们将描述如何将这些技能组合在一起，如何以有序的、基于行为的、系统的方式开始问诊。现在，我们鼓励你在继续下一章之前练习以患者为中心的问诊方法。

练习以患者为中心的问诊方法

1. 以开放式问题开始，例如："告诉我你的需求、感受或其他（患者的主诉）"。

2. 直接继续，不要间断，单独使用非聚焦性开放式提问 15 ~ 30 秒。基本上，就是保持安静（沉默），使用鼓励性的非言语姿势和中性话语。也就是，你只需要坐着，仔细听。

3. 继续，不要间断，通过口头回应患者说过的话，转变为更积极的风格，使用聚焦性开放式提问来鼓励额外的交流。使用约 2 分钟的时间来穿插附和、提问和总结，以勾勒出患者不断发展的故事。跟着感觉走，将技巧应用到患者说的所有事情上，不管是视力问题、胸痛、工作问题还是宠物。你不需要努力搞清楚应该说什么，只需要使用聚焦性开放式技巧遵循患者的引导就好了。这会形成某种故事，可能是医疗方面的，可能是个人方面的，也可能两者均有。

4. 不要间断，现在从聚焦性开放式技巧转变为找到你引出的故事中都包含什么样的情绪。如果患者没有自发地将情绪摆在台面上，请使用直接的情感寻求技巧（"那么，这一切让你在情绪上有什么感觉呢？"）。通常，这会引出某些情绪，如恐惧（癌症）或担心（失业），然后，你再使用聚焦性开放式技巧进行开放式提问，进一步挖掘故事，如"再讲一讲（对癌症的恐惧、担心丢掉工作）"。继续使用聚焦性开放式提问，直到你可以充分理解患者的情况，然后真切地表达你的理解，这通常会耗时 1~2 分钟。

5. 直接继续，不要间断，现在转换为使用共情，大约 1 分钟。为了帮助学习这些技巧，请按顺序使用这四种方法（N-U-R-S）。一旦你已经掌握了，可以一次使用一两个。

6. 此时，你可以继续或停止。继续很简单，因为使用 N-U-R-S 法从患者处引出了额外信息。然后，你需要重新使用聚焦性开放式技巧，引出故事的第二篇章，轮流使用情感寻求技巧和共情来填补第二篇章。如果你想要发展更多故事的话，按顺序继续使用这些技巧就可以了。

7. 你还需要练习患者不表达情绪的情况，此时你需要使用间接的情感寻求技巧。

总　结

本章所描述的信息收集技巧和共情是适用于所有问诊的工具。如第三章和第五章将详细描述的一样，在问诊的开始和中间阶段，两种技巧都要融合使用，只是使用的时间和目的不同。由于共情与患者的情感生活息息相关，因此它对于有效地引出信息、建立关系而言十分重要。开放式提问、情感寻求技巧以及共情是实施以患者为中心的方法的工具。在以医生为中心的方法中，也可以使用开放式问题和封闭式提问来合理地介绍新信息、确定交流内容。

然而，更重要的是，信息收集技巧和共情是一个动态的整体，通常是按如下顺序进行的：非聚焦性开放式 → 聚焦性开放式 → 情感寻求 → 共情。医生通常会重复这个顺序来获取患者故事的多个篇章。掌握了这一过程，就掌握了以患者为中心的问诊。在第三章中你会发现，这些技巧作为以患者为中心的方法的核心被重复使用（第三步和第四步）。

我们做好了学习实际问诊的准备。第三章详细描述了问诊的开始阶段，第五章详细描述了中间阶段，第六章详细描述了结束阶段。现在就让我们开始学习吧！

知识练习

1. 定义开放式提问及其包含的内容。
2. 定义情感寻求技巧及其包含的内容。
3. 定义共情及其包含的内容。
4. 为什么情绪很重要？情绪与科学有什么关系？（见附录 B）
5. 在什么情况下你会四种共情一起使用？
6. 在什么情况下医生会使用间接询问的方式引出患者情绪？
7. 在什么情况下使用开放式提问不是以患者为中心的？为什么？
8. 信息收集技巧和共情为什么是一个整体？

技能练习

1. 让你的同事描述一个他感兴趣的话题（如职业规划）。当你的同事停顿时，注视他的同时保持沉默 10 秒。然后，看着他的肩膀的同时再保持沉默 10 秒。让你的同事描述一下这两种情境。
2. 角色扮演，分别练习信息收集技巧和共情 5~10 分钟。
3. 在角色扮演或模拟患者的情况下，整合练习本章中和图 2-2 中总结的所有信息收集技巧和共情。起初可以借助本书，但在开始前，你应该能够做到不借助任何帮助就能独立地整合这些技巧。这需要一些练习以及来自老师和同事的良好反馈。通常，通过一次教学你便可以掌握，但之后的练习还是会有很大帮助。
4. 让扮演患者的人不给出任何情绪，进行相同的练习。此时的挑战是使用间接的情感寻求技巧发现患者的情绪。

参 考 文 献

1. Heisenberg W. *Physics and Philosophy*: *The Revolution in Modern Science*. New York, NY: Harper; 1958.

2. Lucchiari C, Pravettoni G. Cognitive balanced model: a conceptual scheme of diagnostic decision making. *J Eval Clin Pract*. 2012; 18: 82 – 88.

3. Bird J, Cohen-Cole SA. The three-function model of the medical interview: an educational device. In: Hale M, ed. *Models of Teaching Consultation-Liaison Psychiatry*. Basel: Karger; 1991: 65 – 88.

4. Cole SA, Bird J. *The Medical Interview*. New York, NY: Elsevier-Saunders; 2013.

5. Lazare A, Putnam S, Lipkin M. Three functions of the medical interview. In: Lipkin M, Putnam S, Lazare A, eds. *The Medical Interview*. New York, NY: Springer-Verlag; 1995: 3 – 19.

6. Cacioppo J, Amaral D, Blanchard J, et al. Social neuroscience—progress and implications for mental health. In: *Social Neuroscience and Behavior*: *From Basic to Clinical Science*. Washington, DC: National Institute of Mental Health; 2007.

7. Darwin C. *The Expression of the Emotions in Man and Animals*. Chicago, IL: University of Chicago Press; 1965. Reprinted from the authorized edition of D. Appleton and Company, New York.

8. Kandel E. *Psychiatry, Psychoanalysis, and the New Biology of Mind*. Washington, DC: American Psychiatric Publishing, Inc. ; 2005.

9. Power TE, Swartzman LC, Robinson JW. Cognitive-emotional decision making (CEDM): a framework of patient medical decision making. *Patient Educ Couns*. 2011; 83: 163 – 169.

10. Eccles JC. *Evolution of the Brain*: *Creation of the Self*. London: Routledge; 1989.

11. Hojat M, Louis D, Kaye M, Markham F, Wender R, Gonnella J. Patient perceptions of physician empathy, satisfaction with physician, interpersonal

trust, and compliance. *Int J Med Educ.* 2010; 1: 83 – 87.

12. Hojat M. *Empathy in Health Professions Education and Patient Care.* Switzerland: Springer International Publishing Co.; 2016.

13. Ekman P. Basic emotions. In: Dalgleish T, Power M, eds. *Handbook of Cognition and Emotion.* Chichester: John Wiley and Sons; 1999: 45 – 60.

14. Halpern J. From idealized clinical empathy to empathic communication in medical care. *Med Health Care Philos.* 2014; 17: 301 – 311.

15. Lang F, Floyd MR, Beine KL. Clues to patients' explanations and concerns about illnesses. *Arch Fam Med.* 2000; 9: 222 – 227.

16. Koo K. Six words. *J Gen Intern Med.* 2010; 25: 1253 – 1254.

17. Kleinman A. Explanatory models in health-care relationships: a conceptual frame for research on family-based health-care activities in relation to folk and professional forms of clinical care. In: Stoeckle JD, ed. *Encounters Between Patients and Doctors.* Cambridge: The MIT Press; 1987: 273 – 283.

18. Back AL, Arnold RM. "Isn't there anything more you can do?": When empathic statements work, and when they don't. *J Palliat Med.* 2013; 16: 1429 – 1432.

19. Hojat M, Spandorfer J, Louis DZ, Gonnella JS. Empathic and sympathetic orientations toward patient care: conceptualization, measurement, and psychometrics. *Acad Med.* 2011; 86: 989 – 995.

20. Rogers CR. *On Becoming a Person.* Boston, MA: Houghton-Mifflin; 1961.

21. Smith RC, Dwamena FC, Fortin AH. Teaching personal awareness. *J Gen Intern Med.* 2005; 20: 201 – 207.

第三章

_____ 问诊的开始阶段：
以患者为中心的问诊

医生可以从患者讲述故事的方式，而非故事本身，了解更
多关于疾病的信息。

——詹姆斯·赫里克

（1861—1954）

本章描述了一个循序渐进且对最初尝试问诊的医生来说很
友好的方法。在过去的 25 年里，这个方法在很多人手中被证实
有效。[1-9]你的第一个任务是要掌握表 3 - 1 所示的五大步、21 小
步。我们希望你能彻底地掌握这些知识，直到它们成为你的条
件反射——只要认真学习并加以实践，这是很容易实现的。尽
管看上去有很多东西需要学习，但这是你学会问诊的主要任务，
就像了解心脏的生理复杂性一样重要。记住这些步骤你将成为
更科学、更人性化的医生，你的患者也将受益（以患者为中心
的理念的人文和科学依据详见附录 B）。为了便于学习，我们做
了一个视频来阐述与文本相同的内容：www. accessmedicine. com/
SmithsPCI（见前言）。（见 AccessMedicine 网站上标题为"如何打
断"（How to Interrupt）的视频）

最开始学习这些步骤时，可以按照所提出的顺序使用它们，将其作为学习工具。当你变得更加熟练时，可以尝试为适应特定的场合和需要采取特定的步骤。在某些情况下，你会发现有些步骤是可以省略的，各步骤之间的顺序也是可以根据患者的情况改变的。[10]这些步骤只是引导你完成问诊的指南。你还要学会灵活地使用它们，让它们更适合你自己，更能凸显你的个人风格，也更能适应不同的患者。

表 3－1　问诊开始五步法

以患者为中心的五步问诊法
步骤 1：为问诊做好准备（30～60 秒）
1. 欢迎患者
2. 称呼患者的名字
3. 介绍自己并确认自己的角色
4. 确保患者准备好并保护患者隐私
5. 消除沟通障碍（坐下）
6. 确保舒适、使患者放松
步骤 2：引出主诉和制定议程（1～2 分钟）
7. 表明可用时间（例如："我们今天大概有 20 分钟的时间……"）
8. 预告你将在问诊过程中做的事情（例如："我们今天要看一下你昨天血液检查的结果……"）
9. 列出患者想要讨论的所有问题；具体的症状、需求、期望、理解（例如："开始之前，我们先列出你今天想要讨论的所有问题。""还有其他问题吗？""还有什么？"）
10. **总结和确定议程**；如果议程条目太多，就细节进行协商（例如："你提到了八件想讨论的事，可是我们今天时间有限，不能讨论完所有的问题，你能告诉我哪件事情比较紧急需要今天解决吗？不是特别紧急的我们以后再谈。"）

（续）

步骤 3：用非聚焦性开放式技巧开始问诊，让患者自由发言（30~60 秒）

11. 用开放式问题开头（"讲一讲你的头痛吧。"）

12. 用非聚焦性开放式提问（认真聆听）：沉默、中性话语、非语言鼓励

13. 从非语言渠道获得额外信息：非语言暗示、肢体语言、不自主变化、衣着、环境、自身

步骤 4：应用聚焦性技巧了解三件事：症状史、个人背景和情感背景（3~10 分钟）

14. 引出症状史

   - 描述症状，使用聚焦性开放式提问，例如：

     回应（复述患者的话，例如："剧痛?"）

     提问（"这听上去很严重，你能讲得详细点儿吗?"）

     总结（"首先是发烧，两天后膝盖开始疼，昨天开始跛脚。"）

15. 引出个人背景

   - 症状更广泛的个人/心理社会环境，患者的想法/个人归因，再次使用聚焦性、开放式技能。

16. 引出情感背景

   - 使用情感寻求技巧

     直接问："你感觉怎么样呢?""这让你感觉如何呢?""这在情感上对你有什么影响?"

     间接问：影响（例如："这件事对你的日常生活造成了什么影响?""你的膝盖疼痛对你的家人来说有什么样的影响?"）；关于问题的想法（例如："你认为是什么导致了你膝盖的疼痛?"）；自我表露（例如："要是我的话我会很困惑。""我能想象这件事可能会让你很担心。"）；触发因素（例如："你认为是什么让你来就诊的呢? 你的生活中还发生了什么事情?"）

17. 回应患者的情绪和情感

   - 用共情的话语回应患者的情绪（N-U-R-S 法）：

     命名："你说因为膝盖疼痛变得残疾这件事让你很生气。"

     理解："我能看出你有这种感受。"

     尊重："这对你来说是一段艰难的时期。你表现得很勇敢。"

     支持："我会帮助你仔细检查，看看我能为你做些什么。"

18. 扩展病史

   - 继续引出更多的个人背景和情感背景，通过 N-U-R-S 法来处理情感/情绪

（续）

步骤 5：过渡到问诊的中间部分（以医生为中心的阶段）（30~60 秒）
19. 简短的总结
20. 检查准确性
21. 如果患者已经准备好，向其指出询问的内容和方式都会发生改变（"我现在想换个话题，问你一些问题，以便更好地了解可能发生的事情。"）继续问诊的中间部分

问诊开始的前五个步骤是要建立医患关系，鼓励患者说出对他们来说最重要的东西。在这本书中，我们会以对乔安妮·琼斯女士的问诊为例解释每个步骤。这个例子和其他例子都来自真实的患者和情况。我们更改了患者的姓名和身份信息以保护患者的隐私。

我们先说一下如何做准备工作（步骤 1）和确定包括主要问题在内的议程（步骤 2）。这些步骤让你和患者为步骤 3 和步骤 4 中用到的以患者为中心的问诊技巧做好准备，其中包含了你在第二章中学到的数据收集和建立关系的技巧。

步骤 1：为问诊做好准备

在进入患者的房间之前，就开始为问诊做准备。为问诊做准备很有用，就像运动员或音乐家为表演做准备一样。[11]首先查看患者的记录，了解患者的问题清单、药物、过敏症以及阅读最近就诊或住院的记录。但是，在你与患者会面之前，不要让这些信息给你造成偏见——每次医生与患者的会面都是独一无二的，病案可能有不准确之处。

确定你们会面要讨论的议程。例如，你可能想要了解患者最新的疫苗接种情况或慢性病的进展。正如你将了解到的，患者可能也会有一个与你的期待不同的议程。

我们建议你在进入患者房间之前花点时间做"正念练习"，让自己做好充足的心理准备，然后再出现在患者面前。一些医生会通过吸气和呼气"忘掉"上一位患者，以便能够对下一位患者敞开心扉。其他医生会通过洗手"洗掉"上一次问诊的经历，并为下一次问诊做好准备。正念练习已被证明可以减少医生的倦怠和提高医生的共情能力。[12,13]（见 DocCom 上的模块 2。）

步骤 1 中的技巧很简单，但它们常常忽略了营造以患者为中心的氛围所需要的礼仪。[14-16]表 3-2 列出了在医生第一次与患者会面时使用这些子步骤的通常顺序；当医生已经熟知患者时，可以进行适当的调整。这些技巧能够帮助建立或重新确立医患双方的身份，使医生和患者都能放松下来，并确保环境适合问诊。这些准备步骤应保持在 30～60 秒之内。

表 3-2 步骤 1：做好准备（30～60 秒）

---

1. 欢迎患者
2. 称呼患者的名字
3. 介绍自己并确认自己的角色
4. 确保患者准备好并保护患者隐私
5. 消除沟通障碍（坐下）
6. 确保舒适、使患者放松

欢迎患者

如上所述，进入患者房间前先洗手，以确保患者的安全和卫生。

当人们成为患者并进入我们的医疗保健系统时，他们会经历许多"微攻击"。例如，需要半裸着，或是在用卫生间时有人闯入。这些会影响他们的就医体验。敲门然后等待进入是一种"微礼节"，可以重新赋予患者权力并恢复其尊严。

问候患者能为关系奠定基础，而如果没有问候会使关系难以挽回。进入患者房间后直接询问"你怎么了？"的医生，会错过将这种关系用于治疗的机会。

在日常生活中，我们经常会说"你好吗？"或"你怎么样？"。我们建议不要在医疗场景中使用这些问候语。为什么呢？当医生只是试图向患者打招呼，问"你好吗？"时，许多患者会开始谈论他们的疾病。但也有一些人会说（或想）："如果我很好，我肯定就不会在这里了！"我们建议对患者使用不同的问候语，例如"很高兴见到你"或"很高兴再次见到你"，这可以防止在你准备好之前就直接跳到问诊的第2步。

在许多文化中，握手是问候的重要组成部分。由于一些文化禁忌，男性医生通常应该等待女性患者先伸出手，然后再伸出手来握手。女性医生还应该对表明患者可能不愿意握手的非语言暗示和文化规范保持敏感。[14]例如，在一些文化中，跨性别的握手是不恰当的。当不能握手时，例如患者身体非常不适时，友好地轻拍患者的手或手臂同样有利于关系的建立。你可以通过握手对患者产生初步的、重要的非语言印象。比如，强有力的握手表示这是一个自信的患者，手掌冰冷出汗表示患者比较焦虑，而虚弱无力的握手则表示患者的身体状况很糟。由于有卫生隐患，医护人员对是否禁止、改变或允许握手有矛盾的态度。[17-19]我们建议你根据自己的情况决定是否把握手作为一种问候的方式。同时应该注意的是患者也在阅读你的非语言暗示，所以个人意识非常重要。[14,20-22]保持微笑，举止友好，有礼貌，表现出尊重、专注和冷静，与患者有眼神接触，让患者感觉到自己很重要，这些方法都能够改善与患者的关系。另外，坐立不安、经常看表或移动设备、避免目光接触或眼神游离，会对患者产生负面的影响。[23]

称呼患者的名字

在倾向于被如何称呼上，患者的想法并不一致。[14,24-26]有些人喜欢别人用名，有些人则更喜欢别人用姓或者全名称呼自己。我们建议你使用正式的称呼，在患者的姓后加先生、小姐、女士、夫人（如果你不知道妇女的婚姻状况，请使用"女士"）等。一开始用正式称呼逐渐过渡到非正式称呼要比一开始用非正式称呼之后用正式称呼好。如果患者的名字有生僻字，你可能需要询问患者名字的读音。同时对于一些异国或异族患者的名字，询问这些名字的译名和含义有利于建立舒适的气氛。

一些患者不接受或不符合男女性别二元论。为避免误解这类患者的性别认同或性别表达，你可以这样问："出于对患者自我认同权的尊重，我会询问所有患者，他们更喜欢我用什么性别代词来称呼他们。你希望我用什么性别代词来称呼你呢?"[27]

介绍自己并确认自己的角色

在介绍自己时，一定要符合身份关系，避免不平等。[24]和称呼患者一样，最开始介绍自己时要使用完整的姓和名。例如，你应该说："嗨，詹姆斯·布朗先生，我是简·史密斯医生。"你不应该说："嗨，詹姆斯，我是史密斯医生。"或"欢迎你，布朗先生，我是简。"偶尔在开始时，但更常见的是一段时间后，可能会发展出以名为基础的关系。在你自我介绍之后，提及你的正式角色，例如，"住院医生""医学生""医师助理"或"护理学生"。"医学生"在通过执业医师资格考试之后可以称自己为实习医生。[28]在没有得到专业认证之前，称自己为"医生""护士"或"医生助理"是不合适的。

对于学生尤其是临床前学生来说，在第一次问诊中感到不舒服是很常见的。你可能会觉得自己像一个骗子，你窥视患者的生活，或者怀疑自己能否在患者的医疗服务中扮演一个有意义的角色。记住，每个医生都是在患者的慷慨回答中学会问诊的。只要你礼貌地问，适时表示感谢，并理解为什么有些患者感觉十分不好、不能够参加到问诊中，患者一般都十分乐意帮助年轻的医生学习。作为临床学生，你是医疗团队中重要而且合法的成员，所以你无须因为自己只是学生而道歉或以其他方式贬低自己（"我只是一个学生，谢谢你让我和你说话"）。医学史上有很多学生对医疗做出贡献的故事，也有患者听从学生意见的故事。例如，当住院医师直接向患者提出建议时，患者可能会说："我得先问一下伯恩斯女士（学生）的意见。"为了尊重患者的自主权，你的主管医生应确保患者对接受学生的问诊或护理没有任何异议。[28]

当其他来访者也在诊室内时，请患者介绍他们以及他们与患者的关系。这可以让患者能够控制信息流。用上文的称呼问候每个人。询问患者在问诊期间访客或家人是否应该留在诊室内。你可以这样问："我要问你很多问题，其中一些是非常私人的问题。我们谈话的时候是让你哥哥在家属接待室里等，还是让他留在这里？"如果患者选择让陪同者留下来，你可能需要在你可以与患者独处的其他时间询问敏感问题。如果怀疑患者遭受了亲密伴侣的暴力，这一点尤其重要（见第五章）。

步骤 1 中的前三小步组合在一起就是简单的一段开场白："乔治·布朗先生，你好，我是拉里·伯恩斯。我是负责照顾你的医疗团队中的医学生（或护士、医师助理）。"

确保患者准备好并保护患者隐私

医生通常会认为患者随时都准备好与他们交谈了，但是，确定患者是否已准备好接受问诊仍然很重要，尤其是对病情严重的患者和在医院环境中。有时有必要推迟问诊。比如，需要等到患者吃完晚餐或其亲属离开后，或者等到最近化疗引起的呕吐减轻后。患者有严重疼痛、严重恶心，需要药物治疗，或者病床不清洁等情况下，都不适合问诊。

等到这些生理问题解决之后才适合问诊。同样重要的是要监测患者的情况，以解决非生理的、潜在的干扰问题。例如，一个患者可能在候诊室里丢了她的车钥匙，刚接到一个骚扰电话，或者担心保姆可能在她回家之前需要离开。对所有患者，医生都要监测其是否存在需要中断问诊的迫切需求。比如，上厕所、喝水。这些礼仪不仅可以直接帮助患者，还可以让患者更加认可你是一位有爱心的专业人士。一旦准备就绪，关上门，拉上病床周围的帘子，恭敬地请其他人员离开病房。这些动作都会帮助患者做好准备并保护患者的隐私。

消除沟通障碍

你可能需要在征求患者的同意后关闭嘈杂的空调或电视机，或者做出更需要洞察力的努力，例如意识到患者一只耳朵的听力好于另一只耳朵，或者患者需要能够直接看到医生的嘴以便读唇语。如果有问题，你可以直接问患者是否能听清。消除沟通障碍的策略在第七章中有提到。

当你坐着的时候，患者一般会感觉有更多的时间聆听，所以有条件的情况下尽量坐着。[29]和患者眼睛在同一水平并且垂直于椅子，可以获得最佳的沟通效果。[30]如果你们都坐着，使双方椅子的位置大约成 90°角是交流的最佳选择（见 DocCom 的模块 14[31]）。注意非语言交流是十分重要的，在第八章的"医患关系的非语言维度"部分有详细讨论。切记，问诊结束时把关掉的电视再打开。

诊室里的计算机可能是医生与患者关系的潜在障碍。[32,33]如果你打算在问诊期间使用计算机，请确保将其放置在让你们都能看到屏幕的位置。向患者解释你将做一些笔记或将信息输入计算机，并询问这是否可以。[34]间歇地在病历或笔记中输入信息，直到患者讲完为止。书写或输入信息时，要经常停顿，与患者进行眼神交流。我们建议你在开始时关注患者而不是计算机，因为以患者为中心的问诊只是将计算机用作沟通工具。[35,36]有关详细信息，请参阅第十章。

确保舒适、使患者放松

确定目前是否有什么干扰患者舒适感的东西。可以问："这把椅子舒服吗？"或者"光线干扰了你的眼睛吗？"或者"我可以帮你升起床头吗？"问诊时继续注意患者的舒适感。你的任务是尽可能让患者舒适。对这些潜在障碍的关注会使患者随后保持全神贯注，也表现出你对患者的关心。

在合适的情况下，在讨论与身体或心理相关的私密问题之前，进行一次小小的社交对话（"先闲聊，后正式聊"）可以帮助患者放松。[37]这个简短的对话应该以患者为重点，如"你的车停好了吧？这里到处都在施工。"对于住院患者，你可以询问他们收到的康复卡、花或食物。所有对患者合适的话题都可以简要讨论。这会让患者感觉跟你相处起来更舒服，展示你的人文关怀。

步骤2：引出主诉和确定议程（主要问题和其他现存问题）

在步骤2中，你将以患者为关注点设计问诊的议程。这促进了接下来以患者为中心的问诊（步骤3和步骤4），因为它能引导和赋予患者权力，并确保患者的担忧是被优先考虑和解决的。一些医生无意中就排除了议程的确定，说："感觉哪里不舒服？"或者"你感觉怎么样？"患者通常将这种话语解释为一个邀请暗示，于是开始讲述他们列表中第一个关注的事情，而不是生成一个关注列表。这往往会导致医生错过重要信息，无法满足患者的期望。[38-42] 确定议程会浪费一点点时间，但是会提高效率并且能够使患者掌控局面，[43] 说出更多的信息。然而，这并不一定容易，如果操作不当，可能会出现严重的问题。[14,15,44,45] 表 3-3 中的四个小步骤通常按照给出的顺序进行，只用 1~2 分钟。

表 3-3 第 2 步：引出主诉和制定议程（1~2 分钟）

1. 表明可用时间
2. 预告你将在问诊中做的事情
3. 列出患者想要讨论的所有问题。例如，具体的症状、担忧、需求、期望、理解
4. 总结和确定议程；如果议程条目太多，就细节进行协商

表明可用时间

设定时间限制对很多医生来说都很难，所以如果一开始对这些子步骤感到不舒服，不要觉得惊讶。一开始就表明可以用于问诊的时间，可以让患者了解问诊的时长，帮助患者衡量该说些什么和说多少，让患者先有个方向。[46] 一个常见的错误是使用"只"这个字眼，如果你说"我今天只有 20 分钟"，会产生负面的言外之意。不如说："我们今天大约有 20 分钟的时

间。"对于住院患者，探访通常不按计划进行，使用"很少""短""中"或"长"等短语可能更容易，例如："我想占用你几分钟的时间……"当然，在任何情况下，有时你都必须将访问时间延长到超出计划的时间，例如，患者的病情不乐观、你担心患者的身体或情绪安全等情况。

预告你将在问诊中做的事情

告诉患者你在问诊过程中需要做些什么，以确保患者得到适当的照顾。例如，对于一个新患者，你可能需要问许多常规问题或进行体检；对于一个回诊患者，你可能需要讨论最近的诊断检查结果。

列出患者想讨论的所有问题

最重要的是，你必须获得一份患者想要讨论的所有问题的清单，以确保在会面期间解决最重要的问题，尽量避免在谈话快结束时才提出最重要的问题。[42,46]这个子步骤通常与前两个子步骤组合在一个句子中，例如："很好，我们今天在一起大约有40分钟。我需要问你很多问题并做一个检查，但我们先列出你想讨论的所有事情。"注意使用"我们"和"一起"这种字眼，以便和患者建立一种伙伴关系。

你可能需要帮助患者列举所有的问题。和患者的议程包括但不限于症状、诉求（如安眠药处方）、期望（如开病假条）以及了解互动的目的（如做运动压力测试）。获得完整的问题清单可能需要一些坚持。[40,42,44,45,47]通常，患者会尝试提供第一个问题的详细信息。当这种情况发生时，你必须恭敬地打断患者并重新引导其制定议程列表。可以像学习任何其他沟通技巧一样学习打断的艺术。[48-51] ［参见 AccessMedicine 网站上标题为"如何打断"（How to Interrupt）的视频。］在数问题时可以用手指比画，这样有助于向患者表明我们正在制作一个列表，而不是列举每个症状或问题的细节。举个例子，举一根手指表示第一个问题，你要说："对不起，打断一下，这个问题很重要。我们一会儿就谈腿部的疼痛，但先让我了解其他需要讨论的问题。我想确定我们能够列出你所有的问题。"你可能需要多次这样做，例如："还有其他事情吗?"[52]"还有什么?"[47]"你希望我能提供什么帮助?" "今天的访问可能会有什么好的结果?"或"你还有其他担心吗?"[53]在门诊环境中，患者只有一个问题的情况是不常见的。[42,54]一项研究发现，每个糖尿病患者平均有三个问题要与医生分享。从他们的角度来看，提到的第三个问题是最重要的。重要的是，这些患者中有 70% 的人没能分享他们最关心的问题。[55]

只有当患者在制定议程时提出一个高度情绪化的问题时，你才应该推迟议程设置，并鼓励患者在这一点上进行进一步的讨论。例如，如果患者对家庭成员最近亡故或最近自己患了癌症的诊断极度焦虑。在大多数情况下，你可以设定议程，并暂时推迟处理情感问题。仔细的议程设置可以防止患者抱怨他们无法谈论所有问题，也可以防止医生抱怨患者在问诊结束时才说出他们最大的担忧。[46]

总结和确定议程

这一步可以让你把列表问题排序，如果它用的时间太长，你可以将权力交给患者，由患者决定哪个问题优先讨论。可以说："你提到了八个想要讨论的问题。我认为我们今天没有时间一起解决所有问题。你能告诉我哪个问题对你来说最麻烦吗？我们先一起讨论最重要的问题，然后我会很快回来和你讨论其他问题。"当然，如果其中一项与疾病有关（例如，便血、提示心脏病的胸骨下疼痛），即使患者没有选择，你也需要解决它。

请注意，在步骤 2 开始时提及可用的时间可以让你在不影响患者的情况下有所参考。你和患者是按照规定的时间进行谈话，而不是由患者确定花多少时间。

然而，通常不同的症状可能与一个共同的原因有关，这个原因有可能涵盖了患者的所有问题。在这种情况下，这些只是简单的总结。这也是确定哪个问题对患者最重要的一个好方法，例如，询问"你想从哪个问题开始？"能够确定患者的主要问题（"主要问题"优于"主诉"，因为"主诉"具有贬义。在听到"诉"这个词时，患者会说："我不是在诉苦，确实很痛！"）。

我们现在开始跟随乔安妮·琼斯女士进行初次问诊，为每一步提供一个连续的记录。出于篇幅限制方面的考虑，有些地方后来被省略了。

乔安妮·琼斯女士的问诊片段

步骤 1

医生：（敲门声）

患者：请进。

医生：（进入检查室）您是乔安妮·琼斯女士吗？欢迎来到诊所。我是迈克尔·怀特，是和布莱克医生共同负责你病情的医学生。（患者伸出手，医生和患者握手）【医生使用全名，问候患者，并确认自己的角色】

医生：我会得到很多关于你的信息，并将就我们的发现和你的后续护理与你保持密切联系。

患者：我不确定我要见谁。这是我第一次来这里。

医生：如果你没问题，我会关上这扇门，这样我们就能更好地听到彼此的声音，同时保护一些隐私。【医生现在确保为问诊做好准备并尽可能地保护隐私】

患者：好的。

医生：开始之前还有什么其他事情吗？

患者：他们还没把我的就医卡还给我。我不想把它弄丢了。

医生：我们今天完成后会还给你。他们一直都保管得很好。还有别的吗？

患者：没有了。

医生：（坐下）你方便坐在那把椅子上吗？它比检查台更舒适。【医生解决了这种沟通障碍，建立了平等的视线，确保舒适，并使患者放心】

患者：好的。谢谢。（她坐了下来）

医生：嗯，我很高兴看到你在下雪天还能来。上周我以为春天

58

来了。

患者： 我觉得还没来。我的孩子最近两天一直在家。我准备让他们回学校！我都把他们宠坏了。【患者将话题"孩子"和她对孩子回家的感受摆在台面上进行讨论】

医生： 由于下雪，人们来这里时遇到了各种麻烦。这真不好。

患者： 还真是这样！我甚至都不会滑雪！【准备做好了，接着是轻松的对话，患者在开玩笑】

步骤2

医生： （笑）我们今天有大约 40 分钟的时间，我有很多问题要问，我们还需要给你做一个身体检查。开始之前，我希望知道你今天想讨论的所有问题并列一个清单。这样我们才能确保所有问题都能讨论到。【医生告知患者他的计划，开始进行最困难的一步：列出患者的问题】

患者： 我最近头痛，大概从眼睛后面的部位开始，之后就会感觉胃里不舒服，甚至不能工作。我的老板对我很失望。他不认为我生病了，而且说会向上级反映。他不是我的老板，但是……【医生巧妙而恭敬地打断了她。她把"老板"放在台面上讨论】

医生： 这件事听起来很严重。但是，在我们谈论具体细节之前，先来看看有没有其他需要今天讨论的问题，这样我们才能讨论所有的问题。我们之后会回头说你的头痛和你老板的问题——这两件事情（伸出两个手指）。还有什么事情你希望今天解决的吗？

患者： 嗯，我想看看我的感冒，好像还没好。我已经咳嗽三周了。

医生： （现在竖起三根手指）好的，咳嗽。你还有其他问题吗？

患者：我还想知道我是不是要吃点治肠炎的药。我现在感觉还好，但是之前确实很难受。这个毛病从 2010 年就开始了，反反复复的。我曾经服用可的松和……（医生打断）【注意到医生现在已经打断了患者两次，以完成关注的问题。有礼貌地打断以及时完成问题列表是很必要的】

医生：（竖起五个手指）所以，我们还可以再列出两个问题，结肠炎和用药。我们之后会详谈，这些问题都很重要。为了确保我们能讨论到所有问题，你还有其他的问题吗？

患者：没了，头痛是最主要的。

医生：所以我们要解决头痛和头痛带来的工作上的问题，还有咳嗽和结肠炎的用药，对吗？【这个时候，如果医生认为患者列举的问题太多，就可以和患者开始协商这次问诊具体要谈论哪些问题了】

患者：是的。

医生：我不知道我理解得对不对，头痛是最需要解决的问题？【琼斯女士的头痛问题是最干扰她生活的事情，我们将其定义为最重要的问题】

患者：是的。

步骤 3：开始询问现病史

为问诊做好了准备（步骤 1），并列出了需要讨论的问题（步骤 2），现在我们开始应用第二章学到的以患者为中心的技巧询问患者的现病史。就像在第一章中提到的，现病史是问诊最重要的组成部分，因为现病史反映了患者目前面临的心理和生理问题。现病史放在问诊最开始（以患者为中心的部分）并且一直延续到问诊中间部分（以医生为中心的部分），在问诊中间部分会用以医生为中心的问诊技巧谈论更多的细节。

表3-4对步骤3进行了总结，包括问一个开放性问题（或者做一个开放性要求）并要求患者开口说话。这个步骤建立了患者轻松的谈话流程，传达出医生正在专心倾听这个信息，并让医生感受到"患者是什么样的"。通常，步骤3的持续时间为30~60秒。医生认真地聆听时会利用如下的几小步。

表3-4　步骤3：开始询问现病史（30~60秒）

1. 用开放式问题开头以开放性的问题或陈述开始
2. 用非聚焦性开放式技巧（认真聆听）：沉默、中性话语、非言语鼓励
3. 从非语言渠道获得额外信息：非语言暗示、肢体语言、不自主变化、衣着、环境、自身

刚开始学习问诊时，一些学生会对接下来应该说什么感到紧张不安，以至于他们没有听到患者在说什么！步骤3让你有机会做深呼吸，放松和倾听患者的声音。它从一个开放式的请求或问题开始，例如，"所以头痛是一个大问题，能详细描述一下吗？"避免说"描述一下你的头痛"，因为你不想听一些关于症状的事，而是想鼓励患者进行一段叙事描述。有时，特别是遇到沉默寡言或语无伦次的患者时，要明确你的要求："告诉我所有关于头痛的事情，从开头讲起。"有时没必要一

开始就问开放式的问题。列完议程清单后，尤其是只有一个或几个相关事项时，许多患者会不由自主地继续说。

用非聚焦性开放式技巧（认真聆听）

在开放式提问之后，给患者 30 ~ 60 秒的时间自由表达，从中大概了解患者的主要问题。用第二章中提到的非聚焦性开放式提问鼓励患者自由描述。沉默、非语言手势（如眼神交流、身体前倾、手势），以及中性话语（"啊""嗯""继续"）能够鼓励患者继续说。认真听患者描述，以了解患者的故事。使用这些非聚焦性开放式提问能够鼓励患者将信息摆在台面上。通常，这些是有关患者的症状故事及其个人和情感背景的详细信息。

一些医生不愿意在问诊开始时使用非聚焦技巧，因为他们担心患者会不停地说话，然后什么也没问出。但研究表明，当患者有足够的时间来完成他们的初步声明时，在近 80% 的情况下，这段时间只会持续 2 分钟或更少；在少数超过 2 分钟的情况下，医生也认为患者在输出重要的信息。[56]

在少数情况下，患者的表达并不流利。这时候，如果患者已经停顿了超过 4 秒钟，你可以使用聚焦性的开放式提问技巧（呼应，请求，总结）来帮助患者继续说下去。如果聚焦性的开放式提问技巧不起作用，你也可以使用封闭性的问题来引导患者继续谈话。对于非常害羞的患者，尤其是青少年，这可能是必要的。

从非语言渠道获取额外信息

在步骤 3 中，尽管你在语言上是安静的，但是你必须使大脑活跃起来，及时地注意到并思考患者摆在台面上的某个信息意味着什么。注意患者的非语言暗示，这在第七章中会有提到。比如，失落的面部神情、双臂交叉抱在胸前、脚趾焦虑不安地点来点去，这些表情和动作可能暗示患者的心理状况或与医生相处的方式。也要注意观察下面几个方面的暗示，这将会给出更多与患者相关的信息[57,58]：①身体特征：总体的健康状况，皮肤和头发颜色，气味，畸形，体质（如消瘦、头发凌乱、尿毒性呼气、黄疸、截肢、脊柱后侧凸）；②不自主变化：心率，皮肤颜色，瞳孔大小，皮肤水分，皮肤温度（如在颈部观察到颈动脉快速搏动，握手显示出手掌湿冷，瞳孔收缩，但放松时瞳孔扩张，谈话开始时出汗）；③穿着和配饰：衣服，首饰，眼镜，化妆（如昂贵的珠宝和服饰、厚厚的眼镜、不化妆或妆化得不好等）；④环境：住院患者的床位环境，如就医卡、鲜花、照片（如几幅孙辈的画、配偶的照片或没有配偶的照片）；⑤自我状态：注意自己的情绪和对患者的回应是一个重要的临床技巧[4,21,59]这一部分在第九章中有详细讲述（同见 DocCom 的模块 2）。

继续琼斯女士的问诊片段

患者：是的。

医生：能具体谈一谈你的头痛吗？【以一个开放式问题开始引

导患者叙述最重要的问题】

患者：我觉得现在头痛好像不太严重。

医生：（身体稍向前倾）嗯。

患者：上一周我预约的时候情况不是特别好。

医生：哦。

患者：那个时候我老板很针对我。他对我有点失望，他说我打乱了整个办公室的节奏，拖慢了步伐。甚至有时候还需要别人来替我的班。我是首席律师。

医生：我懂了。

患者：就是这儿疼（患者指向自己的右侧太阳穴），一跳一跳地疼痛。然后就感觉胃里不舒服，感觉很不好。我只想回家睡觉。【以一个好的开放式问题开头，加上几个非聚焦性开放式问题，使患者在没有聚焦性问题的引导下陈述了自己的症状特征和个人信息】

步骤4：继续以患者为中心的现病史陈述

医学生经常想知道步骤3应该持续多久，也就是使用专注沉默、中性话语和非言语鼓励等非聚焦性开放式提问技巧的时间应该持续多久。如上所述，大多数患者会在大约90秒后自发地停止说话；如果3~4秒的沉默不能鼓励患者继续，则需要额外的技巧。作为一般规则，只要你在听为患者服务所需的信息，你就可以继续使用步骤3的技巧。如果患者开始重复已经陈述的信息，或者患者开始偏离正题，不能很快地回到其症状故事、个人背景和情感背景的讲述上，就可以进入步骤4

了。(有些患者说话爱绕弯子，"绕了很远"才切入正题。有些患者说话容易离题，永远回不到正题上。在精神科轮转期间，你会了解到说话离题可能是精神分裂症、双相情感障碍或某些器质性脑部疾病的提示。)

总之，从步骤 3 过渡到步骤 4 的标志就是你开始问下一个问题（中性话语除外）。步骤 4 总结在表 3 - 5 中，通常持续3~10分钟，具体取决于临床环境和患者提供的信息。

表 3 - 5　步骤 4：继续以患者为中心的现病史陈述 (3~10 分钟)

1. 引出症状史：引导患者进一步讲述身体和其他方面的症状
2. 引出个人背景：获得症状的个人背景
3. 引出情感背景：获得症状的情感背景
4. 回应患者的情绪和情感：使用共情的技巧
5. 扩展病史：按顺序使用聚焦性开放式技巧 → 情感寻求技巧 → 将故事扩展到新章节的共情

除了专心听患者的讲述外，可以应用聚焦性技巧帮助患者讲述他独特的现病史故事。在这一步，你将从台面上捡起东西，以便更多地了解它们。首先，引导患者详细描述症状（通常包括躯体症状，但偶尔也包括认知和情感上的症状）；其次，讲述症状的个人背景；最后，讲述情感背景，即患者对症状的情绪反应。这些步骤反映了患者通常向医生反映其状况的方法。

应用第二章中列举的聚焦性开放式提问、情感寻求技巧和共情来明确现病史的主题。有时候，需要用到封闭式提问进行确认。相比于步骤 3，在步骤 4 中你一般需要更活跃，说更多话；经常需要坐在椅子边缘完成你跟患者间的问答环节，以帮助患者建立病史。[60]开始的时候，你可能觉得这是整个问诊中最困难的一步。为了帮助理解，我们把步骤 4 分解成 5 小步来讲解，现在按照一般的顺序来展示。这 5 小步能够建立整体的故事主题：症状、个人背景和情感背景等。

获得症状的进一步描述

在医疗环境中，患者的症状通常与他们的个人背景和情感背景混合在一起。因为大多数患者都希望在医疗环境中进行治疗，所以我们建议在学习这些技巧时，首先注意身体（或其他）症状。之后，你可以试验不同的顺序。使用聚焦性的开放式提问（呼应、开放式的要求、总结）帮助患者用他自己的话描述症状。这通常有助于揭开症状出现的个人背景。让我们继续进行琼斯女士的问诊。

继续琼斯女士的问诊片段

患者：我只想回家睡觉。【沉默 4 秒】

医生：多说点和头痛有关的事。【由于沉默这种非聚焦的技巧无效，医学生尝试提出一个开放式请求。这是一种聚焦性开放式提问，以了解更多关于头痛的信息】

患者：之前一点事都没有，突然就疼了。【讲述症状出现的个人背景和持续时间】

医生：头痛多久了？【通过适当的封闭式提问进行确认】

患者： 只有 4 个月。大概 4 个月前开始头痛的。

医生： 能说得具体一点儿吗？【继续关注头痛这个问题】

患者： 就是一抽一抽地疼，像是每次见到老板都会疼。有时候，我会感觉很恶心，没法专心工作。【我们了解了更多关于症状的描述，同时可能他的老板是诱因之一】

医生： 恶心？【回应一个想有更多了解的词】

患者： 像要吐出来了，但是从来没吐出来过。

医生： 关于你的头痛和恶心，你还有想描述的吗？【继续试图引导患者讲述更多关于症状的细节】

患者： 我能想到的就这些。【患者的反应表明开放式提问已经不能获得更多信息了。有些患者在描述症状时会开始重复之前的话。出现这两种表现中的任何一种，都表示是时候开始询问个人背景了。我们得到了关于症状很好的描述，知道了症状的开始时间、相关症状，并知道了老板会诱发这个症状的产生。在不到 1 分钟的时间里，医生通过鼓励患者进行自我陈述了解了患者的个人背景】

注意，在步骤 4 中，医生用聚焦性开放式提问了解了患者对症状的描述和症状持续的时间，并得到了一些重要的描述（搏动性头痛和恶心，但无呕吐），继续下去，直到患者无更多细节要讲述。医生需要更多的潜在诊断性数据，以排除类似疾病（如任何头部损伤、发烧、视力变化等）。但这些细节并没有摆在台面上，在这里提出这些具体问题可能无法问出患者的个人和情感背景，但这些数据对于诊断和患者的满意度是非常重要的。这时，要避免使用以医生为中心的技巧（"你的头受过伤吗？""头痛如何影响你的视力？"或通过封闭性问题获得其他诊断数据），而是要逐步探索出患者故事的个人背景和情感背景。这些是患者已经摆在台面上的话题。医生很快就会在问诊中段通过封闭式提问，了解这些信息。

虽然刚开始时医学生可能没有意识到这一点，但琼斯女士给出的身体症状数据提示这很可能是偏头痛。也就是说，症状是搏动性、单侧、周期性的头痛，并伴有恶心。只要有机会，患者基本上都能够提供有关其症状的、具有高度诊断性的信息。事实上，正是问诊开始阶段的这种诊断性产出使得威廉姆·奥斯勒先生说："耐心倾听，他正在告诉你诊断信息。"[61]我们也知道，有时候，疾病就在这个时候，而不是在之后的以医生为中心的问诊中被诊断出来。[62]另一方面，即使数据没有诊断性，你也会得到一个对疾病很好的概述，当你过渡到问诊的中间部分后就不必再重复这些信息了。

如果患者有心理问题（没有身体症状），心理症状和身体症状的处理方式是一样的。例如，如果琼斯女士说她有焦虑或忧郁的症状，而不是头痛症状，医生也应该采用开放式提问引出对这些心理症状的描述。（有关心理健康的问诊示例，请参见AccessMedicine 网站上的视频。网址：www. accessmedicine. com/SmithsPCI。）

询问症状的心理和社会背景（个人背景）

你的下一个任务是在更广泛的心理和个人背景中了解患者

和患者的病情。这些信息较少与症状有关，可能对诊断疾病没有价值，但对于理解患者的病情很重要。总的来说，问诊时间越长，与诊断相关的个人症状越少，越能反映患者的日常生活。然而，关于实际疾病的重要诊断数据仍然会出现。例如，与压力有关的疾病、职业病或药物/酒精问题。这些数据将直接影响治疗和预防建议。继续使用聚焦性的开放式提问，引导患者进行对重要问题的个人陈述，以了解他的个人背景。我们给出的例子是琼斯女士紧张的工作情况。

继续琼斯女士的问诊片段

医生：你提到过你的老板。【邀请患者谈论她的老板如何与头痛有关】

患者：嗯，他不在的时候我一点也不会头痛。他离开了 2 个星期，我什么事也没有。但他经常在办公室，虽然我不必一直在他身边。【琼斯女士的头痛和她老板的关系越来越清楚了，我们获得了一些治疗上的考虑，例如，避开她的老板。这种信息往往不会出现在以医生为中心的问诊中】

医生：不在他身边？【回应，聚焦性的开放式提问，将重点放在老板与症状的关系上】

患者：我每天有相当一部分时间都在路上，这时候不会头痛，除非他给我打电话。

医生：多告诉我一些关于他的情况。【鼓励患者讨论重要的个

69

人问题，而不是把注意力放在头痛或恶心等身体症状上，因为现有迹象表明患者不会在进入以医生为中心的问诊之前描述更多的症状信息。医生也可以专注于工作本身并获得更多的个人数据，不再提开放式的问题。医生要呼应患者（"他给你打电话？"）或总结个人方面的问题。任何聚焦性技巧都可以使用，它们都达到了相同的目的】

患者： 嗯，他已经在那里工作很久了。他除了现在还保留着负责人的头衔，我已经在任何方面都取代了他。他对大家大吼大叫。没有人喜欢他，他做得也不多。这就是为什么他们让我去董事会，去解决一些问题。自从我得到这份工作后，这些头痛就开始了，就在这里。我眼睛后面会跳动……【注意到早期数据的佐证：这份工作与头痛有关，但琼斯女士现在正在提供更多关于她情况的个人信息，这有助于医生更好地了解这一联系。也要注意，她在描述她的症状时有所重复，再次表明，以患者为中心询问有关的症状不太可能得到其他有效数据了】

医生： 等一下，我跟不上你了。你说他是负责人，但你是首席律师？【医生恭敬地打断，然后总结了个人问题，重新将重点放在了工作上，因为患者离题了，又开始重新描述之前讨论过的症状。同时，医生知道他将在几分钟后，即在问诊的中间部分处理症状细节】

患者： 是的，他们正在逐步取代他，但他还没离职。谁知道他多久后才离职呢？我希望我能坚持下去。【她进一步将故事扩展到和症状不那么直接相关的个人问题上，让医生开始了解她的工作和头痛是如何相互影响的】

医生：希望你能坚持下去吗？【回应能将话题维持在个人或心理问题上。注意如何集中使用聚焦性的开放式提问，使患者集中关注自己的前一句话，或者打断患者然后把注意力放在前面提到的话上。但这些技巧从不向谈话中引入新的数据。医生从患者那里获得一连串相关信息，把患者的注意力放在医生直觉认为有最重要信息的地方，通常是情感方面的信息】

患者：我不知道我还能忍多久。他们说他不会有任何问题，他会提供帮助。实际上，最开始的时候，我挺喜欢他的，但是后来就……

医生：他们说？他们是谁？【医生打断患者并让患者把注意力集中在之前提到的事情上，通过回应患者进行引导；如果医生想让患者继续说下去，用非聚焦性或者开放式的问题就足够了，比如直接说："继续。"】

患者：董事会，是他们在管理公司。公司不大，但是对于我这种人来说，是个获得企业经验的好机会。【这是一个新的、与她的头痛没有直接关系的数据，但可以更深入地了解其背景】

医生：听起来像是董事会告诉了你一件事。你一开始喜欢他，但后来他变了，你就出现了问题？【医生对患者讲述的

个人背景做了总结。这里由于篇幅原因省略了一部分，但是一般医生会通过更多的聚集性开放式问题得到更多的信息】

尽管20%~75%的症状并不会引向疾病根源，[63]但患者一般会对其症状有一些个人的考虑。在一项研究[64]中，67%的患者为严重的疾病感到担心，72%的患者期望得到药物治疗，67%的患者希望做体检，53%的患者希望得到指导，62%的患者表示疾病对其日常活动有干扰，47%的患者（如琼斯女士）谈到了压力问题，大约20%的人意识到自己有抑郁和焦虑症，只有1%的人认为他们的问题本质上是精神疾病。在这项研究中，医生检测到的症状比患者描述的要轻很多。而且，不足为奇的是，问题未解决是大多数患者不满意的原因。其他患者可能还有对医疗系统的不信任[65]、悲伤和其他失落的情绪，有对于独立（年轻人）或依赖（年长或病重的人）的恐慌，有关于退休、家庭或工作的问题，还有行政问题（需要填写保险单）等。正是这些个人问题才让你更需要了解患者症状的个人背景。一般来说，无论症状是生理的还是心理的，当你调查患者病情更广泛的个人背景时，你就可以很容易地建立起个人的关注点。

为了保持个人的注意力，要避免引导患者回到先前讨论过的症状问题上。在几分钟后进入以医生为中心的问诊阶段时，你会把注意力集中在这些关注点上。在问诊的这一阶段，你想扩大你对患者作为一个人的理解。

患者偶尔会在没有太多激励的情况下分享他们的故事。然而，他们通常会提供一小部分个人信息，一次只提供一点点，就好像在试探，看看你是否有兴趣、是否舒服，以及是否愿意跟随他们进入一个非常私人的故事。因为这种故事是一步一步展开的，你必须反复地使用开放式提问来引导患者讲述，从而逐步形成一个完整的叙事线索。

一开始，直接引导患者讲述你和患者都最感兴趣的个人资料。一旦确定了患者故事的叙述脉络和明显的意义，就一直沿着这条线讲。如果患者脱离了这个主题，恭敬地打断，并用聚焦性的开放式提问将患者拉回到主题上。这样的重新聚焦很有必要，因为患者经常会返回去讲症状（或其他诊断、治疗数据）。

几分钟后，你就会对更广泛的个人背景有一个很好的了解，并通过了解对患者生活至关重要的信息进一步加强医患关系。如果患者在开始阶段就把情绪摆在台面上，请稍后再讨论。

正是在这里，症状和个人因素开始发生最初融合，这是患者心灵和身体连接的第一个点。当你处理情感和情绪时，它们会进一步融合。

在一些不常见的情况下，在回应你以患者为中心的问题时，患者可能只会主动讲述生理症状。在这种情况下，我们建议你使用第二章中描述的间接情感寻求技巧来激励患者说出个人数据（影响、想法、自我表露和触发事件）。例如，对于一个不提供身体症状的个人背景的患者，你可能会问："那对你的生活有什么影响?"或者"那对你的配偶有什么影响?"或者"你认为是什么导致了这个问题?"或者"我见过很多患者有这些症状，很多人都担心。"或者"是什么让你决定现在来看病呢?"详见第七章中"坚忍/情感淡漠的患者"这一小节。

建立一个情感焦点（情感背景）

正如你试图了解症状的个人背景一样，你现在试图了解与个人和症状信息相关的情感背景。这进一步深化了故事，使症状、个人和情感三者之间的相互作用更加明显。当你把患者对疾病的情绪反应考虑在内后，身心的连接以及疾病的生物 – 心理 – 社会描述就变得清晰起来了。在建立情感焦点时，要经常观察患者是否愿意参与，观察患者对目前的过程做出的反应以及对情感问题的任何不良反应，如在医生询问情感问题后试图改变话题。随着你在问诊中不断积累经验，你会注意到许多患者会把他们故事的个人和情感背景作为描述症状的自然过程。这将提醒你：促使一个人寻求医疗服务并成为患者的通常不仅仅只有症状，还有症状与人生活中的个人背景和情感背景之间的相互作用。患者常常因为担心而寻求医疗服务。如果患者不主动提及情感背景，你就需要建立一个情感焦点。

要建立情感焦点，你就需要改变询问的方式。用直接和间接的情感寻求技巧来暂时取代聚焦性的开放式提问。开始探索情感领域时可以直接询问患者对目前所描述的个人情况的感受

（"这对你来说怎么样？""这让你在情感上有什么感受"）。[66]如果患者感到不舒服或沉默寡言，你可能需要做出一些努力才能让其表达情感。通过间接的方式询问影响、想法和触发事件，以及借助直觉猜测患者的感受也是很有必要的。当直接询问没办法问出情感内容时，这些方法就派上了用场（见第二章）。

一旦你确定了一种情绪，请使用开放式提问让患者讲清楚，以更好地理解这种情绪及其产生的原因，这样你就可以用共情来做出回应。

如前所述，当患者已经表达了情感时，就不需要情感寻求技巧了，因为有些人会在开放式询问后自发地进行情感的叙述。

继续琼斯女士的问诊片段

医生：听上去好像董事会告诉了你一件事，你最开始喜欢他，但是后来他变了，然后你就留下了头疼的毛病？

患者：是的，听上去很糟糕，是吧？

医生：你对这件事情感觉如何呢？【直接的情感寻求】

患者：我不知道。头痛才是困扰我的问题。

医生：但是，你自己感觉怎么样呢？你自己心里怎么感觉的呢？【患者一开始没给出任何有用信息，医生再次直接询问。鼓励患者表达自己的感情是可以的，只要患者不反对或试图更改话题】

患者：啊，其实没什么让我很烦心的事。我们从小就被教导要学会忍让。

医生：要是我的话，我觉得我会很沮丧。【医生改变了策略，开始凭直觉猜测患者的感受】

患者：好吧，既然你提到了这个，其实我也有点儿沮丧。

医生：什么感觉呢？【患者承认了情感上的失落，但是医生进一步去问具体的情感，回到了直接的情感寻求】

患者：我特别想往他身上扔东西，他让我很抓狂！我没做什么对他不好的事。我工作很努力，我去公司之后事情也更顺利了。是我开始抓狂的时候才开始头疼的，恶心更严重，有时候我眼睛里会有斑点……【与头痛更直接的联系，现在头痛不仅与她的工作情况有关，而且更具体地说是与生气有关了。注意鼓励表达情感的作用：她开始表述情感了】

医生：所以，他针对你的时候你就会很抓狂？【穿插使用开放式提问是恰当的，因为医生是为了继续谈论这个关注点而做的总结】

用共情处理情绪和情感

当患者说出了自己的感觉或者表达了某种情感后，无论你是用开放式询问还是用情感寻求技巧让她开口的，只要你用开放式询问确认了患者这些感觉或情感的原因，你都应该使用第二章提到的共情：N-U-R-S 法，即命名、理解、尊重和支持。

要处理一种情绪或感觉，要向患者说出这种情绪的名字，表示你已经认识到它，理解了它，你尊重患者的境遇，你能以任何可能的方式提供帮助。这些技能通常在问诊过程中多次使用。你可能需要相当长的时间来处理强烈的情绪反应。只使用这些技巧一次往往是不够的。

你可以按照给定的顺序一起使用这四种技巧。我们推荐在第一次学习时这样使用。然而，一旦学会了，你一次只应该使用一两种技巧，因为四种技巧的重复使用可能会使患者感到古怪或被操控。

只有当你充分理解了患者的感受和情绪时，才能使用共情。例如，当一个患者对失去配偶表示悲伤时，立即说出你理解并知道情况有多困难是不恰当的。你必须首先以开放式的方式聆听足够多的故事，才能合理地做出这些感同身受的陈述。在患者描述感觉之前你就说"理解了"，会让人觉得你只是盲目地照搬沟通脚本，而不是真正做到了理解。患者可能会回答："你怎么能理解我正在经历的事情！"允许并鼓励患者更深入地描述这种感觉，那么你所说的"理解这种感觉"就会是真实的。诸如"明白""领会"和"想象"之类的词也可以用来表达理解，例如，"我明白你为什么会难过。""听了你的话，我能理解你为什么难过。""我能想象这让你有多难过。"

另一方面，对于沉默寡言的患者，你可能不得不在没有足够的情感信息出现时就使用共情。例如，对于一个失去了工作、但只承认"有些沮丧"的沉默寡言的患者，你仍然可以有效地利用 N-U-R-S 法。

一些学生不愿意使用情感寻求技巧和共情，通常是因为不熟悉。他们担心这些技巧会显得勉强和虚假。回想一下它们的科学原理可能会有帮助（参见附录 B）。第一次使用它可能确实会感觉有些尴尬和做作。但是，随着有意识地克服、信心的增加，观察到对患者的好处后，大多数医生会转变看法[66]，然后承认他们觉得越来越得心应手，他们的反应变得很真实，患者也积极地回应这种情感连接，有时甚至会说："你知道吗，我已经感觉好多了。"

继续琼斯女士的问诊片段

医生：所以他找你的时候你就会很抓狂？

患者：是，他真的是让我抓狂。让我感觉很愤怒，甚至有时候会叫出来。(攥着拳头使劲捶了一下桌子)

医生：你很愤怒。你有理由愤怒。你在那里帮了那么多忙，而你所得到的只是他带给你的悲伤。我很高兴你能谈论这件事。也许我们可以稍后再谈谈如何处理这个问题。【医生用患者表达愤怒的那个词来给这种情绪命名，简短地表达了对她的理解，并花更多的时间来表达对她的尊敬：承认她经历了很多，她在工作中很成功，并称赞她勇于谈论她的情绪。最后，医生通过表示要与她一起控制她的愤怒情绪来支持她】

患者：这可能会有用。刚才说到的这件事让我心烦，让我头

痛。【进一步说明头痛和情绪烦躁之间的关系，现在问诊过程中的头痛是愤怒导致的】

医生：我能想象得到。你已经忍受了很多。【没有必要再次将情绪命名为"抓狂"或"愤怒"，因为这是显而易见的，但医生再次表示理解和尊重】

患者：我想更让我生气的是那该死的董事会。他们没有告诉我任何事情，只说一切都会好的。谁需要这样的话？【在谈论她的情绪时，患者呈现了新的个人数据和相关的情感材料，也就是说，故事随着叙述线索的进一步发展而加深】

医生：这种情况很艰难。【医生再次表示尊重，只使用了四种共情技巧中的一种】

步骤 4 的前四个子步骤得到了丰富的症状描述、个人背景和情感背景，组成了患者故事的"第一章"。后续章节是通过扩展故事来展开的，如图 3-1 所示，并在下面的子步骤 5 中进行了描述。接下来，你会了解到，患者故事的后续章节通常不会再谈论身体症状，而只关注故事中个人背景和情感背景的发展，即叙述主线。

把故事扩展到新的章节

让我们回顾一下目前在步骤 4 中讲到的技巧：首先是聚焦性的开放式提问，其次是情感寻求技巧，然后是共情。这通常只是开始，仍然不是完整的故事。要推动故事的发展还需要重复、循环使用这一系列以患者为中心的问诊技巧。每次循环都会产生一个更深层次的故事，进入另一个章节。个人信息及其相关的情感同步发展，两者同等重要。这种叙事主线的深化是因为共情技巧能够刺激患者表达新的个人信息，这为你提供了一个了解他们并进一步发展故事的机会。然后，你可以返回到情感寻求技巧和共情来开发新的情感维度，直到你对故事的深度感到满意为止。患者心理陈述的自我强化作用和情绪是获得完整的个人情感故事的关键。这并不意味着你应该只关注个人或情感方面。在叙事主题逐步展开的过程中，两者是同时发展起来的。通常不推荐重新把注意力放在症状上，而是应该放在个人、情感领域，这有助于你更好地发展叙述线索。

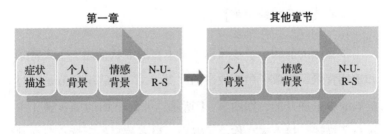

图 3-1　患者的故事

当你不断地把注意力集中在开放式的情感寻求技巧和共情上时，故事就会自然发展。当患者对情感表达感到舒适时，就不需要那么多的情感寻求技巧了。共情和聚焦的开放式提问可以交替使用，能使患者逐步深入到其故事中。

你会发现，在发展故事的过程中，你会对它的含义有想法（假设）。自相矛盾的是，在问诊的中间部分（以医生为中心的问诊），你不应该直接询问你的假设，而是要等到患者首先提到你的假设。在这部分问诊中，只有摆在台面上供患者讨论的内容才能被评论。这是从非指导性心理治疗中得出的原则，其中事件或经历对患者的意义随着时间的推移变得明显，而无须医生的解释。[67]例如，如果你认为，一个患者不喜欢一个看起来像他妻子的女人意味着患者不喜欢他的妻子，你不应该直接问"你不喜欢你的妻子吗？"，因为它会在谈话中插入新的信息（讨厌妻子）。你应该让患者继续谈论这个话题，例如，"讲一讲你的妻子吧。"假设检验的过程类似于跳舞或玩爵士乐。[10]当患者引领舞蹈或音乐表演时，一旦患者表演到了一个特定的地方，医生就可以把注意力集中在这个地方。

继续琼斯女士的问诊片段

医生：这是一个艰难的局面。

患者：你知道，董事会的领导甚至告诉我，我的老板是一个很好的人，他期待着我的到来，这样他就可以退休了！

医生：董事会的领导？【医生现在从共情转向聚焦性的开放式提问，用回应来获得这个情况的新信息。这将开启一个新的开放式提问、情感寻求技巧和共情的周期】

患者：是她把我招到这儿来的。我本来可以去别的地方的，来这里是因为她让我相信这对我来说是一个很好的机会。

医生：听起来你没有完全了解这个地方。【聚焦性的开放式问

题，医生仍在努力得到更多新信息】

患者：是的，这不太公平。

医生：那对你来说怎么样？【现在通过直接的询问回到情感问题上】

患者：我听起来有点傻，我觉得有点不好意思，但大多时候只是抓狂。

医生：我能理解，但我不明白为什么你会觉得不好意思。你做了你能做的一切。【回到理解和尊重的共情。注意，开放式提问和关系建立技巧相互交织可以产生情绪性和非情绪性数据。还要注意，你也可以表示尚未理解，并要求澄清】

患者：是的，但我还是觉得有点傻。

医生：傻？【回应。一个显而易见的故事已经呈现出来，但医生仍然在进一步探索情感之外的东西】

患者：我妈是这么说我的，说我既聪明又傻。你知道我的意思吧？

医生：读书时很聪明，但是和人交往的时候不太会说话？【既是一个总结又是一个猜测】

患者：是，也许她说得对。

医生：你妈妈这么说的时候，你感觉如何呢？【通过直接的情感询问返回到情感话题】

患者：我感到很生气！看起来像一种模式，对吧？当我还是个孩子的时候，她也会让我头疼。我忘了。【关于头痛和

愤怒关联的其他支持性数据】

医生：这也让你生气了。我印象深刻的是你谈论它们的方式，还把它们放在一起来说。【医生命名情感，并表示尊重。如果剩下的时间允许，医生可以进一步解决另一个明显的线索，即患者的母亲，可能会提出一个开放式的问题，例如"告诉我更多关于你母亲的事情。"注意到这个小插曲，另一个周期的聚焦性开放式提问、情感寻求技巧和共情已经被用来进一步挖掘故事了】

患者：嗯，我很感激你这么说。事实上，我们的谈话感觉很好。【对这种互动的积极反应和良好的医患关系的暗示】

医生：多说一点。【一个开放式的请求】

患者：嗯，我刚才没怎么说。我丈夫不想谈这件事。

医生：他不想谈这件事吗？【回应】

患者：不，我认为他觉得不好，因为他觉得这是最适合我的地方。

医生：我很高兴我能帮上忙。你真的很开放。【表示支持和尊重。已经引入了一个明显的新领域，即患者的丈夫。如果时间允许，可以进一步讨论。患者也积极地提及他们目前的互动。像医生那样简单地承认它，这是恰当的】

患者：谢谢。我的头痛现在好多了。它确实有帮助。

琼斯女士故事的前三章如图 3-2 所示。

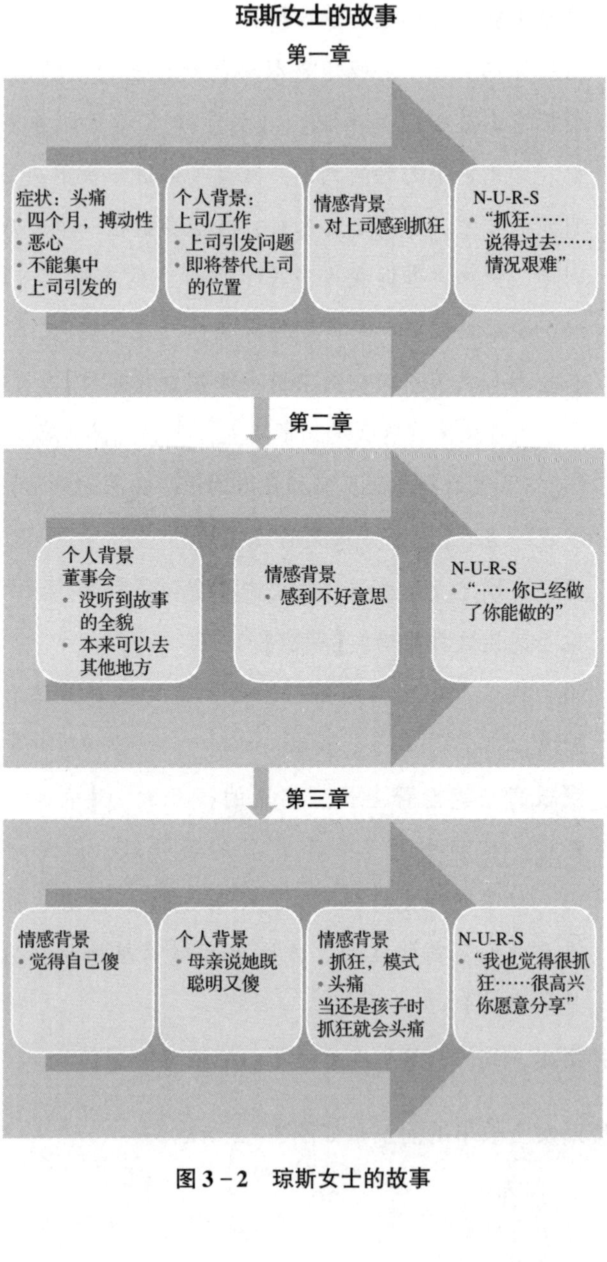

琼斯女士的故事

第一章

症状：头痛
• 四个月，搏动性
• 恶心
• 不能集中
• 上司引发的

个人背景：
上司/工作
• 上司引发问题
• 即将替代上司的位置

情感背景
• 对上司感到抓狂

N-U-R-S
"抓狂……
说得过去……
情况艰难"

第二章

个人背景
董事会
• 没听到故事的全貌
• 本来可以去其他地方

情感背景
• 感到不好意思

N-U-R-S
• "……你已经做了你能做的"

第三章

情感背景
• 觉得自己傻

个人背景
• 母亲说她既聪明又傻

情感背景
• 抓狂，模式
• 头痛
当还是孩子时抓狂就会头痛

N-U-R-S
• "我也觉得很抓狂……很高兴你愿意分享"

图 3-2　琼斯女士的故事

考虑到医患关系的重要性，重要的是询问患者在互动中感觉怎么样。如果患者不主动提的话，你也可以直接询问。例如，"那么我们到目前为止进行得怎么样呢？"如果你一直以患者为中心，通常会有积极的响应。你也只需要简单地承认。例如，"好了，一切都很顺利，我只是想确认一下。"当患者像琼斯女士一样主动提到医患关系时，你可以简单地承认它。当然，如果患者提到医患关系的问题，比如感觉有些疲惫，那就先解决疲惫的问题。

如果存在一个紧急的个人问题，在 5 ~ 15 分钟内很容易确定，患者可能需要额外的时间，甚至需要立即采取行动。例如，如果你发现患者是亲密伴侣暴力的受害者，你可能需要花更多时间来确保她的即时安全。在没有紧急问题的情况下，当你对患者故事中最突出、最直接的方面有所了解后，就可以准备过渡到问诊的中间部分。当然，琼斯女士的故事还有很多，但是，由于时间的限制而且并没有紧急的事情，其他信息可以再抽时间问。你现在应该有一个很好地理解了，最重要的是，患者会感到被理解，这是良好关系的本质。[68]

我们还没有问及琼斯女士的肠炎和最近的咳嗽。除非问题紧急或与主要问题相关，否则通常在问诊最后才会问，在其他现存问题（OAP）或既往史（PMH）部分会问到。大多数情况下，在步骤 4 中只探讨你和患者协商的主要问题。

步骤 5：过渡到问诊的中间阶段

当意识到你将很快进入一个更受医生控制的问诊环节时，

你应该准备好做积极的、支持性的笔记。你可以将共情应用于总结中（表 3-6 中的第 1 小步）和检查信息的准确性（第 2 小步）。即使在最绝望的情况下，你也可以找到患者的情况中积极和支持性的那一部分，并提供一些设想，即使只有你的个人支持。[69]

步骤 5 总结在表 3-6 中，用时一般在 30~60 秒。总结患者问诊的内容。更重要的是，以患者为中心的问诊风格将会改变（第 3 小步）。否则，患者可能会感到困惑或吃惊，因为以医生为中心的问诊风格使医生能够更好地控制交互过程。

表 3-6　步骤 5：过渡到问诊的中间部分（30~60 秒）

---

1. 简要总结
2. 核查准确性
3. 如果患者已经准备好了，向其指出询问的内容和方式都会发生改变
　继续问诊的中间部分

继续琼斯女士的问诊片段

患者：谢谢。我的头痛现在好多了。它确实有帮助。

医生：所以你的新工作并不像之前推荐人告诉你的一样，你对某几个同事感到失望，就开始头疼了。我漏掉了什么信息吗？【不错的总结。对之前的互动持积极态度且不再深入挖掘信息。如果患者感到沮丧，医生应当通过鼓励和支持来改善患者的心情】

患者：没有了，我觉得大致就是这个意思。

医生：如果可以的话，我想换个角度问你一些关于你的头痛和结肠炎的具体问题以及其他问题，以便更好地了解你这个人。【医生正在确认患者是否同意改变主题并指出将要问的问题】

患者：当然，这就是我来这儿的原因。

（琼斯女士的问诊片段将在第五章继续）

基础问诊之外的内容

我们开始清晰地了解患者的故事及其对他的心理、社会和情感上的影响。这个时候你可以表明你对这个故事的理解，并开始对可能导致这个问题的原因和可能的补救办法进行初步的假设。聚焦性的开放式提问、情感寻求技巧和共情是获取所需数据的必要手段，但经验丰富的医生还有更多技巧。比如，偏见、时间压力以及对其他问题的专注都可能会干扰医生对患者故事的聆听。事先处理紧迫的个人问题或专业问题，放松，转移对其他事情的关注，然后把注意力放在患者身上。如上所述，深呼吸或闭上眼睛，感知自己的精神状态，以及你最想在问诊开始前的 30~60 秒内做什么，这通常有助于问诊。这将帮助你在多个层面进行聆听[11,70,71]，随着内容的展开，本书所描述的基础技巧会变得更加灵活。

注意"多个层面"意味着不仅要关注外显的内容和患者表现出来的情感，还要考虑患者如何说、说了什么、没说什么、暗示了什么。这就需要注意语法、句法、动词的时态、主题、语调、非语言的暗示、语言和情感不一致等微妙变化，并理解隐喻。[72,73]这些方面的变化可以用同样的基本技能来解决，例如，"你一直在说'我女儿的父亲'是什么意思？""我注意到你经常说，'你没法战胜失败'。"

总　结

　　问诊一开始有两个准备步骤，包括准备问诊环境（步骤 1）和准备问诊内容（步骤 2）。其次是通过开放式的问题开始现病史的了解（步骤 3），继续了解现病史（步骤 4），然后过渡到问诊的中间阶段（步骤 5）。过渡阶段（步骤 5）让患者准备好面对更直接的以医生为中心的问诊方式。在步骤 3 和步骤 4 中，你可以使用以下以患者为中心的问诊技巧来"了解患者的历史"[60]：非聚焦性和聚焦性的开放式提问、偶尔的封闭式提问、情感寻求技巧和共情。在步骤 4 中会循环地整合使用这些以患者为中心的技巧。这些技巧可以让你了解人类状况的丰富性和复杂性。

　　图 3 - 3 总结了问诊开始阶段的主要事件。通常，让患者做好准备需要 2 ~ 3 分钟的时间，引出现病史的开端（伴随个人背景和情感背景的症状）需要 4 ~ 6 分钟，过渡到问诊的中间部分需要 30 秒。采用以患者为中心的问诊技巧，将以医生为中心的问诊往后推延 6 ~ 15 分钟会带来如附录

B 中列举的好处。例如，提高患者的满意度、降低医疗事故诉讼的风险，并改善健康结果。在这项铺垫之后，你会发现问诊的其余部分相当容易，而且是例行公事的。你收集的数据将很容易理解，它们通常是描述主要症状和个人背景的。身心的连接将会建立；能帮助建立生物－心理－社会故事的数据开始显现；而且最重要的是，患者会感到被倾听、被理解和被关心。

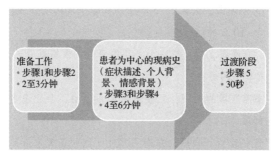

图 3 - 3　总结问诊的开始阶段

知识练习

1. 五步法中真正以患者为中心的是哪几部分？步骤 1 和步骤 2 的作用是什么？
2. 什么时候打断患者是合适的？如何打断？
3. 患者表现出哪些顾虑？
4. 在非常简短的步骤 3 中几乎完全使用了哪些技巧？
5. 在步骤 4 中，在什么情况下可以不把身体症状放在第一位考虑？
6. 建立起了友好的关系之后，患者的体验怎样？

技能练习

（可能分布在几个部分中）

1. 进行角色扮演，练习步骤 1 和步骤 2，直到不用看书就能完全掌握所有的子步骤。练习每一步的简单开场白，一句话中包括哪几个小步等。参看琼斯女士的问诊示例和演示视频。

2. 掌握问题 1 之后，练习步骤 1 ~ 5，进行角色扮演直到掌握总共 21 个子步骤。进行整个以患者为中心的问诊过程，控制在 10 ~ 15 分钟内，步骤 1 ~ 3 和步骤 5 每个大约 1 分钟，步骤 4 大约 5 ~ 10 分钟。

3. 掌握所有步骤之后，找一个真实的患者或模拟患者进行演练。

（1）注意如下问题：

    a. 省略开场的闲聊，直接进入问诊过程，会让患者感到不舒服。

    b. 议程设置不合理，未询问其他问题和了解患者想讨论的所有问题。

    c. 步骤 3 用时过多。在此步骤中，你只需要问一个开放性的问题，花费 30 ~ 60 秒的时间来认真聆听，然后就可以开始步骤 4。

    d. 在步骤 4 中未了解最基本的问题：身体症状、个人担心、情感问题。

    e. 情感询问太少。

    f. 共情用得太少。

    g. 未充分预告阶段的转换。

（2）随着时间的推移和实践的增加，你会注意到以下问诊顺利的标志：

    h. 顺利且毫无保留地畅谈。

i. 理解心理－身体的连接。

j. 专注于想要关注的内容的能力。

k. 有效且恭敬地打断。

l. 对问诊的控制。

m. 对你自己和他人的问诊进行技术批判的能力。

n. 有效的问诊。一旦熟知5个步骤和21个小步骤，你将能够在5～10分钟内进行以患者为中心的问诊过程。当掌握得更好后，你将能够在3～6分钟内进行同样有效的问诊。

参 考 文 献

1. Smith R, Dwamena FC, Grover M, Coffey J, Frankel RM. Behaviorally-defined patient-centered communication—a narrative review of the literature. *J Gen Int Med*. 2010；26：185－191.

2. Smith RC. An evidence-based infrastructure for patient-centered interviewing. In：Frankel RM, Quill TE, McDaniel SH, eds. *The Biopsychosocial Approach：Past, Present, Future*. Rochester, NY：The University of Rochester Press；2003：148－163.

3. Smith RC, Hoppe RB. The patient's story：integrating the patient-and physician-centered approaches to interviewing. *Ann Intern Med*. 1991；115：470－477.

4. Smith RC, Lyles JS, Mettler J, et al. The effectiveness of intensive training for residents in interviewing. A randomized, controlled study. *Ann Intern Med*. 1998；128：118－126.

5. Smith RC, Lyles JS, Mettler JA, et al. A strategy for improving patient satisfaction by the intensive training of residents in psychosocial medicine：a controlled, randomized study. *Acad Med*. 1995；70：729－732.

6. Smith RC, Marshall-Dorsey AA, Osborn GG, et al. Evidence-based

guidelines for teaching patient-centered interviewing. *Patient Educ Couns.* 2000; 39: 27 – 36.

7. Smith RC, Mettler JA, Stoffelmayr BE, et al. Improving residents' confidence in using psychosocial skills. *J Gen Intern Med.* 1995; 10: 315 – 320.

8. Fortin AH 6th. Communication skills to improve patient satisfaction and quality of care. *Ethn Dis.* 2002; 12 (4): S358 – S361.

9. Smith RC, Fortin AH, Dwamena F, Frankel RM. An evidence-based patient-centered method makes the biopsychosocial model scientific. *Patient Educ Couns.* 2013; 91 (3): 265 – 270.

10. Haidet P. Jazz and the "art" of medicine: improvisation in the medical encounter. *Ann Fam Med.* 2007; 5: 164.

11. Lipkin M. The medical interview and related skills. In: Branch WT, ed. *Office Practice of Medicine.* Philadelphia, PA: W. B. Saunders; 1987: 1287 – 1306.

12. Krasner MS, Epstein RM, Beckman H, et al. Association of an educational program in mindful communication with burnout, empathy, and attitudes among primary care physicians. *JAMA.* 2009; 302 (12): 1284 – 1293.

13. Epstein RM. Mindful practice. *JAMA.* 1999; 282 (9): 833 – 839.

14. Makoul G, Zick A, Green M. An evidence-based perspective on greetings in medical encounters. *Arch Intern Med.* 2007; 167 (11): 1172 – 1176.

15. Frankel RM, Stein T. Getting the most out of the clinical encounter: the four habits model. *J Med Pract Manage.* 2001; 16 (4): 184 – 191.

16. Kahn MW. Etiquette-based medicine. *N Engl J Med.* 2008; 358 (19): 1988 – 1989.

17. Fred HL. Banning the handshake from healthcare settings is not the solution to poor hand hygiene. *Texas Heart Inst J.* 2015; 42 (6): 510 – 511.

18. Mela S, Whitworth DE. The fist bump: a more hygienic alternative to the handshake. *Am J Infect Control.* 2014; 42 (8): 916 – 917.

19. Sklansky M, Nadkarni N, Ramirez-Avila L. Banning the handshake from the health care setting. *JAMA.* 2014; 311 (24): 2477 – 2478.

20. Mast MS. On the importance of nonverbal communication in the physician-patient interaction. *Patient Educ Couns.* 2007; 67 (3): 315 – 318.

21. Roter DL, Frankel RM, Hall JA, Sluyter D. The expression of emotion through nonverbal behavior in medical visits. Mechanisms and outcomes. *J Gen Intern Med*. 2006; 21 (suppl 1): S28 – S34.

22. Gladwell M. *Blink*: *The Power of Thinking Without Thinking*. New York, NY: Little, Brown and Company; 2005.

23. Gorawara-Bhat R, Cook MA. Eye contact in patient-centered communication. *Patient Educ Couns*. 2011; 82: 442 – 447.

24. Frankel R, Stein T. Getting the most out of the clinical encounter: the four habits model. *Perm J*. 1999; 3 (3): 79 – 92.

25. Parsons SR, Hughes AJ, Friedman ND. 'Please don't call me Mister': patient preferences of how they are addressed and their knowledge of their treating medical team in an Australian hospital. *BMJ Open*. 2016; 6: e008473.

26. Otto DH. A piece of my mind. Call me 'mister,' please. *JAMA*. 1992; 267 (17): 2307.

27. Makadon HJ. Ending LGBT invisibility in health care: the first step in ensuring equitable care. *Cleve Clin J Med*. 2011; 78: 220 – 224.

28. Marracino RK, Orr RD. Entitling the student doctor: defining the student's role in patient care. *J Gen Intern Med*. 1998; 13 (4): 266 – 270.

29. Swayden KJ, Anderson KK, Connelly LM, Moran JS, McMahon JK, Arnold PM. Effect of sitting vs. standing on perception of provider time at bedside: a pilot study. *Patient Educ Couns*. 2012; 86 (2): 166 – 171.

30. Frankel RM, Morse D, Suchman AL, Beckman HB. Can I really improve my listening skills with only 15 minutes to see my patients? *HMO Pract*. 1991; 5: 114 – 120.

31. Carson CA, Shorey JMI. Module 14: It Goes Without Saying. In: Novack D, Daetwyler C, Saizow R, Lewis B, Hewson M, Levy J, eds. *DocCom— an Online Communication Skills Curriculum* [Internet]. Lexington, KY: Academy of Communication in Healthcare and Drexel University College of Medicine; 2018. Available from: www. DocCom. org

32. Frankel R, Altschuler A, George S, et al. Effects of exam-room computing on clinicianpatient communication: a longitudinal qualitative study. *J Gen Int Med*. 2005; 20 (8): 677 – 682.

33. Ventres WB, Frankel RM. Patient-centered care and electronic health records: it's still about the relationship. *Fam Med.* 2010; 42 (5): 364 – 366.

34. Bertman S. Pursuing humanistic medicine in a technological age. *J Patient Exp.* 2017; 4 (2): 57 – 60.

35. Alkureishi MA, Lee WW, Lyons M, et al. Impact of electronic medical record use on the patient-doctor relationship and communication: a systematic review. *J Gen Intern Med.* 2016; 31 (5): 548 – 560.

36. Platt FW, Gaspar DL, Coulehan JL. "Tell me about yourself": the patient-centered interview. *Ann Intern Med.* 2001; 134: 1079.

37. Kravitz RL Patients' expectations for medical care: an expanded formulation based on review of the literature. *Med Care Res Rev.* 1996; 53: 3 – 27.

38. Kravitz RL. Measuring patients' expectations and requests. *Ann Int Med.* 2001; 134: 881 – 888.

39. Kravitz RL, Callahan EJ. Patients' perceptions of omitted examinations and tests—a qualitative analysis. *J Gen Int Med.* 2000; 15: 38 – 45.

40. Kravitz RL, Callahan EJ, Paterniti D, Antonius D, Dunham M, Lewis CE. Prevalence and sources of patients' unmet expectations for care. *Ann Int Med.* 1996; 125: 730 – 737.

41. Marvel MK, Epstein RM, Flowers K, Beckman HB. Soliciting the patient's agenda—have we improved? *JAMA.* 1999; 281: 283 – 287.

42. Dwamena FC, Mavis B, Holmes-Rovner M, Walsh KB, Loyson AC. Teaching medical interviewing to patients: the other side of the encounter. *Patient Educ Couns.* 2009; 76 (3): 380 – 384.

43. Robinson JD, Heritage J. How patients understand physicians' solicitations of additional concerns: implications for up-front agenda setting in primary care. *Health Commun.* 2016; 31 (4): 434 – 444.

44. Robinson JD, Tate A, Heritage J. Agenda-setting revisited: when and how do primary-care physicians solicit patients' additional concerns. *Patient Educ Couns.* 2016; 99: 718 – 723.

45. White J, Levinson W, Roter D. "Oh, by the way …": the closing moments of the medical visit. *J Gen Int Med.* 1994; 9 (1): 24 – 28.

46. Baker LH, O'Connell D, Platt FW. "What else?" Setting the agenda for the clinical interview. *Ann Intern Med.* 2005; 143 (10): 766 – 770.

47. Beckman HB, Frankel RM. The effect of physician behavior on the collection of data. *Ann Intern Med.* 1984; 101 (5): 692 –696.

48. Mauksch LB. Questioning a taboo: physicians' interruptions during interactions with patients. *JAMA.* 2017; 317 (10): 1021 –1022.

49. Phillips KA, Ospina NS. Physicians interrupting patients. *JAMA.* 2017; 318 (1): 93 –94.

50. Herstoff J. Physicians interrupting patients. *JAMA.* 2017; 318 (1): 92 –93.

51. Heritage J, Robinson JD, Elliott MN, Beckett M, Wilkes M. Reducing patients' unmet concerns in primary care: the difference one word can make. *J Gen Intern Med.* 2007; 22 (10): 1429 –1433.

52. Kroenke K. A practical and evidence-based approach to common symptoms: a narrative review. *Ann Intern Med.* 2014; 161 (8): 579 –586.

53. Kaplan SH, Gandek B, Greenfield S, Rogers W, Ware JE. Patient and visit characteristics related to physicians' participatory decision-making style. Results from the Medical Outcomes Study. *Med Care.* 1995; 33 (12): 1176 –1187.

54. Rost K, Frankel R. The introduction of the older patient's problems in the medical visit. *J Aging Health.* 1993; 5 (3): 387 –401.

55. Langewitz W, Denz M, Keller A, Kiss A, Rüttimann S, Wössmer B. Spontaneous talking time at start of consultation in outpatient clinic: cohort study. *BMJ.* 2002; 325 (7366): 682 –683.

56. Carson CA. *A Course in Nonverbal Communication for Medical Education.* Rochester, NY: Cecile A. Carson, The Genesee Hospital; 1988: 50.

57. Carson CA. Nonverbal communication in the clinical setting. *The Cortlandt Consultant.* 1990: 129 –134.

58. Smith RC, Dwamena FC, Fortin AH 6th. Teaching personal awareness. *J Gen Int Med.* 2005; 20 (2): 201 –207.

59. Haidet P, Paterniti DA. "Building" a history rather than "taking" one: a perspective on information sharing during the medical interview. *Arch Intern Med.* 2003; 163: 1134.

60. Jackson SW. The listening healer in the history of psychological healing. *Am J Psychiatry.* 1992; 149: 1623 –1632.

61. Cox A, Rutter M, Holbrook D. Psychiatric interviewing techniques V.

Experimental study: eliciting factual information. *Br J Psychiatry*. 1981; 139: 29 – 37.

62. Smith RC, Dwamena FC. Classification and diagnosis of patients with medically unexplained symptoms. *J Gen Intern Med*. 2007; 22 (5): 685 – 691.

63. Marple RL, Kroenke K, Lucey CR, Wilder J, Lucas CA. Concerns and expectations in patients presenting with physical complaints—frequency, physician perceptions and actions, and 2-week outcome. *Arch Intern Med*. 1997; 157: 1482 – 1488.

64. Dwamena FC, Lyles JS, Frankel RM, Smith RC. In their own words: qualitative study of high-utilising primary care patients with medically unexplained symptoms. *BMC Fam Pract*. 2009; 10: 67.

65. Koo K. Six words. *J Gen Intern Med*. 2010; 25 (11): 1253 – 1254.

66. Rogers CR. *On Becoming a Person*. Boston, MA: Houghton-Mifflin; 1961.

67. Schwartz MA, Wiggins OP. Systems and the structuring of meaning: contributions to a biopsychosocial medicine. *Am J Psychiatry*. 1986; 143 (10): 1213 – 1221.

68. Dwamena FC, Han C, Smith RC. Breaking bad news: a patient-centered approach to delivering an unexpected cancer diagnosis. *Semin Med Pract*. 2008; 11: 11 – 20.

69. Reik T. *Listening with the Third Ear: The Inner Experience of a Psychoanalyst*. New York, NY: Farrar, Straus and Giroux; 1948: 514.

70. Casement P. *On Learning From the Patient*. New York, NY: Guilford Press; 1991.

71. Lipkin M. The medical interview and related skills. In: Branch WT, ed. *Office Practice of Medicine*. Philadelphia, PA: W. B. Saunders; 1987: 1287 – 1306.

72. Feldman SS. *Mannerisms of Speech and Gestures in Everyday Life*. New York, NY: International Universities Press, Inc.; 1959: 301.

73. Feldman SS. Mannerisms of Speech and Gestures in Every life. New Youk, NY: International Universitis Press, Inc.; 1959: 301

第四章

_____ 症状鉴别技巧

我养了六名忠实的仆人（我所知道的都是他们教的）；

他们名叫何事、为何、何时、如何、何地、何人。

拉雅德·吉普林

《跟鳄鱼拔河的小象》，选自《如此故事》[1]

在问诊开始时，医生采用前两个以患者为中心的步骤，问候患者（步骤1），安排患者的就诊事项（步骤2）。然后，医生通过引导患者描述自己的主要问题、个人背景和情感背景（步骤3和步骤4）获得现病史的第一部分。医生用共情技巧回应患者的情绪。在步骤5中，医生告知患者将要进行问诊的中间部分。

虽然在问诊之初收集的信息很重要，但这些信息常常不完整。所以，在问诊的第二部分，你要收集更多患者现病史的细节以及其他现存问题。你还需要询问患者的其他症状、生活史、疾病史等，来帮助你做出诊断，确定主要问题之外的其他医疗问题，评估疾病风险，并且更好地了解患者。这些附加信息属于既往病史、个人史、家族史和系统回顾。我们将在第五章中详细介绍这些内容。

在问诊的中间部分，你要更加有引导性地进行问诊，不要再使用开始部分的以患者为中心的问诊技巧，而要使用与之相反的以医生为中心的问诊技巧。以医生为中心的问诊技巧，比如"倒锥式"（Coning-down，即开放式提问后紧跟着封闭式提问，见第二章），可以帮助你发现、理清患者的症状细节，从而检验你的诊断假设并做出诊断。此外，还可以有效地收集大量有用的信息数据。虽然你要问一系列以医生为中心的问题，不过你还是要留意患者情绪化的表述，以及所有语言和非语言的情绪提示，并根据需要采用情感寻求技巧和共情技巧（N-U-R-S）进行回应。这点很重要。

你在问诊中间部分的首要目标是尽可能完整和精确地描述患者的症状故事。要达到这个要求，你就要使用症状鉴别技巧。正如你在问诊之初学习的推进技巧一样，症状鉴别技巧能帮助你进行问诊的中间部分。

但首先，什么是症状（symptom）？一般来说，症状是其他东西存在的指标。在医学上，我们将其作为患者潜在问题的主观证据。这样说来，它就不同于体征（sign）了。体征是一种疾病或身体障碍的客观证据。患者告诉医生一些症状（比如胸痛、呼吸急促等），而医生通过体格检查观察体征（胸肋压痛、心脏杂音）。你将在体格检查课程和临床实习中学习与体征相关的知识。但是，在能够全面了解患者症状之前，你需要自问：患者描述的是症状吗？

系统回顾列出了大多数疾病的症状

我们在此介绍系统回顾，因为系统回顾列出并整合了与潜在疾病相关的大多数已知症状（见表 4 - 1）。症状很重要，因为症状是用于将患者的疑虑转化为诊断的语言。表 4 - 1 列出了通常与各个身体系统相关的症状，但许多症状会发生在多个系统中。系统回顾的清单并不详尽。初学者不必为不明白给定症状所指的诊断是什么而担心，因为只有在你获得并整合了足够的患者数据后，才能进行诊断。一些症状的医学术语会在括号中注明。尽管如此，你还是要记住使用两种语言，与你的同事交流时使用技术术语，而面对患者时使用通俗易懂的语言。

初学者应该学习系统回顾的 19 个类别，并了解每个类别的一些症状。所有医生都应记住每个类别的所有症状，这是有效开展以医生为中心的问诊的先决条件。[2]

表 4 - 1 系统回顾

一般情况	耳朵
一般健康状况	听觉衰退
发热	使用助听器
畏寒	分泌物
盗汗	耳疼
食欲	耳鸣
体重变化	**鼻子**
虚弱	鼻血
疲劳	分泌物
疼痛	嗅觉缺失

（续）

皮肤	口腔和喉部
疮/皮肤溃疡	吞咽痛
皮疹	吞咽困难
瘙痒	嘶哑
荨麻疹	舌痛
容易瘀伤	牙痛
痣的大小或颜色变化	**颈部**
肿块	肿块
色素缺失	甲状腺肿
毛发变化	僵硬
指甲变化	**乳房**
造血功能	肿块
淋巴结肿大（淋巴结病）	乳溢
渴望吃泥土或冰（异食癖）	乳头出血（乳衄）
异常出血或过度瘀伤	疼痛
频繁或不寻常的感染	**心脏和肺**
头	咳嗽
头晕	呼吸浅短（呼吸困难）
头痛	呼吸短促（活动性呼吸困难）
昏厥或失去意识	卧位呼吸困难，须端坐呼吸
头部损伤	夜间因呼吸急促而憋醒（阵发性）
眼睛	有痰
佩戴眼镜	咳血（咯血）
视力变化	哮喘
双重视力（复视）	胸痛
疼痛	胸部有被撞击或颤动的感觉（心悸）
发红	劳累性气促
分泌物	脚或其他部位肿胀（水肿）
青光眼病史	**血管**
白内障	步行时，腿部、小腿、大腿或臀部疼痛（跛行）
眼干	腿部肿胀
口腔和喉部	血栓（血栓性静脉炎）
牙龈出血	腿部溃疡
咽喉痛	

（续）

胃肠道	
食欲不振	尿中带血（血尿）
体重变化	排尿疼痛或灼热（排尿困难）
恶心	尿液中有颗粒物（尿砾石）
呕吐	**女性生殖系统**
呕血	病变/分泌物/瘙痒
吞咽困难	初潮年龄
吞咽痛	月经周期
胃灼热（消化不良）	月经期
腹痛	月经量
排便困难或排便少（便秘）	上次月经
大便稀薄、频繁（腹泻）	痛经
渗进黏液	没有月经（闭经）
粪便颜色和量的变化	月经不调，月经量大（月经过多）
黑色、煤焦油样粪便（黑便）	月经期间出血
直肠出血（便血）	怀孕
痔疮	流产
直肠疼痛（肛部痛）	性欲
直肠分泌物	性交疼痛（性交困难）
直肠瘙痒（肛门瘙痒）	性高潮功能
巩膜和皮肤变黄（黄疸）	绝经年龄
深色尿液——茶色或可乐色	绝经症状
过多上肠气（嗳气、打嗝）或下肠气（肠胃胀气）	绝经后出血
腹股沟或阴囊肿块	
泌尿	**男性生殖系统**
尿频（多尿）	病变/分泌物
夜尿症	勃起功能
少尿	性高潮功能
突然想排尿（尿急）	射精带血（血精）
开始排尿困难（排尿延迟）	睾丸肿胀/疼痛
排尿失控（失禁）	性欲
	疝气

（续）

神经精神系统	骨骼肌肉系统
（脑神经见头、眼、耳、鼻、口咽喉部分）	虚弱
（运动神经功能见骨骼肌肉系统）	肌肉疼痛
昏厥	僵硬
瘫痪	**内分泌系统**
刺痛（感觉异常）	
感觉衰退	烦渴
感觉丧失	尿频
震颤	手脚麻木或刺痛
失忆	体重增加或减少
抑郁	情绪混乱、出汗、头晕（低血糖反应）
狂躁	
淡漠或失去兴趣	视力模糊
失去生活乐趣（快感缺乏）	最后一次眼科检查的日期
自杀的念头	颈部肿胀
嗜睡	心悸或心跳加速
焦虑/紧张	震颤
言语障碍	脱发
头晕或眩晕	皮肤干燥
平衡感差（共济失调）	热或冷不耐受性水肿（低血糖反应）
无法入睡（失眠）	
过度睡眠（嗜睡），噩梦	皮肤色素流失（白癜风）
无法解释的症状（躯体化）	便秘或腹泻
奇怪或不切实际的想法（侵入式思维）	
奇怪或不切实际的感觉（幻觉）	
癫痫发作	

注：1. 医学术语（用于口头或书面）标注在括号中。

2. 很多上述症状可以在几个系统（包括未在表中列出的系统）中同时出现。

与症状（主要信息）紧密相关的材料（次要信息）

有时候，患者会说"我患有偏头痛"或"我认为是痛风"，而不是描述症状，例如"我头疼"或"我的大脚趾疼痛"。虽然患者可能是正确的，但他们描述的是每种情况下的疾病，而不是症状。症状是患者的专业领域，无须验证，因此症状就是主要信息。[3]次要信息是除患者直接经历之外的任何资料。次要信息的可靠性较低，需要进一步验证。从患者处获得的非症状信息（例如，疾病或病症、治疗、手术、药物、问题原因或实验室检查结果）是与患者实际症状不同的次要信息。虽然这些次要信息不太重要[3]，但是它们可以告诉医生哪些地方需要进一步验证，并提供其他信息。我们将在第五章中讨论如何将次要信息融入问诊之中。

转换成具体的医学症状

患者经常以非医学术语表达（见表 4 - 2），你必须将其转换为具有医学意义的症状术语。当患者告诉你，她有"厌烦、烦躁的感觉"，她的意思是什么？如何将这些信息作为医疗信息使用呢？如果你在问诊开始时无法通过以患者为中心的辅导技能理清这些信息，则需要在问诊中间部分使用症状鉴别技巧：从一个简短的开放式提问开始（集中在症状上），并加上足够多的封闭式提问，以充分理解症状。

医生：详细说一下你说的"厌烦"具体是指什么？【聚焦性的
开放式提问】

患者：我一直恶心，没有胃口。【恶心、没有胃口是有用的医
疗症状（参见系统回顾中的胃肠部分）】

医生：有呕吐吗？【根据系统回顾的胃肠部分进行开放式提
问】

患者：没有。

医生：你的体重怎么样？【问诊要一直继续，直到对患者所说
的"厌烦"有了理解，而且问诊至少要问到系统回顾
中容易理解的两种症状】

表 4－2 系统回顾中需要转换为症状的一些常见描述

• 厌烦	• 糟糕的 2 岁小孩
• 筋疲力尽	• 我头上插了根棍儿
• 恶心	• 激动、狂躁
• 我长了个包	• 太阳问题
• 真的很奇怪	• 慢性疲劳综合征
• 尿液有异味	• 心脏杂音
• 烦躁	• 消化不良
• 中年危机	• 流感
• 绝经	• 头晕
• 老了	• 过敏

　　同样，某些医学术语是模糊不清的，或被患者错误使用。
例如，"眩晕"通常意味着头晕目眩，一种旋转的感觉，就好
像一个人刚坐了旋转木马或喝多了酒。但是，一些医生和许多

外行人使用"眩晕"这个术语来表示头晕、虚弱的感觉。这个区分很重要，因为眩晕患者和头晕患者是不同的。

医生：告诉我你说的"眩晕"的意思。【聚焦性的开放式提问。也可以用问句的形式，如"你说的'眩晕'的意思具体是什么？"】

患者：我的脚会颤抖。【还不是很详细】

医生：你有旋转的感觉吗？就像要晕倒了必须把头低下放在膝盖上才能舒服点的感觉。【通过封闭式提问获得必要的细节】

患者：是的，就是这种感觉。我觉得我就像在房间里转圈似的。

医生：你有头轻飘飘的感觉吗，就像要晕倒了必须把头低下放在膝盖上才能舒服点的感觉。【通过封闭式提问确定患者说的"眩晕"是否指头轻飘飘的感觉】

患者：没有。低头我更难受。【医生已经弄清楚了患者说的"眩晕"是医学上的眩晕症状，当然还有很多其他相关症状的问题以及眩晕的其他细节问题还没问】

还有"腹泻"的例子。腹泻是指频繁排便且粪便呈液体状，但很多外行人常常用其表示排便频繁，不管粪便稠度如何。"便秘"的传统定义是每周排便少于三次。患者对这一术语的定义更加宽泛，用它来描述排便时必须用力或者有排便不完全的感觉等情况。事实上，便秘的医学定义已经扩展到将患者对这个词的理解包括在内了。[4]

表征症状

一旦症状清楚了，你就想尽可能多地了解其特征。要充分了解一个症状，你需要了解其描述或"基本特征"：发病和病程、位置、诱发因素、性质、量化数据、辐射范围、相关症状、背景环境和转化因素（加重/缓解）。助记口诀 OPPQQRRST 可以帮助你回忆这些（见表4-3）。这些描述包含了经典的症状属性。[5]

表4-3 症状的描述——OPPQQRRST

---

1. Onset and chronology：发病和病程（"症状什么时候开始的?""症状持续了多久?""多久发生一次?"）

   a. 症状发作时间和发作间隔时间 d. 症状的时间进程

   b. 症状的持续时间   i. 短期

   c. 症状的周期性和频率   ii. 长期

2. Position：位置（"症状位于哪里?"）

   a. 精确位置

   b. 深处还是表面   c. 局部的还是弥散的

3. Precipitating factors：诱发因素（"是什么导致了这个症状?""症状开始时你在做什么?"）

4. Quality：性质（"症状具体是什么样子呢?"）

   a. 一般指征   b. 非正常指征

5. Quantification：量化数据（"症状有多糟糕""用1~10的量级来描述，1代表不疼，10代表你可以想象得到的最糟糕的痛苦，比如无麻醉截肢手术，你会用哪个数字来形容你的疼痛?"）

   a. 初始量级   d. 数字描述

   b. 强度或严重程度   i. 数量

   c. 损伤或残疾   ii. 尺寸

               iii. 体积

（续）

6. Radiation：辐射范围（"症状扩散到其他地方了吗？"）

7. Related symptoms：相关症状（"你注意到和症状一起发生的别的症状吗？"）

8. Setting：环境背景（造成或促成症状的环境）

    a. 环境因素　　　　　　　　c. 活动

    b. 社会因素　　　　　　　　d. 情感

9. Transforming factors：转化因素（"是什么引起症状的？""什么能让它好转？""什么让它变得更糟糕？"）

    a. 加重因素　　　　　　　　b. 缓解因素

发病和病程——症状随时间变化的过程

了解症状和其他事件的确切顺序是做出正确诊断的关键，所以应该首先询问顺序。在这里，我们关注单个症状的病程和时间，并讨论如何将这些数据整合到第五章中所有症状的病程和其他数据中。

症状发作时间和发作间隔时间

症状发作的时间和症状出现之间的时间间隔，在诊断上有着重大的意义。例如，6个月前发生的咳嗽，其发作时间间隔为1~2天，这表明存在慢性肺部疾病，如癌症或结核病。而从2天前开始，持续发作的咳嗽则指向急性病程，如支气管炎或肺炎。回顾第三章琼斯女士的问诊过程，偏头痛的特征是有具体的发作时间，而且期间没有疼痛症状，而脑肿瘤或紧张性头痛通常是每日发作且不间断的疼痛。

初始量级

症状是逐渐开始的还是突然开始的，具有诊断意义。后者表明，这是急性但不一定严重的疾病。你可能会听到多发性肌炎患者说"我的肩膀和大腿在几个月里才逐渐出现无力"，或者肺栓塞或心力衰竭的患者可能会说"呼吸急促的症状是渐进的，但胸痛和咯血是突然的"。

尽管患者有时会从提供的例子中受益，但使用聚焦性的开放式提问通常就足够了。

医生：这是怎么开始的？

患者：你是指？

医生：是慢慢的还是突然的？

患者：慢慢的，随着时间一点点增加。

症状的持续时间

症状的持续时间在诊断中也是非常重要的因素。精确地了解症状持续的时间很重要。持续时间是几秒、5 分钟、2 小时、10 天还是 3 年？举个例子，冠心病典型的症状之一是胸骨后剧烈胸痛，如疼痛仅持续 5 ~ 10 分钟，则表明可能是无心肌梗死（心脏病发作）的心绞痛，而如果类似的疼痛持续 1 个小时左右，则更可能是心肌梗死。类似地，偏头痛引起的头痛通常持续 1 ~ 12 小时，脑肿瘤或紧张性头痛导致的头痛则持续不断。

症状的周期性和频率

症状的模式在诊断上很重要。例如，疟疾的发烧和寒战的发作频率不同，有时这具有诊断意义。体循环也会影响症状。例如，月经前综合征发生在月经期附近，夜间肌阵挛发生在非快速眼动睡眠期间。外部因素也会产生周期性影响。正常的压力事件，如工作或某人去世的周年纪念日，也可能会加剧偏头痛或抑郁症，而过敏性鼻炎和哮喘则可能有季节性关联。

症状的时间进程

你将想要了解个别症状的发作过程和长期的发作模式。例如，由中空器官阻塞引起的疼痛最初逐渐增加，然后逐渐消退，最后往往完全缓解，只在同样模式的疾病再次发生时会再次疼痛发作。这个过程通常被描述为痉挛或绞痛、见于胆绞痛、输尿管绞痛和分娩等。偏头痛通常体现为缓慢但逐渐累积的持续性、搏动性疼痛。

症状的整体过程同样重要，我们将在第五章中更详细地描述。头痛20年不变的患者很少有脑肿瘤，而在数周或数月内逐渐恶化的头痛则很有可能是肿瘤或其他颅内疾病的发病过程。

你将在步骤4中，使用开放式、以患者为中心的技巧来获得更多症状病程的知识。如果需要更多的细节，你将主要根据下述封闭式提问为依据进行深入探究。

医生：胃灼烧的症状从什么时候开始的？

患者：大概一年前吧。【开始】

医生：每天都疼吗？

患者：不，有的时候疼痛会消失几周。【症状发生的间隔】

医生：每次持续多长时间？

患者： 很长一段时间。

医生： 到底是多久？我需要从细节方面了解你的疼痛。

患者： 我不是很清楚。也许几小时吧。

医生： 疼痛最短持续多长时间？最长呢？

患者： 有时候疼痛几分钟就消失了，但大部分大概持续一个小时。

医生： 最长持续多久呢？

患者： 我经历过的最糟糕的一次是从晚饭后持续到上床睡觉前，大概四个小时。【最长和最短的症状持续时间】

医生： 什么可能影响到持续时间的长短呢？

患者： 我不是很清楚，但它总在春季恶化，并且我不工作的周末疼痛不会发作。【频率和周期性】

医生： 每次发作的时候，疼痛是怎么演变的？

患者： 疼痛缓慢地出现，然后稍微加剧一点。【症状的短期过程】

医生： 总的来说，疼痛怎样发展的？

患者： 对我来说，情况变得更糟糕了。

医生： 为什么这么说呢？

患者： 它没有变得更疼，但更加频繁。过去疼痛每天发作一次左右，但现在每天要发作四到五次。【症状的长期过程】

症状的位置及辐射范围

尽可能地确定症状的确切位置。症状的具体位置和辐射的区域都有临床诊断意义。例如，没有放射性的广义的胸痛是非特异性的，但胸骨下疼痛，辐射到颈部、下颌和左臂则暗示是心绞痛。同样，下背部疼痛放射至左臀和大腿后侧，然后分散到小腿外侧和脚背，最后延伸到大脚趾，这很可能是 L5 – S1 神经根丛突出的腰椎间盘突出。如果患者不能主动说出症状的具体位置和它辐射的位置，请让他指出感觉不舒服的区域。

　　询问疼痛是在组织深处还是表面，确定具体的位置或更多的辐射位置。例如，一位头疼的患者将他的疼痛定位在左颞动脉处并且形容疼痛只发生在表面，那么他可能患有颞动脉炎，而不是紧张性头痛或偏头痛。为了定位症状的位置和它辐射的位置，最好用聚焦性开放式的询问方式。比如："你能为我描述或指出症状的具体位置吗？"如果患者没有提供精确的描述，那么可以使用封闭式的询问方式来获得足够的特异性。

医生：所以，看来你肚子疼。你能向我描述一下它的具体位置吗？【一种聚焦性的开放式提问，以一个问题的形式措辞，然后接着几个封闭式的问题】

患者：在肚子这儿。

医生：确切是在哪儿呢？如果可以的话，指出它。【始终尽可能地具体】

患者：（指向中腹的上部，即上腹）

医生：范围有多大呢？你能在它周围画一个圈圈示意吗？

患者：（画了一个轮廓）这么大。

医生：它会转移到别的地方吗，比如你的背部或胸部？【如果患者没有给出答案，可以举一些例子】

患者：没有。

医生：它是在深处，还是感觉更像是在表面上？

患者：在深处。

症状的性质

你通常可以通过了解症状的感觉来获得额外的特异性诊断。胸痛的患者可能有胃食管反流，而胸痛可能是胸主动脉夹层动脉瘤的症状。以下是一些其他指征和常常与它们相关联的诊断：灼痛（当它出现在胸骨下或上腹部，提示胃炎或消化性溃疡）；压迫痛（当它出现在胸骨下，提示急性冠脉综合征）；搏动痛（当它出现在头部是偏头痛，出现在其他地方提示局部感染）；灼烧感、电击感、刺痛或麻木（神经痛）、绞痛（中空器官如输尿管、肠或子宫的异常）。

非正常描述意味着心理问题或压力，有时可以用隐喻的方式理解。[6]例如，精神病患者曾说过这样的话："感觉我的肠子已经闭上了。"或者"感觉好像他们把一个乐器放在里面了。"同样，像"通过我的灵魂推开我的心灵"这样奇怪的言论，表明存在一些相关的心理问题。

通过使用类似于"告诉我你有什么痛苦"这样重点突出的开放式问题来了解症状的性质。根据需要，使用封闭式提问来确定细节。

医生：感觉怎么样？【一个聚焦性开放式提问，再次以问题的方式提出】

患者：非常差。

医生：好吧，你怎样形容它呢？一般痛、锐痛、钝痛？【如果有必要的话，举一些恰当的例子，但只要给出一些选项而不要刻意地强调它们，以免影响患者的判断】。

患者：一种灼烧感，很热，像火烧一样。

量化症状

你将通过以下方式量化症状，进一步提高疾病诊断的准确性和特异性。

严重程度

你可以通过要求患者与之前的经历（如牙痛、分娩）进行比较或以 1~10 级的评分来衡量疼痛的强度或严重程度。其中，1 级表示没有疼痛，10 级表示目前为止最严重的疼痛。一般来说，症状越严重，问题就越严重。然而，如果患者在看似轻松的情况下生动地将其疼痛描述为 10 级，则说明这个患者可能存在精神方面的疾病，或者服用了成瘾物质，或者觉得他需要夸大自己的症状才能引起医生的重视。疼痛不强烈并不意味着问题不重要。心绞痛反映严重的疾病，但疼痛并不总是强烈的。此外，某些特定的痛苦比其他痛苦更加严重，例如睾丸损伤、肾结石、分娩阵痛。

你可以以一个开放式提问开头，比如"让我明白它到底有多糟糕"。但通常需要用封闭式的问题来获取需要的细节。

医生：告诉我疼痛有多严重。
患者：好吧，也没有太糟糕。

医生：用 1 ~ 10 的量级来衡量，10 代表最糟糕的，像在无麻
　　　醉情况下进行手术。你会用哪个数字来评估疼痛呢？

患者：真的，没那么糟糕。我猜是 3 吧。

医生：和牙疼比起来呢？

患者：没有牙疼那么糟糕。

症状造成的损伤或困难

　　另外一种衡量严重程度的方式是通过评估症状如何影响患
者的日常生活。例如，轻微嘶哑可能对于歌剧歌手或公共演说
家来说是一个严重的状况，而对于作家或守夜人可能就不那么
严重。

　　在访问开始时，你应该从患者那里得知这个问题。如果没
有，你可以从这里开始一个聚焦性的开放式提问来获取细节，
例如："这对你的生活有什么影响？"询问患者症状发生后不
能再从事什么活动，以便进一步了解病情。例如，"自从患上
胸痛后，你不得不放弃什么呢？"比较患者在患病前后日常活
动的变化来进一步确认患病的影响。这些数据中的大部分往往
在问诊开始时就已经获得了，如果是这样，那就不要再重复询
问了。

医生：它怎样影响你的活动？

患者：它造成了很多问题。

医生：它是否让你无法工作或无法干任何别的事？【通过一个
　　　封闭式的问题来获得准确的细节。医生也可以提一个开
　　　放式的要求，类似于"告诉我问题是什么。"】

患者：不，真的没那么严重。我没有因此错过任何一天的工作。我只是有点烦躁，总是在家向老婆发脾气。我老婆受不了了。

尽可能地获取量化数据

通常，你可以确认或大致估计症状发作的总次数。例如，上周大约有 20 次这样的胸痛发作，而在过去一年里，类似的症状每周最多发作过一次。有必要用别的适当的方法来精确地量化症状："它有时候膨胀到垒球的大小，然后再缩到高尔夫球的大小"（腹股沟疝）；"一整天只尿了一杯尿"（肾衰竭、尿路阻塞、脱水）。你会发现患者很少用精确的数值回应，比起精确的数值，他们更喜欢用"相当多"或者"不太多"这类词语。你需要在不让患者感到疏远的情况下找出细节。

你可以通过封闭式提问来获得几乎全部的数据。你需要经常跟进不够精确的答案。例如，在被询问疼痛发生多少次的时候，患者回答"很多"；针对这个回答，医生可能会问："你能再具体一些吗？每天或每周发生多少次？"

医生：这疼痛每天发作多少次呢？

患者：很多次。

医生：你能再具体一些吗？一天发作多少次呢？

患者：3 次、4 次或 5 次。

医生：最多的次数是多少？

患者：7～8 次。

医生：最少呢？

患者：有时候 1 次或者没有。

相关症状

当你学习到更多的临床医学知识后，你会发现一个可能存在的疾病很少只有一个症状与之对应。相反，往往有几个特定的症状，此外，还可能会有次级症状对疾病造成影响。例如，在肺炎患者中，由于肺炎对身体的影响，咳嗽和胸痛可能是肺炎的特异性症状，而疲劳和烦躁是非特异性症状。相关症状（也叫伴随症状）很重要，因为不同的组合均有诊断意义。比如，对于体形消瘦的患者，如果他食欲好说明可能患有糖尿病或甲状腺功能亢进，而如果食欲不好就可能患有感染、抑郁症或癌症。

以开放式的问题开始询问相关症状，例如，"告诉我与它相伴的其他任何症状。"当询问和主要症状相关的症状是否存在时，一般要用封闭式提问。

医生：告诉我伴随着灼烧痛的其他症状。

患者：当病情糟糕的时候还伴随着一点腹泻。【医生将充分挖掘这种新症状及其描述，就像上腹部灼烧痛一样】

医生：还有别的症状吗？

患者：没有了。

医生：想呕吐吗？【在患者没给出额外的症状后，医生利用其所学的相关知识进一步进行具体的调查，如第五章所述】

环境背景

在这里，你的关注点将从了解症状本身转移到考虑症状的外部影响，这也有一定的诊断意义。患者通常会在问诊开始部分描述其症状时，或在问诊中间部分询问症状的发作时间和病程时，描述其背景。如果没有发生这种情况，你可以用一些问题引出背景，比如"患病的时候你在哪儿？"或"当时还有谁在那儿？"或"当你第一次注意到它的时候你在做什么？"

像之前一样，以类似于"你能告诉我你所知道的症状的背景吗？""发作时你在干什么？""当时还有谁在那儿呢？"的开放式提问开始。如果这种方式没有获取足够的信息，封闭式提问可以提供帮助。

医生：你能告诉我关于这个疼痛的一些背景吗，类似于发作时谁在身边，当时你在哪儿，以及什么时候发作的？

患者：几乎都是在工作的时候，最近有很多的压力。

医生：在家时不发作吗？

患者：从不，是不是很有趣？

医生：工作时谁在你身边呢？

患者：自从我转到零件部门，它就开始发作。【如果你在问诊开始时未列出患者症状的个人背景资料，你可以在此进一步挖掘】

诱发因素和转化因素

症状的其他外部影响因素包括引起症状的因素、出现后加重症状的因素以及缓解症状的因素。例如，阿司匹林、酒精、烟草、辛辣食品以及咖啡因都会促成或加剧胃炎或胃食管反流疾病，而喝牛奶、吃清淡的食物、服用抗酸药则可以缓解症状。类似地，心绞痛会由于运动、精神或情绪压力、吹冷风而加剧，而休息和使用硝酸甘油则可以在 10 分钟之内缓解它。

问诊以开放式的询问开始，但大部分信息是通过封闭式提问获得的。关于症状的具体内容，反映了你对个别疾病的了解程度。

医生：告诉我是什么造成或加剧这些疼痛的。

患者：有时候是咖啡造成的。

医生：阿司匹林呢，它会造成疼痛吗？【医生可以继续使用封闭式提问，问一些患者可能知道的造成上腹部灼热的因素如其他药物、茶、酒精、烟草、辛辣食物】

医生：(在完成上述询问后继续) 你有注意到有什么可以缓解它吗？

患者：吃东西就能缓解，尤其是牛奶。

医生：吃抗酸药有用吗？

患者：有，帮助挺大。

患者通常不能够描述改善因素，但他可以说出在发病期间做什么或避免做什么，比如走动、卧床、禁食。

如果你想了解患者经历的方方面面，你就要像一个好记者一样。记者会使用助记法："何时、何地、何事、何人、如何、为何。"将此助记法与症状的七个描述相结合，将确保你获得完整的故事。还要注意的是，这些问题中的一些答案可能在问诊开始时由患者提供，就像琼斯女士的问诊过程一样。如果是这样，就不用再重复了。

总结

使用开放式和封闭式提问技巧来建立对个体症状的医学理解，然后使用七个描述进行细化，以增强其诊断特异性。记住，个别症状通常不足以进行诊断。在第五章中，你将学习如何整合多种症状以及如何描述一个完整的临床问题，以指向某种潜在疾病。

知识练习

1. 问诊技巧里的"倒锥式"是什么意思？
2. 定义主要信息和次要信息，并将其与疾病的"体征"区分开来。
3. 描述至少两种以医生为中心的问诊方式。
4. 描述系统回顾的功能。
5. 列出19个身体系统和每个系统的至少3个不同症状。对于临床的学生，要列出每个系统的所有症状。

技能练习

1. 小组的每个成员对标准教科书[7]中以疼痛为主要症状的具体疾病进行阅读。例如，坐骨神经痛导致的腰痛、偏头痛导致的头疼、肾绞痛导致的肋痛、心绞痛导致的胸痛、肠梗阻导致的腹痛和颞动脉炎导致的头痛。

2. 在角色扮演中扮演"患者"的小组成员，将阅读过的疼痛问题向另一个小组成员描述，另一个小组成员则从描述中引出疼痛症状。

3. 从真实或模拟的患者中引出症状及其描述。

参 考 文 献

1. Kipling R. *Just So Stories*. Garden City, NY: Doubleday, Doran and Company; 1907.

2. Barrows HS, Pickell GC. *Developing Clinical Problem-Solving Skills—A Guide to More Effective Diagnosis and Treatment*. New York, NY: Norton Medical Books; 1991: 226.

3. Platt FW. *Conversation Failure: Case Studies in Doctor-Patient Communication*. Tacoma, WA: Life Sciences Press; 1992: 183.

4. Sandler RS, Drossman DA. Bowel habits in young adults not seeking health care. *Dig Dis Sci*. 1987; 32: 841 – 845.

5. Bickley LS. *Bates' Guide to Physical Examination and History Taking*. 12th ed. Philadelphia, PA: Wolters Kluwer; 2017.

6. Melzack R. *Pain Measurement and Assessment*. New York, NY: Raven Press; 1983: 293.

7. Longo DL, Fauci AS, Kasper DL, et al., eds. *Harrison's Principles of Internal Medicine*. 18th ed. New York, NY: McGraw-Hill; 2011.

第五章

_____ 问诊的中间部分：
以医生为中心的问诊

> 给每位患者足够的时间。坐下来，细心聆听，关切询问，
> 仔细检查……适当地批判你所读到或听到的内容……如威廉·
> 奥斯勒所说："做好事，且先做。"
>
> ——保罗·贝森，医学博士

　　本章将描述问诊中期应用以医生为中心的问诊技巧所涉及的步骤。此部分紧接以患者为中心的现病史采集，包括患者现病史和其他现存问题的后半部分、既往史、社会史、家族史和系统回顾。

　　我们回顾一下此前的进展。在问诊开始阶段，你采用了以患者为中心的问诊技巧，开始引出患者的现病史（步骤1~5）：你做好了准备；你引出了主诉并制定了议程；你引出了症状故事、患者的个人背景和情感背景；你转向了问诊中期，也就是我们现在要讨论的部分。如图5-1所示，问诊中期包含五个步骤（步骤6~10）。我们将继续使用琼斯女士的例子来对每一个步骤进行说明。

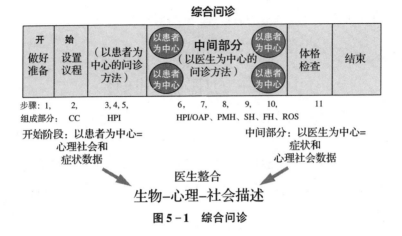

图 5-1　综合问诊

获取患者的主要问题及其他现存问题
的病程描述（步骤 6）

步骤 6（见表 5-1）是问诊中期最重要且最具挑战性的部分。到这个步骤结束时，你通常可以给出诊断，即使不能，也可以大大缩小可能的疾病范围。

对症状的解释还可以指导体格检查和随后的实验室评估。麦格劳 - 希尔网站上提供有对应的视频。视频网址为：www. accessmedicine. com/SmithsPCI。DocCom 中的模块 8 也提供了一些关于获取并弄清患者现病史的信息。[1]

在大多数情况下，你可以在步骤 2~4 中获得令人满意的现病史概述，但有时患者对其个人背景或情感背景的描述过于简洁，所以可能到了步骤 4 仍未获得完善的症状描述。在这种情况下，你可以开始步骤 6，同时结合开放式和封闭式提问技巧，了解患者的主要症状以及当前最紧迫的问题。

此外，如第四章所述，你还可以把患者担忧的每个问题转化成标准化症状，并依据 OPPQQRRST 进行进一步阐释：发病和病程、位置、诱发因素、性质、量化数据、辐射范围、相关症状、环境背景、转化因素。你还需要了解症状出现之前、期间或之后的其他症状。

表 5－1 继续询问现病史/其他现存问题

获取患者的主要问题及其他现存问题的病程描述（步骤 6）
1. 不加解读地获取并描述信息
   A. 扩展对患者已提及症状的描述
   B. 描述尚未在已经确定的身体系统中引入的症状和一般健康症状
2. 在获取数据的同时解读数据：检验关于症状背后的疾病的假设①
   C. 描述现病史所涉及的身体系统外的相关症状
   D. 询问患者尚未提及的相关无症状信息（次要信息）存在与否
3. 理解患者的想法
   疾病对患者自己及他人的影响（意义）
   健康看法
   就医的触发因素

① 仅要求临床阶段学生熟练掌握此种询问方式。

在与患者交谈的时候，你可能就已经对问题的起因以及这些症状如何影响患者的身体功能或日常活动有些想法了。这些想法就是"假设"，而通过提出问题来增大或减小该假设可能性的过程称为假设检验。当你第一次学习如何问诊时，你可能没有足够的医学知识来检验假设，但你仍然可以进行有效的问诊。首先要收集尽可能多的数据来全面描述患者的问题。初学者经常需要将检验假设推至第二次问诊的时候，此前他们需要一些时间查阅有关已描述问题的知识。[2-4]当你经验更加丰富、更了解具体的疾病和情况时，收集信息的过程就会变得更快、更高效、更准确，你也将了解从患者叙述中找到指向某种诊断的模式。[5]例如，引起胸痛的疾病可能有 20 多种，比如心绞痛、心肌梗死、心包炎、食道炎、肺炎、胸膜炎、肺栓塞、肋软骨炎和肋骨骨折等。每个诊断均具有独特的症状和其他诊断特征，并且通常具有不同的症状模式。在此期间，仅提出有助于你全面了解患者症状的问题。虽然作为初学者，你也可以在问诊中对假设进行检验，但全面问询可以为你提供很多信息，借此可以提出更多更好的假设。[2]尽管如此，即使经验丰富的医生，在遇到假设检验无效的复杂病例时，仍会用到全面问询。[2]

初学者通过全面问询的方式也可以建立庞大的相关信息库。接下来，我们将更深入地探索这一点，然后简要地思考更高级的医生如何整合假设检验。

不加解读地获取并描述信息——针对初学者

无论是初学者还是高级医生，实施步骤 6 时可以分为两个部分：A. 扩展对患者已提及症状的描述，B. 询问患者未提及的位于相同系统中的症状（及一般健康症状）。

A. 扩展对患者已提及症状的描述

从对患者最重要的问题着手，收集从疾病发作之初到现在的所有症状和次要信息（回忆第四章所讲的，次要信息指的是任何非症状信息，例如患者进行的测试或他服用的药物）。

然后，按照问题常出现的时间进行分组，分别转换成对应的症状，之后按照第四章提到的 OPPQQRRST 将其细化。无论哪种情况均需要重复地提问题来确定时间联系，像"然后发生了什么?"或"那之后发生了什么?"或"然后呢?"有时患者不会提及次要信息，因此你必须询问患者先前的治疗、手术、诊断和其他次要信息（见下方的步骤 6D）。或者，患者可能提供大量的次要信息，你必须从中筛选出症状。例如，患者可能说："胸痛和气短出现在我心脏插管前，但在他们发现我胆固醇和血糖升高之后；那是去年 10 月，那时候我正因为咯血住院。"这时，医生必须分辨出主要信息（胸痛、气短和咯血），不要同次要信息（心脏插管、胆固醇、血糖、住院）相混淆。

力争了解所有信息的时间历程，如果可能的话，记录所有近期或急性问题的日期。而更遥远的问题往往需要用周、月甚至年来标记。医生应用封闭式问题引出大部分信息，并时常提供话语支持，保持温暖、理解的以患者为中心的氛围。

继续琼斯女士的问诊片段 （上接第三章）

医生: 如果这样说没问题的话，我想问你一些跟头痛和结肠炎相关的不同类型的问题。我会问更多细节方面的问题。

患者: 当然，这就是我来这儿的原因。

医生: 我知道现在对你来说，头痛是最大的问题（主要问题）。
【医生接下来会引出关于头痛的描述（OPPQQRRST），其中一些已在步骤 3 和步骤 4 中提及。然而，因为患者在访谈开始的时候表达了紧迫的个人忧虑，医生还没有听

　　到过关于头痛或其他身体问题的介绍，那么他首先要用患者自己的语言对其进行描述】

患者：是的，的确是。

医生：什么时候开始的？【医生想要再次确认头痛的时间框架，并采用了封闭式问题】

患者：我来这里几周之后。大概是 4 个月之前，所以我大概头痛 3 个月了。【发病时间】

医生：每次头痛持续多久？最短多久？最长多久？

患者：至少几个小时。如果特别严重的话，会持续长达 12 个小时左右。【通过持续时间进一步了解发病时间和病程】

医生：在你头痛的过程中，头痛状况有什么变化吗？

患者：在开始的时候不是很严重，但是会逐渐恶化，之后会觉得恶心。【症状的时间进程】

医生：你每周或者每个月会头痛几次？

患者：严重的时候，每周会有 2~3 次，也就是每 2~3 天痛一次。【症状周期和频率】

医生：头痛这样频繁有多久了？

患者：从上个月头痛恶化的时候开始，尤其是在最近几周。之前每周也就疼一两次。【如果重要的话，可以计算总数】

医生：你之前说，是右侧太阳穴疼。你能给我指一下吗？【充分了解发病时间和病程后，医生转向询问部位（位置），引用问诊开始时患者对头痛部位的描述】

患者：(用手捂住大部分右侧头部) 就在这块儿，有的时候疼痛范围比一般时候大。【听起来不是在某点，而是弥漫性的】

医生：每次都是在相同的部位吗？【医生从患者角度抽离开来，更关注症状本身，用封闭式问题得到准确的部位】

患者：是的。

医生：疼痛会转移到其他的部位吗？【医生又提了一个封闭式问题，询问疼痛的辐射范围，这是症状的另一个描述。注意医生正在引入新话题，并且也在引导对话，这适用于问诊中期】

患者：没有，就在那里。【没有辐射】

医生：你感觉是脑袋里面疼，还是表面疼？梳头发或者触碰的时候会疼吗？

患者：不会，碰到的时候不疼。我觉得是在里面。【深层而不是表面疼痛】

医生：你能描述一下那时的感觉吗？比如说，疼痛、灼烧感，或是其他感觉。【如果有必要的话，举例子是很合适的，但不要只举一个例子，避免影响患者】

患者：感觉更像是搏动或重击，就像脉搏。【疼痛的性质得以确认，且患者没有使用任何怪异的描述】

医生：疼痛是如何开始的，是逐渐发展，还是突然出现？

患者：更像是突然出现。【发病突然】

医生：现在我想知道你头痛的严重程度。从1到10，1代表一点儿都不痛，10代表你能想象到最严重的疼痛，比如分娩痛，那么你觉得你的头痛是几分？

患者：有时会比生孩子还痛！我会给10分，尤其是严重的时候。我曾经还请过病假，但只是偶尔。【量化疼痛的强度，记录症状引发的障碍】

医生：这听起来很严重，这真的给你造成了很多麻烦呀。【表达尊重。在问诊中期，仍需继续使用共情的话语和行为】

患者：当然了！

医生：你知道什么可以引发你的头痛吗？【医生在询问诱发因素。医生并非在询问环境，因为在问诊开始的时候他就已经知道了】

患者：就像我之前说的，不安的时候。曾经有一两次似乎是喝红酒引起的，但那时候我也觉得焦虑不安。【可能是另一个触发因素】

医生：头痛开始之后，有什么事情会加重头痛吗？

患者：不会，已经相当严重了！不过，现在想想，强光确实会加重。【确认了一个转化（加重）因素】

医生：当然很严重。头痛出现后，有什么因素可以缓解疼痛吗？

患者：躺在黑暗的屋子里，在头上放个冰袋似乎可以缓解。急救室医生给我打的麻醉针也可以止痛。【引出了另一个转化（减轻）因素。此外患者还提及了次要信息——麻醉针和急救】

医生：那么恶心呢？恶心是从什么时候开始的？【充分了解头痛症状后，医生开始询问相关症状，暂时仍只关注主要信息。请注意，适用于描述非痛觉症状的描述符较少。例如，人们不会尝试确认恶心出现的位置或辐射情况】

患者：恶心大概两个月了，只在头痛严重的时候会觉得恶心。

医生：可以详细说明一下你的恶心是怎样的吗？【聚焦性的开放式问题】

患者：就觉得想吐，如果严重的话，会吐出来。【恶心的性质】

医生：恶心是如何开始的呢？【同之后的许多问题一样，这也是一个封闭式问题】

患者：头疼一会儿之后逐渐出现。【徐发症状】

医生：有多严重？

患者：和头痛相比比较轻微。实际上，它从来没有造成像头痛那样的问题。【不是很严重，不会引发障碍】

医生：恶心出现的频率如何？

患者：恶心只在头痛严重的时候出现。大概上个月每次头痛都觉得恶心，也就是头痛加剧的时候。【确认了发病次数】

医生：你之前说，恶心在疼痛出现一个月后才开始，所以，恶心大概出现两个月了，是吗？【琼斯女士之前曾经指出过发病时间】

患者：是的，但是上个月加重了。

医生：恶心出现后，一般会持续多久？

患者：几个小时左右，当头痛终于消失之后就不会恶心了。【恶心持续时间以及转化（减轻）因素】

医生：有没有其他因素可以减缓恶心的症状？

患者：据我所知，没有。我之前试过抗酸药，但更恶心了。【发现了另一个转化（加重或减轻）因素。还发现了一个次要信息（抗酸药）】

医生：两次发作之间的时间间隔大概多久？

患者：和头痛一样，几天一次。【确认了时间间隔。此外，由于恶心和头痛密切相关，可以从琼斯女士已讲的内容中推断出症状的时间进程和背景】

医生： 恶心的时候吐过吗？

患者： 只有一次，那次我去了急诊。【相关症状】

医生： 你吐了多少？

患者： 刚好足够浸湿一张手帕。【医生已经获得了关于恶心的描述，现在发现了另一个症状——呕吐。现在将会就这个症状进行类似的询问。对于复杂患者来说，获取每个症状的细节信息都要花费大量时间】

医生/患者：【这里不再详述，医生现在已经获取了患者呕吐和咳嗽的细节。随着经验的积累，你将会发现头痛、恶心和呕吐其实是伴随发生的。这样，你就可以同时了解这些症状的信息，从而避免重复。】

医生： 严重的时候，你去过一次急诊，是吗？那你头痛和恶心的时间进程是怎样的：逐渐缓解或加重，还是没什么变化？

患者： 越来越重。在过去的两周，发作频率更高，而且每次发作持续的时间更长了。【了解了主要信息的整体进程】

医生： 你看过医生吗？【已经获得了对症状良好的描述，也了解了它们至今的发展，医生开始从症状转至相关的次要信息】

患者： 除了一周前那次急诊，没看过医生。我觉得阿司匹林会有帮助。

医生： 除了阿司匹林，你还服用过其他药物吗？

患者： 除了那一针，没有别的了。我觉得应该是某种麻醉剂。

医生： 那次急诊，医生有没有给你做什么检查？

患者： 有，他们做了血液计数和尿检。

医生：有没有做头部扫描或 X 光？【这些问询旨在了解相关次
要信息。请注意，请重复使用封闭式问题来获得更准确
的症状描述】

患者：没有。

B. 询问患者未提及的位于相同系统中的症状（及一般
健康症状）

到目前为止，医生已经询问了患者主动提及的症状（及相
应的次要信息），但往往还会有些患者尚未提及的症状，而这些
症状存在与否对诊断来说可能同等重要。所以，医生需要对患
者的问题建立一个更完整的档案。我们通常可以认为，同一系
统中的不同症状对应相同的疾病过程。你知道患者主要担忧什
么问题，由此可以确定，如果患者存在疾病的话，可能涉及身
体的什么系统。这时，在系统回顾中，可以询问与该系统相关
的问题。例如，尿潴留和尿频患者往往（但并非总是）患有泌
尿系统的疾病，所以你可以在系统回顾中用封闭式问题询问患
者是否存在相关症状（排尿困难、夜尿症、尿急、血尿、尿液
中存在颗粒物等，直到你对所有可能的泌尿系统症状进行了询
问）。然而，有时，某个症状可能指向多个系统的疾病。例
如，肩痛可能预示肌肉骨骼系统疾病（肩袖损伤）、胃肠系统
疾病（胆囊炎），或者心肺系统疾病（心绞痛）。在这种情况
下，你会询问所有可能的肌肉骨骼系统症状、心肺以及胃肠系
统的症状（关节肿胀、咯血、端坐呼吸、呕吐、腹泻等）。

这种提问方式往往可以发现患者忘记或认为不重要的症状，
有时还可以提供关键的诊断信息。例如，上面提到的有泌尿系

统问题的患者，发现尿液中周期性地出现颗粒物质，同血尿一起，表明很可能是肾结石。然而，在通常情况下，患者会否认列表中的大多数症状，这在诊断上也很重要。例如，该患者不存在大量血尿，这会降低肾结石以及某种膀胱或肾脏疾病的可能性。

询问系统回顾中的一般健康状况可以充实症状档案。针对大多数患者，都要询问其食欲、体重、整体健康感觉、疼痛、发热情况，无论其症状位于哪个系统。很多疾病，尤其是比较严重的疾病，会出现一种或多种一般症状。在下面的介绍中，医生主要使用封闭式问题，并且继续给予支持性言论。

继续琼斯女士的问诊片段

医生：你还有过什么其他症状吗？【以问题形式提出的，聚焦性的开放式请求】

患者：应该没有了，我想不起别的了。

医生：有过头晕或眩晕吗？【由于患者的主要症状头痛属于神经精神系统症状，所以医生开始采用封闭式问题询问神经精神系统里其他可能的神经症状以及头、颈、眼、耳、鼻、喉的相关神经症状】

患者：现在没有。我小时候曾经会晕车，那时候有过几次。

医生：有没有昏迷过？

患者：没有。

医生：脖子僵硬？

患者：没有。

医生：视力有问题吗？

患者：没有。我甚至不戴眼镜。

医生：有复视吗？

患者：没有。

医生：听力困难？

患者：没有。

医生：耳鸣？

患者：没有。

医生：味觉或嗅觉出现过什么变化吗？

患者：没有。

医生：有没有过面部疼痛？

患者：没有。【医生会继续探索系统回顾里上述系统的所有其他症状：面部麻痹、吞咽困难或言语困难、抬肩困难、肌肉无力或行动困难、肢体麻木、刺痛、感觉减弱或麻痹、抖动或震颤、失衡或行走困难，以及癫痫发作】

医生：除了恶心和那一次呕吐，还有过其他消化问题吗？【用聚焦性的开放式问题开启了新领域。医生将会建立关于患者的另一个主要问题——恶心的完整档案】

患者：没有。

医生：【尽管患者说没有其他消化系统问题，医生仍将用封闭式问题来了解尚未讨论的胃肠系统的其他症状：食欲、体重、胃灼热、腹痛、呕血、血便或黑便、便秘或腹泻、尿色深或黄疸、直肠疼痛或排气过多。然后，医生将转向询问一般症状】

医生：关于这些，你已经提供了充分的信息，那么，整体上来讲，你感觉怎样呢？【用聚焦性的开放式问题引出新领域——她的一般健康状况。其中关于食欲和体重的信息已在此前询问胃肠症状时得到了】

患者：除了这些，别的都很好。

医生：你肯定受了不少罪。有没有过发烧、畏寒、盗汗、食欲改变？【医生继续给予共情评价，并询问了一些关于一般健康的封闭式问题】

患者：没有。【所以，患者没有一般健康问题，没有发热、发冷、食欲或体重等问题。这里没有包含的一般健康问题，医生会在系统回顾部分询问】

当经验足够丰富后，医生将基于临床敏锐度决定系统回顾的范围，几乎总是可以将其大大缩减；例如，一个经验丰富的医生可能已经做出了偏头痛的初步诊断，于是仅询问"你有过中风吗？头部损伤？近期发过烧吗？"之类的问题。然而，对于初学者来讲，系统地询问所有的可能性是学习的最佳方式。

在获取数据的同时解读数据：检验有关症状可能的疾病含义的假设——适用于更高级的医生

通过上述收集/描述问诊，你现在已经获得了关于症状的完整档案及病程。但是，你尚未对其进行解读或分组，还没有指向某种导致这些症状的疾病。仅是重述症状通常不能确定某种疾病，而且你也没有考虑其他系统中潜在的重要症状。而询问所有系统的情况并不可行：耗费太长时间、对能力要求过高且枯燥。[2]因此，更高级别的医生应在完成步骤 6 的 A、B 两部分后，再加上两部分：C. 询问现病史涉及系统之外的相关症状；D. 询问患者尚未提及的相关非症状信息（次要信息）是否存在。

C. 询问现病史涉及系统之外的相关症状

询问涉及的身体系统之外且与你正在考虑的诊断有关的症状。例如，某晚期类风湿性关节炎患者总是感觉疲劳，可以询问其是否存在胃肠出血症状（"有没有黑便?"）。虽然这不属于骨骼肌肉系统，但如果你怀疑非甾体抗炎镇痛药（NSAID）治疗所引发的胃肠出血是导致疲劳的原因，那么这个问题仍是很有必要的。若患者存在多个问题，那么你需要在收集现病史的过程中，询问多个系统的情况。

D. 询问患者尚未提及的相关非症状信息 （次要信息）
  是否存在

了解患者为了缓解症状的药物使用情况、过去对该症状的诊断、之前的治疗以及就医或住院情况非常重要。对于补充或替代药物治疗而言，更是如此。研究表明，一般情况下，患者不会主动提供关于补充或替代治疗的信息，因此，你必须专门、具体地询问其使用情况，并采用一种非判断性方式。[6]此外，问一些与你正在考虑的诊断相关的问题，可能可以帮助你缩小鉴别诊断的范围。例如，如果你怀疑肺栓塞，那么可以询问患者近期有没有过长途汽车旅行或长途飞行的经历；如果怀疑肺癌，那么应该询问患者是否有吸烟的习惯。

如何在问诊中检验假设呢？根据独特的症状特征和表明某种诊断的可能性大于其他诊断的次要数据，并基于对最常见疾病的了解，你可以在问诊的开始阶段就在脑海中对疾病的可能性进行排序。[2,5,7]然后，如前所述，寻找额外的诊断信息（主要的和次要的），以支持当前的最佳选择，而这些信息通常是通过广泛的封闭式问题来收集的。如果你已经获得了完整的描述性信息，那么，新的信息将在很大程度上位于相关系统之外的系统。如果额外信息不能支持此假说性诊断的话，那么另一个疾病假说性诊断便成为解释症状的最佳选择（"下一个最佳选择"），然后你需要用类似的方式去验证它。通过验证这些不断变化的最佳假说性诊断，最终你会得到最佳可能诊断，也就是"当前最佳假说性诊断"，也就是一种最符合患者的主要和次要信息的已知疾病。

开始时的疾病假说性诊断（心绞痛）与最终基于症状描述和相关症状得出的疾病假说性诊断（食道炎）迥然不同的情况很常见。例如，依据患者胸骨下胸痛辐射至手臂，医生最初的假说性诊断是心绞痛。但他知道食道炎可能也是引发该症状的原因之一，然后通过询问，发现患者存在此诊断的要素及相关症状（咖啡或俯卧加重疼痛、打嗝或抗酸药减轻疼痛、食欲不振），但却并不存在心绞痛应出现的症状（疼痛与劳累无关、没有呼吸困难或发汗）。当某假说性诊断得到充分支持后，会大大提高做出相应诊断的可能性。通常仅根据病史便可以做出诊断（如心绞痛），但有时也需要体格检查（如颈静脉压增高，以诊断阻塞性心脏衰竭）或实验室检查（如低血红蛋白，以诊断贫血）提供的额外信息，才可以做出诊断。[2]

随着知识和经验的积累，你将更加容易且高效地做出诊断，并实时地知道该问哪些问题，而不是在后续问诊中才知道。尽管如此，几乎所有的初学者只有在问诊结束后才能完全整合诊断。在他们查阅了关于这些问题的资料，再次与患者交谈以弄清之前忽视的问题，并且与老师或更年长的同事讨论之后才能做出综合诊断。尽管临床诊断[8] 这个庞大的话题超出了本书的范围，而且你们将在临床培训阶段广泛学习这些内容，但我们仍然在表 5-2 演示了解决临床问题的过程。表 5-2 展示了医生如何在获取现病史的同时检验假说。

表 5-2 临床问题解决示例

医生诊断疾病就像福尔摩斯探案，[2] 首先获取一些现有信息（例如某 70 岁男子，有非辐射性胸痛、发热、急性呼吸困难，且左腿肿胀），据此生成当前最佳假设（例如，肺栓塞），然后问一些具体的问题（例如，患者是否咯血）以支持或反驳这一假设。[2,7,5] 本例中，医生询问了患者此前并未提及的咯血的情况，因为他初步假设为肺栓塞，而这个症状与其诊断有关。假设患者不存在咯血的情况，而医生询问腿部肿胀是否是近期发生，或者近期有没有过长途旅行或腿部固定的经历，来进一步检验假设，这些都是常见的对肺栓塞具有诊断意义的发现。我们假设在症状出现的 3 天前，患者经历了长达 12 小时的车程，由此医生更加相信肺栓塞是一个可能的诊断。

尽管此诊断的可能性很大，医生仍会检验替代假设，即其他可能导致该患者胸痛的疾病。例如，更高级别的医生还会询问心肌梗死（疼痛位于胸骨下、压迫或挤压式疼痛、发汗），肺炎（咳嗽咳痰、发冷），肋骨骨折（受伤），心包炎（坐起或前倾可缓解疼痛、仰卧加重），肺癌（体重减轻、香烟或石棉暴露）以及许多其他可能性，只要它们反映了引发患者胸痛及其他症状可能的原因。需要注意的是，患者此前并未提及这些症状，医生可以采用封闭式问题将其引出。如果采用简单的提问或描述性方式收集现病史及后续常规条目，很多问题不会出现在现病史部分（胸部创伤属于既往史，吸烟情况属于社会史），而且如果没有这种假设驱动的问询，其中一些问题可能并不会被提及（坐起可以缓解疼痛并非常规问题）。

此例中的医生当然还会继续收集完整的疾病史，进行体格检查、实验室检查，并借助成像信息来验证假设，希望可以建立诊断。

继续琼斯女士的问诊片段

医生：有过关节肿痛的问题吗？【医生假设引发头痛的原因可能是血管炎，这种疾病有时与关节炎相关。因此，他采用封闭式问题来询问头痛涉及的系统之外的系统中的主要信息来支持这一假设】

患者：没有。

医生：在头痛开始前几分钟，视野中有没有过跳动、明亮或闪烁的光？【医生已经了解此症状（闪光暗点）对偏头痛具有诊断意义，于是适当地询问具体的问题来支持偏头痛的假设】

患者：没有。

医生：因为你患的可能是我们说的血管性头痛，比方说偏头痛，所以对此我想了解一些细节。你有没有使用避孕药或其他激素？【医生开始形成关于头痛病因的假设。根据临床叙述及其对头痛的了解，医生怀疑是偏头痛。由此可见，获取其他支持诊断的信息十分恰当，故而关于避孕药的问题也很恰当，因为这可能导致一些女性出现偏头痛。此外，由于头部损伤也会引发头痛，所以医生会将其作为替代假设进行询问。实际上，医生可以通过这种方式检验他们所想到的任何可能原因。例如，如果医生根据患者的叙述（比如间歇性发烧和颈部强直）怀疑是脑膜炎，那么支持或反驳该假设的问题将是：有无皮疹、有无患者接触史或其他暴露，以及其他任何医生认为对支持脑膜炎诊断十分重要的问题】

患者：是的，过去 6 年间我一直在使用。【医生将在既往史部分

追问药物的类型、剂量及用药经历】

医生：你的家族有偏头痛病史吗？【因为医生了解家族病史可以支持偏头痛的假设，所以他在此处提问该问题，而不是在家族史部分】

患者：我有一个姨妈（或姑姑）在年轻的时候曾经患过伴有恶心的头痛，但当她年纪大了之后，就痊愈了。

医生：哦，对了。你头部受过伤吗？【医生正在检验另一个非偏头痛的假设】

患者：没有。

医生：你有没有因为什么原因失去过知觉？

患者：没有。

医生：颈部受过伤吗？颈部有没有出现过什么问题？【颈部问题也会引发头痛，医生正在验证这一假设】

患者：没有。

理解患者的想法

到目前为止，你已获取了患者详细的症状描述，实施了有针对性的系统回顾。并且，如果你是中级或高级医生的话，还询问了有关身体系统中的症状并获得了相关的非症状（次要）信息。然而，只有当你充分了解了患者对自己疾病的看法后，患者的现病史才算完整。这是做出准确诊断，并最好地帮助患者的关键。步骤3和步骤4已经引出了其中大部分信息，特别是如果你在步骤4中采用了间接的情感寻求技巧，得到的信息更多。在回答步骤6中你提出的问题时，患者可能也提及了一些信息。接下来应询问以下领域。

疾病对患者自己/他人的影响 （意义）

询问"这个症状对你的工作/生活有何影响?""这对你的家人/配偶/同事有何影响?"（疾病对患者及其家属的影响是很重要的心理社会学信息，这可能有实际意义，比如是否需要家庭服务。）[54]

健康看法 （参见 DocCom 的模块 9 [9]）

询问患者对疾病的"解释模型"："您认为是什么引发了您的症状呢?"了解症状怎样影响患者，以及患者看重什么至关重要。[10]这还可以给你一个机会来纠正误解，并用共情回应来缓解患者的恐惧。把这个问题合理化，这将很有帮助。比如，可以说："很多患者就医的时候已经对他们症状的起因有些想法，所以我会问每个人这个问题。这真的帮助我解决了他们的问题。"偶尔，患者可能会这样回答："你才是医生，难道不是应该你告诉我吗?"不要为此感到烦恼。冷静地解释："分享我们各自的观点将很有帮助，这样我们才能为你制订最佳的治疗方案。"如果患者坚持说"你是医生，这是你的工作"，那么了解到患者的强烈偏好后，你可以切换到更加以医生为中心的问诊方式。

就医的触发因素

了解患者此次就医的原因也是一种间接的情感寻求方式，如果没有在步骤 4 问及的话，那么就应该在这里引出。比如，"什么让你决定今天来看病的呢?"通常可以由此了解患者的个人生活、重要关系和健康看法。例如，一个有相似症状的同事最近被诊断得了很严重的病，或配偶很担心，坚持要患者来看病。询问"你生活中还发生了什么？"可以揭露人际危机或其他可能引发或放大症状的压力来源。[11]

在琼斯女士的例子中，我们在步骤 3 和步骤 4 了解到她的头痛与她的工作有关，还受到了丈夫的影响。下面，这个医生问了一些问题来了解她的想法。

继续琼斯女士的问诊片段

医生： 你之前提到，和老板的问题可能是引发头痛的原因。这对你和家人的生活有什么影响吗？【提出头痛对琼斯女士以及他人生活影响的开放式问题。如果患者没有自发地提到症状的个人背景，这个问题也可以在步骤 4（第三章）中提出，作为引出个人背景和间接地寻求情感的方式。以医生为中心的技巧使医生得以像这样引领问诊，以获取关于患者个人信息的必要细节】

患者： 这个问题破坏性很大。曾经我们很幸福，共同享受生活。但现在我们的爱情生活都受到了影响。

医生： 请再详细说说。

患者： 在过去的 3 个月中，我情绪一直不好。我们曾经每周同房几次，现在好像几周一次，而且现在孩子们也一直惹我心烦。很多事情需要解决。不仅仅是头痛，工作也是。如果情况没有任何变化的话，我不确定我还能不能继续这份工作。

医生： 这段时间你真的挺难的。我相信我们可以缓解你的头痛，但是我不了解你的老板。【插入以患者为中心的干预，此

处为命名以及支持性话语，这仍然很重要。医生还可以在此处追问性生活的情况，但这在社会史部分也还有机会问】

患者： 他应该在半年后退休。如果头痛解决的话，我可以坚持到那会儿。

医生： 我知道你认为你之所以头痛是因为你的老板，但除此之外，你还能想到其他原因吗？【医生引导她将关注点从老板身上移开，探索其对病因的其他看法】

患者： 我不是很确定。起初我觉得就是因为我的老板，但是头痛已经很久了，而且发作越来越频繁、越来越严重。

医生： 继续。

患者： 我知道这听起来很傻，但过去几天，我一直担心我的脑袋里面长了肿瘤或者其他什么东西。

医生： 我可以理解为什么这个想法会让你担心。感谢你的分享，知道这个很有帮助。在得出最后结论之前，我们还要收集很多信息，但就你目前提供的信息来看，我不认为是脑部肿瘤。我会记住你的这个忧虑，有什么新发现就会告诉你。【医生提供了尊重和支持】

患者： 我真的松了一口气，感觉好像没那么可怕了。

医生： 真好。对于头痛的病因，你还有其他想法吗？

患者： 那只有惩罚了。我从小到大常常担心受惩罚。【还有时间，医生可以采取以患者为中心的技巧进一步探索该信息，并让琼斯女士的想法引导对话。但另一方面，这并非现在发生的事，而且琼斯女士也没有表现出任何痛苦，所以就像这位医生做的这样，将这一话题留到下次问诊也没有什么关系。如果相关的话，医生现在可以探

索她就医的任何触发因素，但看起来他已经充分了解了琼斯女士对头痛的看法】

医生：这是一个关键信息，我想下次见面时再详细聊聊。现在，如果你觉得关于头痛的事情差不多讲完了，那么我需要问一些关于你的结肠炎、咳嗽和过去疾病的问题。在我们继续之前，关于头痛你还有什么需要讲的吗？【过渡仍然很重要，确认患者是否讲完，是否还要就当前话题添加信息】

患者：可以继续，我觉得头痛的问题都讲到了。【这里展示了新手如何首先获取关于相关系统的信息，以帮助建立假设，接着有选择地设计问题以检验这些假设，并且理解患者的观点。由于篇幅限制，这里没有介绍该医生如何探索患者的其他现存问题：她近期的咳嗽和结肠炎。附录 D 中的报告展示了该信息】

程序问题

当患者出现多个问题时，你将需要使用几乎相同的方式评估每一个问题。例如，琼斯女士还曾患有结肠炎，近期曾经咳嗽。你可以现在对其进行系统探索。如果这些不是当前活跃的健康问题，那么可以作为既往史（步骤 7）的一部分进行探索，但不会那么深入。若这些症状对现存问题没有意义，如琼斯女士的情况，那么可以将其写入书面报告中的既往史部分。若是对现存问题有意义，则需要将其作为"其他现存问题"（OAP），记录在现病史的结尾部分。有很多信息需要消化，而且只有经过大量练习后，你才会有能力、有信心与患者交流。为了更好地了解访谈过程，请复习演示视频（网址为：www. accessmedicine. com/SmithsPCI）。一旦你了解了系统回顾的各个部分以及在临床背景下定义症状的技巧，这个过程将变得相当灵活。通常，经验丰富的医生获取诊断及治疗信息的过程并不会花费很长时间。随着技术的进步和疾病知识的积累，你将了解哪些是最有针对性的问题以及如何高效地提出问题，而不是什么都问。为了学习问诊的所有组成部分，最初你需要在多数情况下练习对大部分内容进行提问，这显然会花很长时间（参见第七章关于初学者的问诊将花费多长时间的讨论）。因为问诊中期主要采用封闭式询问，所以必须指出两点：（1）不合理的封闭式问题将导致相当大的数据偏倚（表 5-3 列出了一些避免偏倚的重要方法）；（2）因为现在处于问诊中期，你正在使用以医生为中心的面谈方法，必要时，你可以直接在对话中插入新问题。这对检验假设尤其有帮助。例如，对慢性咳嗽的患者，询问"您吸烟吗？""您的体重有没有减轻？""您有做过肺结核检查吗？"等问题是完全合适的。

当你处理了患者现存的所有症状之后，现病史/其他现存问题（HPI/OAP）部分便结束了。这时，当你有了一些经验之后，你将理解患者的问题，并在脑海中形成对疾病最可能的解释。这将决定在此后的身体检查和实验室评估中需要查证哪些信息。你也将更加充分地认识到症状及次要信息与问诊初期获取的患者个人信息之间的紧密联系。

　　这时，你可以转到其他还没有谈到的话题，比如患者过去的健康问题。正如琼斯女士的例子中的医生所做的那样，询问患者是否已经完整地讨论了她的故事，然后进行总结，并询问患者是否还需进一步补充。

表 5-3　最大限度地降低封闭式问询产生的偏倚

1. 积极聆听。当患者回应时，聆听回答内容，并关注其回答的方式，而不是想下一个问题问什么。

2. 从一般到具体。每个部分均由一个开放式问题开始，然后细化到不同的封闭式问题。（"除了胸痛外，您的健康状况怎样？""您有什么健康问题吗？""有没有高血压？""有没有高胆固醇？"等等。）

3. 追问细节。例如，用药剂量、用药频率、实际用药剂量、用药中遇到的障碍、副作用。

4. 使用单一的问题。避免问"您曾有过头痛、昏厥、失明、视力模糊、记忆力减退或中风吗？"而应问"您出现过头痛吗？"

5. 在每个部分之间进行过渡时，提醒患者。例如，"接下来我们换个话题，来谈谈您家人的健康状况，因为有些疾病可能有家族遗传的特性。"

6. 避免否定措辞。比如，"您没有咯血吧？"

7. 避免有暗示意味的问题。比如，避免问"当您胸痛的时候，左边胳膊会痛吗？"或"您不吸烟，对吧？"

8. 同样关注替代答案。比如，询问"听起来，当您过度劳累时会痛，那不累的时候呢？"

9. 收集信息时不要加以解读。比如，避免说"肯定是痔疮。有没有过恶心或呕吐？"

10. 均衡地关注所有方面。比如，"关于便秘，我们已经讲了很多了，但是还没怎么讲您胸痛的问题。"

11. 不要快速转移话题，也不要使用术语或行话，以免使患者混淆。比如，避免问"他们有给你做过 ERCP 或再做一次内窥镜吗？""有发现什么病变吗？""你之前做过 MI 吗？"

12. 鼓励患者多提问。

13. 确定患者理解是否正确。

14. 总结。在每部分结束或问诊结束时进行总结。

解决主要的心理问题

若患者患有精神疾病或其他严重心理问题，那么访谈开始时收集的个人背景信息通常不足以进行完整的评估。步骤 1～5 都仅仅是开始。在步骤 6，你开始深入细节，正如对待身体问题那样，引出患者的症状，并检验关于患者所患疾病的假设，也就是各种不同的可能诊断。例如，可能在步骤 1～5，患者的抑郁症状已经十分明显，但现在，你的任务是探索其可能的疾病起因、潜在的并发症以及治疗方案。先进行开放式询问，然后根据"倒锥式"模型进行封闭式询问，以鉴别诸如重度抑郁症、双相障碍、精神分裂症、药物副作用及由疾病引起的抑郁等。在临床见习期间，你将积累很多关于诊断身体或精神疾病时所需的问诊问题的经验，这里我们之所以以抑郁为例，是因为抑郁情绪可能是一种正常的情绪，也可能是某种精神障碍的症状。重度抑郁如此普遍，而这些经确认的问题有助于做出诊断。你可以通过询问以下两个问题筛查重度抑郁症[12]：

过去两周中，你受以下情况困扰的频率如何？

1. 做事情提不起兴趣，没有乐趣。
2. 情绪消沉，感到沮丧或绝望。

如果患者对其中一个或两个的回答是"一半时间以上"或"几乎每天"，那么诊断抑郁症的敏感度为 83%，特异度为

90%。这时，你可以再提问7个问题来进一步确诊。在这9个问题中（2个筛查问题和7个跟进问题），若患者对5个及以上问题回答"一半时间以上"或"几乎每天"，则可以诊断为重度抑郁症。[13]这些问题是：

过去两周中，你受以下情况困扰的频率如何？

3. 入睡困难、睡不安稳或睡眠过多。

4. 感到疲倦或精力不足。

5. 食欲不振或暴饮暴食。

6. 自我感觉差——觉得自己是个失败者或觉得自己让家人失望。

7. 很难集中注意力读报、看电视等。

8. 行动或讲话缓慢，到了别人会注意到的程度，或者烦躁不安、比平常多动。

9. 有自己最好死掉的想法，或用某种方式自残。

大多数的患者和琼斯女士类似，没有明显的心理问题或心理疾病。在听了关于琼斯女士的工作压力和人际冲突的一切之后，你可能会为此感到惊讶。对这个层面上的患者来说，这样的生活压力并不一定是某种疾病的症状。了解这一点十分重要。事实上，每个人的生活中都会出现这些问题，但这仍属于正常范畴。通常，仅是感到有一个关心你的人聆听、理解你，便足以解决问题。确实，有些患者表示"来跟你聊聊就觉得好多了"。在社会史（SH）部分，你会收集到更多像琼斯女士这样的患者的个人细节（步骤8）。

对问诊剩余部分的整体评价

现在你已经完成了问诊中期最重要的部分。步骤 6 将花费你大部分时间。剩余步骤（步骤 7 ~ 10）非常直接，包含了关于多种主题的问题清单，你只需逐个提问。在很多实践场景中，患者会提前填写一份问卷，然后医生利用它来有效地指导这部分的问诊。虽然现在仍会继续寻找关于假设的线索，但大多数假设检验应该已经完成了。

注意，这些问题涉及范围十分广泛，全部提出并回答可能会花费数小时。我们之所以提供所有材料，是为了让你初步了解潜在的重要患者信息的规模，以及哪些信息是充分理解患者所必需的。注意，有经验的医生很少会收集全部的信息，当然也不会在一次访谈中全部收集，相关但不紧急的信息一般会在多次访谈中获取。步骤 1 ~ 7 中涉及的信息一般会根据患者情况有选择地收集。当你进行这些步骤时，需要考虑针对不同人群，哪些信息会更加重要，比如老年患者、女性、男性、儿童、危机情况、高危人群等。作为初学者，你应该首先完整获取所有领域的信息，以此作为了解这些类别，并开始领会患者多样性的一种方式。当你学会并记住了所有类别之后，你就应该更有选择地提问。

虽然步骤 7 ~ 10 的信息大多比较常规，但你也需要关注患者的反应，尤其是长时间访谈引发的疲劳和不耐烦。要不时地询问患者对访谈本身的回应。一方面，谈话可能很累，所以你可能需要询问患者是否需要休息，或是否希望以后再继续。另一方面，虽然这些问题是常规问题，但往往可能引发患者某种情感共鸣，于是，你可能需要回归以患者为中心的问询，尤其是要运用共情技巧（N-U-R-S）。例如，当询问配偶年龄时，患者可能由于刚刚离婚而感到非常难过。在收集这部分病史时，务必维持此前建立的以患者为中心的尊重气氛，而不要匆匆忙忙，这也十分重要。最后，要告诉患者你询问的每一个问题都只是常规问题，而不是由于你发现或怀疑他们有什么问题，以此将每个问题正常化。比如，若不解释的话，当你询问性行为时，患者可能感觉受到了侮辱。

既往史（步骤7）

在既往史部分，你将引出患者过去的重要医学事件的信息，这与现病史/其他现存问题（HPI/OAP）无关。与之相关的既往事件，应在现病史/其他现存问题（HPI/OAP）部分收集。例如，某患者因胸痛就医，先前出现的心肌梗死通常作为现病史收集，而不是既往史。此外，关于病史和体检的书面及口头展示也在现病史部分报告。类似地，由于糖尿病和冠状动脉疾病联系紧密，若此患者有20年的糖尿病史，也应在现病史部分引出并记录。相反，如果这名患者因憩室炎或髋骨骨折就医，那么心血管病史，只要它不是现存，应在既往史部分获

取并展示。然而，这两者间的界限有时并不清晰，也没有基于
证据的指南来指导应该在哪一部分收集或记录既往信息。当
然，你有时可能在收集既往史（或其他部分）时也会引出同
现病史相关的信息，那么在书写或展示病史和体检时，应将其
移至现病史部分。

采用聚焦性的开放式筛查问题，询问表 5 - 4 中列出的各
个领域的信息。例如，"你小时候身体怎么样？"以及"你之
前有没有过住院或其他健康问题或手术？"在此基础上，通过
大量封闭式问题来收集有关上面提及所有条目的必要细节。简
单的封闭式问题便足以收集这些类别中的数据（比如"您之
前发生过骨折吗？"）。

下面我们根据表 5 - 4 列出的大纲进行拓展。当在任一领
域发现对患者健康有重要意义的问题时，回顾当时的症状，自
己做出诊断，同时查看外部记录进行确认。你可以借鉴患者对
诊断或治疗的理解，确保患者指出的药物"过敏"不是药物
预期的副作用或非过敏性不良反应。但这不是最终结果。按照
已描述的过程，将问题转化成系统回顾中的症状，并用症状描
述符进行细化，然后按照时间顺序组织主要信息（症状）和
次要信息（就诊、住院、检查）。

围绕对目前健康没什么意义的既往问题（多年前的阑尾
切除或扁桃体切除手术），除了获取患者对诊断的理解、并发
症及有无后续问题的陈述外，无须收集其他细节。实际上，时
间的限制以及患者的不适会阻止我们收集不必要的信息，比如

关于 30 年前简单的阑尾切除手术的详细信息。

正如表 5-4 所示，通过在以下领域进行询问，可以发现重要的既往问题。

表 5-4　既往史（步骤 7）

- 询问整体健康状况及既往疾病
  - ◇ 儿童期：麻疹、腮腺炎、风疹、水痘、猩红热、风湿热
  - ◇ 成年期：高血压、心脏病发作、中风、心脏杂音、其他心脏病、糖尿病、结核病、性传播疾病、癌症、既往主要治疗（输血、类固醇治疗、抗凝），以及去年曾看过医生
- 询问过去的伤害、事故、心理问题、不能解释的问题、手术、检查、心理治疗
- 引出既往住院史（内科、外科、产科、康复科和精神科）
- 回顾患者免疫接种史
  - ◇ 儿童期：麻疹、腮腺炎、风疹、脊髓灰质炎、乙肝病毒、破伤风/百日咳/白喉、人乳头瘤病毒、流感、脑膜炎球菌、水痘、乙型流感嗜血杆菌、轮状病毒
  - ◇ 成年期：白喉/破伤风/百日咳强化剂、乙肝、甲肝、流感、肺炎球菌肺炎、带状疱疹
- 询问适龄预防筛查情况
- 收集女性患者的妇女健康史
  - ◇ 月经初潮、周期长度、月经期长度、每天使用的卫生巾或卫生棉条的数量
  - ◇ 怀孕次数、并发症；活产数量、自然引导产/剖腹产；自然流产及手术流产次数
  - ◇ 绝经年龄
- 列出目前使用的药物，包括剂量和给药途径
  - ◇ 具体询问吸入药物、非处方药、替代疗法、口服避孕药、维生素、泻药
- 回顾过敏情况
  - ◇ 环境、药物、食物过敏

筛查主要疾病

对可能尚未发现的问题进行筛查。从儿童期疾病开始，询问"您童年的时候患过什么病吗？"然后询问具体的儿童疾病（例如麻疹、腮腺炎、风疹、水痘）。接着是成年期疾病，询问"除了主要疾病之外，您的健康状况如何？您都患过哪些重大疾病？"然后具体询问常见的成年疾病（高血压、心脏病发作、中风、心脏杂音、其他心脏疾病、糖尿病、性传播疾病、癌症），输血史，以及去年的就医史。相似地，对先前的治疗进行询问，例如可的松、胰岛素、输血和抗凝血剂，这些治疗表明患者曾有过严重的健康问题。

其他内科、外科或心理问题

询问患者是否经历过受伤、事故、需要多次就医的疾病、不能解释的问题、手术、检查、心理问题及心理治疗。

住院史

通过住院史可以确定患者经历过的最严重的问题：外科、内科、精神科、产科、康复科及其他类型的问题。住院的时间越近、情况越严重，要求提供的信息便越多，有时甚至比现病史还要广泛。例如，某患者因为髋骨骨折接受治疗，但曾有过三次心脏病发作史，那么你将需要引出更多心血管方面的主要和次要信息来评估计划进行的髋骨手术的安全性。我们通常按照时间顺序展示住院史。

疫苗接种史

询问儿童期（麻疹、腮腺炎、风疹、脊髓灰质炎、乙型流感嗜血杆菌、乙型肝炎、破伤风/百日咳/白喉、人乳头瘤病毒、水痘）和成年期（白喉增强剂、破伤风增强剂、麻疹/腮腺炎/风疹增强剂、甲型肝炎、乙型肝炎、流感、肺炎球菌、带状疱疹、脑膜炎球菌）的免疫接种情况。

筛查

我们有很多推荐的健康筛查程序（因年龄、情况和性别而异），请确保你使用的是最新版本。这可能包括筛查结核、高脂血症、高血压、宫颈癌、乳腺癌、结肠癌等。筛查推荐随着新知识的发现而不断更新。

妇女健康史

从妇女和女孩儿那里，我们需要获取关于月经的基本信息，包括初潮年龄（您几岁时第一次来月经?）、月经周期（您多久来一次月经?）、持续时间（您一次月经会持续多久?）、月经期间的不适或疼痛、每日使用的卫生巾或卫生棉条的数量以及绝经年龄。避孕药物的使用情况也在这部分询问，包括口服避孕药或其他激素制剂（您或您的配偶有进行避孕吗? 哪种类型? 使用频率如何?）。如果你愿意，可以在既往史部分询问性经历、性传播疾病感染史以及配偶暴力等社会史问题。

产科史包括怀孕次数（您怀过孕吗？多少次？）、活产次数以及新生儿结局、其他生育史以及造成不良结局的原因、妊娠并发症、自然流产（您有没有小产过？）和人工流产。你可以在这里引出母乳喂养史及相关问题。当泌尿生殖问题是关注的焦点时，妇女健康史通常在现病史部分引出并报告。在系统回顾中也会有很多妇女健康问题，因为一些医生会在系统回顾中询问妇女健康史，而不是在既往史或社会史部分。你将从老师那里学到，应该在哪部分记录并报告妇女健康史。

药物和其他治疗

列出所有医生开具的药物及其他药物的剂量、使用时间、使用原因及不良反应。同时，还要记录去年使用过但现在不再使用的药物。有时患者可能认为某些药物不算是药物，对此进行具体询问也是必要的。比如，吸入剂、泻药、补品、激素、避孕药和维生素。询问非处方药、替代疗法药物或朋友及他人推荐的药物的使用情况。为了确认患者使用的所有药物，有时你可能需要联系药房或让患者把他的药带过来，这样才可以完全确认，尤其是在患者只知道"我正在服用一种棕色的药片来治疗循环系统疾病"的时候。有时，可以访问一些有用的在线资源，如美国国家医学图书馆的

Pillbox 服务（http://pillbox. nlm. nih. gov/），根据颜色、形状和大小快速识别药片。

　　询问非药物治疗的形式，是自己实施还是他人，包括理疗、按摩、生物电反馈、放松技巧、瑜伽、针灸、任何类型的心理治疗（如个人治疗或群体治疗）、节食和锻炼。特别需要注意询问补充疗法或替代疗法（例如，顺势疗法、草药、脊椎推拿治疗），因为患者往往会由于尴尬或担心医生不赞同而不会提到这些疗法。[14]

过敏和药物反应

　　如果尚未确定，询问哮喘、花粉症、荨麻疹和特应性湿疹的情况，因为这些是常见的过敏疾病。这些疾病的患者可能对某种药物更加敏感，比如哮喘患者对阿司匹林敏感。

　　药物反应可能是过敏/免疫性的（青霉素引起的皮疹）或非免疫性的（由抗生素引起的念珠菌性阴道炎）。患者从不会对此加以区分，但你必须注意，因为如果是真的过敏反应，那么此后不可以再用此药，但若是非过敏反应，有时改变剂量和频率后仍可以继续使用此药。列出所有的过敏或其他药物反应、剂量和使用时长、具体的症状（如荨麻疹、过敏反应、皮疹）以及次要信息（如脱敏、皮肤试验、可的松）、复发情况、再次暴露史及最终结果。

　　下面我们回到琼斯女士的例子。

　　继续琼斯女士的问诊片段

医生：除了头痛和结肠炎，你的健康状况怎样？【一个以开放

式问题开启既往史的好办法】

患者：还行。

医生：接下来我将问一些具体的疾病，你只要回答是否有过就可以。这些都是些常规问题，我问不是因为我怀疑什么。【指令，也将问题正常化】

医生/患者：风湿热（没有），猩红热（没有），糖尿病（没有），结核（没有），癌症（没有），心脏病发作（没有），其他疾病（没有）。【医生通过筛查主要疾病开始收集既往史。对于像这样的一系列问题，要一个一个分别问，并给患者充分的时间进行回答；不应让患者感到压力，也不要一下问一串问题。在整个过程中要对患者的回应敏感，并对患者的问题进行回应，这很重要。尤其是，这可以帮你打消患者的疑虑，让他们相信所有的问题都是常规问题，而不是因为你发现了什么】

医生/患者：除了你之前为治疗结肠炎使用的可的松之外，接下来我要问你很多具体问题。你之前有没有接受过这些主要治疗：输血（没有），胰岛素（没有），抗凝（没有）。【这也是一种筛查尚未提及的重要疾病的方法】

医生：过去一年中，你有没有因为我们尚未提及的不适去看过医生？

患者：我有过一次膀胱感染，吃了一些药。

医生：当时是如何得出这个诊断的？【医生并没有将患者的话

当作诊断（次要信息），而是想了解更多】

患者： 我的医生让我进行了尿检，然后给我开了抗生素。两天之后感染就好了，但我服药服了一周。

医生： 有进行什么检查吗？比如 X 光或尿液培养？

患者： 没有。

医生： 之前有过膀胱感染吗？

患者： 没有，这不是很严重。【这个疾病听起来像一个不严重的下尿路感染，医生已经为此建立了时间进程。这是一个十分简单且直接的问题，但医生会以类似的方式评估对患者现在健康有重要意义的每个既往问题】

医生： 你还为其他问题看过医生吗？或进行其他疗法？

患者： 没有。

医生： 除了那次因为结肠炎住院之外，你还有过其他的住院经历吗？【限于篇幅，虽然没有记录在现病史/其他现存问题或既往史部分，但医生还是了解了琼斯女士的咳嗽问题。询问的结果见附录 D 的报告】

患者： 我小时候切除了扁桃体。

医生： 还有过其他住院经历吗？【医生可能已经问过了并发症或继发问题】

患者： 我在中学的时候折断了手臂，需要去医院固定。

医生： 那之后怎样？有什么问题吗？【了解骨折是如何发生的很重要】

患者： 没什么问题，挺好的。我打网球也没问题。

医生/患者： 还有其他住院经历吗？（没有）受伤？（没有）

事故？（没有）或者疾病？（没有）。【这些问题
是逐个询问并回答的】

医生：你是不是还没有提到生孩子的事情？

患者：啊，对！我忘了！他们现在分别是 6 岁和 8 岁。但是，
我分娩的过程中没遇到什么困难。【这听起来并不复
杂，医生将在既往史的最后部分询问月经和生产史的细
节，虽然他也可以现在就在这里问】

医生：好的。如果没有别的，那么我们进入下一个话题。我想
了解一下你曾经使用的药物或其他疗法。【一个开始新
领域的很好的开放式问题。由于篇幅限制，我们简要总
结一下医生收集到的关于琼斯女士的信息。除了口服避
孕药和为了治头痛服用的阿司匹林外（详细的剂量和
其他信息），她没有服用过其他药物，也没有采取过任
何治疗，无论是来自医生的处方，还是其他。医生回顾
了她使用强的松的情况。她没有过敏性疾病，不曾对任
何药物或其他物质过敏。她儿童时接种了疫苗，而且两
年前，在她被钉子刺伤手之后，又注射了破伤风疫苗。
她的妇女健康史显示，她每三年会进行一次宫颈涂片检
查，并在每次月经后一周进行胸部自检。她没有感染过
性传播疾病，如淋病、梅毒、艾滋病毒、衣原体、宫颈
涂片异常（由人类乳头状瘤病毒 HPV 引起）、生殖器疣
或肝炎。妇女健康史其他部分见附录 D 中的报告】

社会史（步骤8）

社会史，又称心理社会史、心理社会系统回顾或患者档案，借此可以了解患者行为以及其他可能影响疾病风险、严重程度和结局的个人因素。这也有助于加深你对患者的了解。此处获得的常规信息是对你在步骤3和步骤4中获得的丰富的社会心理数据的补充，不应与之混淆。正如病史其他部分一样，你也将会在问诊的不同部分获取关于社会史的信息。无论你在哪部分获取这些信息，当你口头或书面展示病例时，应将与主要问题诊断无关的社会史部分放在"社会史"这个标题下，以便更好地组织信息。

以一个过渡性说明（"现在，我想问您一些关于您生活的问题，以及为了保持健康，您都做了哪些事？"）开始收集社会史信息，然后用聚焦性的开放式请求或问题来开始对表5-5中罗列的每个主要领域进行询问（"您能给我讲讲您的工作吗？"），接着通过问足够多的封闭式问题来获得必要的细节。因为社会史涉及很多敏感的领域，因此特别要注意保持耐心、有礼貌、不做评判、理解患者，确保维持以患者为中心的氛围。当你阐明这些问题都是常规问题，且每个人都会被提问时，患者往往会觉得放心。大量使用开放式技巧和共情技巧来谨慎地处理敏感领域。如果患者产生了重要问题或情绪，或者如果先前沉默寡言的患者开始敞开心扉，你可能需要使用以患者为中心的问诊技巧。在以患者为中心和以医生为中心的技巧间多次切换十分常见。用于获取敏感信息（如性行为史）的问诊策略将在第七章中展开说明。

社会史部分可能询问的话题十分广泛，而且看起来可能与患者就医的原因没什么关系。然而，了解患者生活的这些方面，可以帮助你诊断患者的主要问题，帮助患者在出院后康复，并且通过纠正有害行为帮助患者保持健康。随着经验的积累，将来你在与某一特定患者沟通时，就可以了解哪些问题是最重要的。在大部分就医过程中，应询问表 5 - 5 中加粗的条目，这些话题将确定风险因素修正的目标，并协助建立医患关系。虽然患者很少提及这些问题，但也应以一种开放的、不做评判的方式来讨论，以建立信任并获取准确信息。在与很多患者的沟通中，你都可能需要获取这类信息。

如果时间允许，或患者的疾病有所指向，则询问表 5 - 5 中非粗体的条目。例如，如果患者有急性发热，你可能应该询问关于旅行或宠物的信息。

我们建议您从不太敏感的话题开始，基本上按照表 5 - 5 的顺序进行询问。在转移话题时进行过渡，并且向患者说明你会向所有患者询问这些问题，来使他们放心。以下部分列出了一些重要主题的推荐问题及其依据。

表5-5 社会史（步骤8）

职业	健康筛查
工作场所	宫颈癌
责任等级	乳腺癌
日常工作和日程	前列腺癌
健康危害	结肠癌
职业暴露	血脂
工作压力	高血压
经济压力	糖尿病
满意程度	艾滋病
健康促进	性传播感染
饮食	结核病
体育活动／运动史	青光眼
功能状态	牙齿健康
穿衣	自检
洗澡	**暴露**
饮食	宠物
移动	旅行
走路	家庭及工作场所的疾病
购物	性传播感染性疾病
如厕	
使用电话	**物质使用**
做饭	**咖啡因**
清扫	**烟草**
开车	形式
服药	累计吸烟量（包-年）
管理财务	**酒精**
认知功能	每次、每天、每周饮酒类别及数量
对正常生活的干扰程度	CAGE 问题
安全	**药物**
安全带使用情况	"娱乐"或"街头"毒品
安全头盔使用情况	非法使用处方药
家中是否安有烟雾报警器	
工作场所或家中有无有毒物质	

（续）

个人史	健康素养
生活方式（同谁生活、家里情况如何?）	兴趣爱好、娱乐活动
个人关系和支持系统（你依靠谁? 周围人对你的疾病做何反应?）	重要生活经历
性生活	成长环境和家庭关系
性取向	学校生活
性事	重大损失 /逆境
困难	**兵役**
亲密伴侣暴力 / 虐待	财务状况
生活压力	逐渐年长
情绪	退休
精神生活 / 宗教	生活满意度
信仰	临终计划
重要性	文化/民族背景
社区	**法律问题**
住址	生前预嘱或预设医疗指示
	授权委托书
	紧急联系人

注：在同大多数新患者访谈时，应询问粗体条目：这些条目对修正风险因素有很好的效果，有助于建立医患关系，且对患者十分重要，然而却很少被患者提及。如果时间允许，或与患者症状相关，则询问其他条目。

职业

询问"您外出工作吗? 请跟我讲讲您的工作。您从事这项工作多久了? 您此前从事过其他工作吗? 您工作中有没有曾经暴露在烟雾、灰尘、辐射或噪音下? 您觉得您的工作内容或环境对您现在的症状有影响吗?"如果有，继续问"当您不工作时，症状会不会改善?"以及"您的同事有相似的症状吗? 请跟我讲讲您工作中的压力。"如果患者没有在外工作，那么询问其一天通常是怎样度过的。【患者的职业可能会造成压力或接触有毒物质、伤害等，从而影响其健康。[15] 例如，汽车工人可能会患哮喘，木工鼻咽癌发病率会增加，此外医生可能会接触结核、HIV 以及病毒性肝炎】

健康促进

饮食　（参见 DocCom 的模块 25[16]）

要求患者回忆过去 24 小时中所食用的食物："请告诉我，在过去的 24 小时中，您都吃了什么。请从您来这里之前开始，然后往前回忆。"24 小时膳食回顾（假设这天是典型的），相比于询问患者通常每天都会吃什么，能让你更加准确地了解患者实际的饮食习惯。

通过询问"您对您的饮食习惯满意吗？"来筛查贪食症。如果患者的回答是不满意，那么接着问："您有没有偷偷吃过东西？"[17]

根据临床情况，你可能还需要探索以下领域：

- 钠：减少钠的摄入量可以降低血压，其程度等同于服用药物，而且还可以缓解心衰症状，所以需要询问高血压患者及先天性心脏衰竭患者的食盐使用情况。患者是否会在烹饪期间或餐桌上添加食盐？询问熟食中隐藏的钠摄入，如冷切肉、培根、火腿、汤、蔬菜罐头以及外出用餐。

- 脂肪：动物脂肪和氢化脂肪的摄入量会显著影响患心脏病的风险。询问患者对乳制品、蛋类、红肉和内脏的摄入量。

- 咖啡因：可引起紧张、震颤、心悸和失眠。询问患者对咖啡因饮料（如咖啡、茶、可乐、能量饮料）和咖啡因药片（如 No-Doz）的摄入量。

- 膳食纤维：低膳食纤维饮食可能导致便秘、痔疮和憩室炎。
- 乳制品：可能患有乳糖不耐的患者。
- 小麦：可能患有麸质肠病的患者。

【随着肥胖和进食障碍发病率的不断升高，了解患者的进食选择与疾病的关系越发重要。饮食对很多常见病也有影响，比如高血压、糖尿病和高脂血症。食物也可能引发某些症状，比如乳糖不耐患者食用乳制品后，或麸质肠病患者食用小麦后会出现腹泻和腹胀。此外，即使患者肥胖，也可能存在营养不良的问题】

运动 （参见 DocCom 的模块 25[16]）

- 询问患者："您都进行什么体育活动或运动？"

【久坐的生活方式可以引发很多疾病，包括肥胖、2 型糖尿病和心脏病。美国健康与人类服务部在《2008 年美国人体育活动指南》（www. health. gov/paguidelines）中建议：成年人每周至少要进行 2.5 小时的中等强度有氧运动，或 1 小时 15 分钟的高强度有氧运动，或者是两者的等效组合。它还建议成年人每周进行两次或两次以上中等或高等强度的、涉及所有主要肌肉群的肌肉强化活动。了解患者锻炼和身体活动的细节可以让你适当地为患者提供咨询。】

安全

询问"现在我想问您一些个人安全问题。您系安全带吗？

每次都系吗？您骑自行车戴头盔吗？每次都戴吗？您骑摩托车吗？（如果骑）您戴头盔吗？每次都戴吗？您家里有烟雾报警器吗？您多久换一次电池？您的孩子可以拿到药物或类似清洁用品的有毒物质吗？

【询问患者日常的安全实践提供了可能挽救生命的咨询机会。[18-23]例如，在每年的机动车事故致死案例中，约60%是由于未使用安全带。美国国家公路交通安全管理局估计，佩戴安全带每年可以拯救约13000人的生命。事故是年轻人死亡的主要原因。如果医生可以说服健康的年轻患者佩戴安全带，对其寿命的正面影响可能比其他任何一种医疗干预都要明显。即使年轻患者说自己佩戴安全带，但强调安全带每年可以拯救数千人生命的事实仍然有益。自行车头盔可将头部受伤的风险降低85%；摩托车头盔可以将致命头部损伤的风险降低27%。[19]烟雾报警器可将住宅火灾死亡风险降低80%。[18]】

物质使用 （参见 DocCom 的模块 24,[24] 29,[25] 和 30[26]）

询问烟草使用情况，包括形式（如烟斗、鼻烟、嘴用烟草）以及累计吸烟量（单位为包 – 年，用每天吸烟的包数乘以烟龄。例如，每天吸烟 2 包，烟龄为 8 年，那么吸烟量就是16 包 – 年）。

确认患者是否饮酒，并确定这是否危害了其健康。询问"您饮酒吗，包括啤酒、红酒和烈性酒？您喝多少？酒精是否曾对您的生活造成过困扰？您上次喝酒是什么时候？"若最后一个问题的答案是"不到 24 小时前"，那么酗酒的阳性预测值为 68%，阴性预测值为 98%。[27] 接着，你可以继续问"CAGE"，即"饮酒问题调查问卷"中的问题：[28,29]

- 您是否曾感觉需要减少饮酒量？
- 您是否曾因饮酒受到批评，并为此烦恼？
- 您是否曾因饮酒而觉得内疚？
- 您早上醒来后是否要喝点酒才会觉得舒服点？

若两个或以上问题答案为肯定，那么诊断酒精依赖的敏感性和特异性均大于 90%。[27]

确定患者是否使用或滥用"街头"药物或处方药，并对其进行量化。同时，确定患者是否共享用药器具，如针和吸管。处方药滥用是现在药物滥用最常见的形式。[30-33]

患者往往会尽可能地瞒报药物和酒精的使用量，比起欺骗你，其实更多地是想欺骗他们自己。你需要保持尊重和用非评判的方式来赢取患者信任。你可以问患者使用成瘾药物有没有造成什么问题（离婚、失业、酒精戒断时的震颤性谵妄、吸烟引发的肺气肿），他们有无尝试戒掉这些习惯或减少用量？这些努力是否成功，如果不成功的话，为什么，以及他们是否有兴趣获得他人帮助来戒掉这些习惯。同时也需要询问患者生活中的法律问题，以及其他药物滥用问题。最后，尤其是对于酗酒的患者，要警惕其伴随的精神问题，如焦虑和抑郁。你会常常发现，酗酒往往会成为患者主要健康问题的起因，而且几乎总是会对患者的健康造成重大影响。在这种情况下，即使这些信息收集于社会史部分，你也需要在现病史部分展示它们。

比如，患有胸痛、显示心绞痛的患者，显示有酗酒史；或进行性气短患者，有40包－年的吸烟史。

个人史

生活方式和个人关系

了解患者家庭生活的一个很好的方式是询问"您家里情况如何？还有其他人和您一起生活吗？可以给我讲讲他吗？""请您讲讲您与谁一起生活？"

【大多数初学者在询问患者个人生活时，会感到不适。询问有关陌生人私生活的私密问题，会让人觉得像是在入侵或偷窥。这是可以理解的。记住你提这些问题的原因会有所帮助。作为医生，你关心公共卫生问题（比如传染病的蔓延）、患者的安全（比如跌倒和亲密伴侣暴力）、危险行为（比如无保护性行为）、遗传病和可遗传病等。

作为初学者，你可能觉得收集这些信息对患者不会有任何帮助。一旦开始临床，你将成为照顾患者的核心成员，而你所收集的患者病史信息也将是最重要且最完整的。

比如说，得知患者的个人关系后，医疗团队将了解与患者关系最近的亲属，并与他们联系；此外，当患者可以出院时，也会了解潜在的支持系统（或支持缺乏），这将决定我们是让患者回家、安排家访护工还是将患者送至康复中心。无论你的临床水平如何，向患者坦白你正在学习问诊，大多数患者将非常乐意回答你所有的问题来帮助你学习。事实上，可能对患者来说，与你交流也给他本来无聊的一天带来了不少乐趣】

性 （参见 DocCom 的模块 18[34]）

例如 "为了提供更适合您的医疗服务，我需要了解您的生活方式，这将对我很有帮助" 的过渡陈述，或许可以将话题自然地过渡到性生活上，而不会引起不适。[35-39]此外，声明 "对所有的成年患者，我都会询问这些问题" 也将有所帮助。在过渡后，你可以问以下问题：

- "在您的生命中，有没有一个特殊的人？您和这个人有性行为吗？"
- "有其他需要我知道的性关系吗？"
- "您与有感染性传播疾病或 HIV 风险的人（可卡因使用者、妓女、陌生人或同性或双性恋男士）发生过性关系吗？"
- （对于与男性发生性关系的人）"您用安全套来预防疾病吗？""使用安全套的性关系占多大比例？"
- （对于女性）"您觉得是否需要讨论避孕？您做过宫颈涂片吗？上一次做是什么时候？结果怎样？您有过宫颈涂片异常吗？您有为此做过宫颈活检或其他手术吗？"
- "您是否感染过淋病、梅毒、HIV、衣原体、疱疹、人乳头瘤病毒（HPV）、生殖器疣、肝炎？"
- "关于性，您还有其他问题或疑虑吗？我很愿意与您讨论。"

为发现性问题，询问：

- "您最近有没有注意到性功能的改变或问题？"
- 对男性："您勃起和维持勃起有没有什么问题？性高潮有没

有困难？"

- 对女性："性交时是否有疼痛感？湿润度或性欲有没有问题？性高潮有没有困难？"
- "您的疾病对您的性功能有影响吗？"

【不要猜测患者的性取向和性行为，和问诊的其他部分一样，要针对患者的情况进行询问。比如，在拥挤的急诊室里收集急性充血性心力衰竭患者详细的性史，是不合适的。当患者情况稳定，并处于一个比较私密的环境下时，你可以根据情况继续询问这些问题】

亲密伴侣暴力／虐待（参见 DocCom 网站的模块 28[40]）

在美国，三分之一的女性和四分之一的男性受到过亲密伴侣的身体虐待；五分之一的女性和七分之一的男性受到过亲密伴侣的严重身体虐待。[41]虽然这可能会令人感到不舒服，但你必须学会敏锐地询问亲密伴侣暴力的情况，因为患者自己不太可能主动提及这个重要的问题。[42]其中一个方法[43]是询问"您有没有被打过、扇过耳光、踢过或受到他人造成的其他身体伤害？是否有人曾强迫您进行过性行为？"若患者对其中任一问题回答为"是"，再用开放式问题了解相关情况。接下来，你可以进一步询问"SAFE"问题：[44]

- 压力/安全（Stress/Safety）："在这个关系中您有什么压力吗？""在这个恋爱/婚姻关系中，您是否觉得安全？""我是否应该担心您的安全？"

- 恐惧/虐待（Afraid/Abused）："在这个关系中，您是否曾感到过害怕？""您的伴侣有没有威胁或虐待过您或您的孩子？""您的伴侣有没有对您造成过身体伤害或威胁？""您现在是否处于一种这样的关系中？""您的伴侣是否曾强迫您进行您不愿意的性交？""恋爱或婚姻中人们常常打架，那么当您和您的伴侣出现分歧时，会如何处理？"

- 朋友/家庭（Friend Family）："您的朋友、父母或兄弟姐妹是否知道您曾被伤害？""您觉得您可以告诉他们吗？他们会给您支持吗？"（评估社会孤立程度。）

- 应急计划（Energency Plan）："当出现紧急情况时，您有安全的地方可以去吗？""那里是否有您（以及您的孩子）需要的所有物资？""如果您现在遇到危险，是否需要帮助来找到一个避难所？""您是否想要同社会工作者/咨询师/我谈谈，来制订一个紧急计划？"

压力

压力在生活中无处不在。若不加以管理，它会通过慢性激活下丘脑–垂体–肾上腺通路以及对免疫系统的抑制，对精神和身体健康产生负面的影响。[45]如果在先前的访谈中没有提及压力，那么就询问"您可以告诉我您现在有什么压力吗？""最近，您家里有没有发生什么变动或损失？工作呢？"

情绪 （参见 DocCom 的模块 27[46]）

在问诊开始时，你可能就发现了情绪障碍的线索，你可以选择在步骤 7 收集现病史时检验你的假设。你也可以在这里或系统回顾部分（步骤 10）查看患者的情绪。以"您最近心情怎样？"或"您最近精力怎样？"开始，然后询问"过去两个月，您是否做事没有兴趣？有没有闷闷不乐、感到沮丧、没有希望？"来筛查最常见的情绪障碍——抑郁症。如果患者对其中任一问题回答"是"，那么可以用更深入的调查问卷（如 PHQ-9 量表）来进行确诊，并评估其严重程度。[13]

健康素养　（参见 DocCom 的模块 9[9]）

健康素养的定义是一个人获得、处理、理解健康信息，从而针对疾病的预防和治疗做出决定的能力。[47]通过询问筛查问题（"你有信心自己填写表格吗？"）来识别健康素养低的患者。[48]

【需要健康素养的行为包括阅读药瓶上的说明、理解预约单、填写健康表格、参与手术前知情决策讨论、管理慢性健康状况，以及加入健康保险计划等。同健康素养较高的患者相比，健康素养低的患者往往健康状况较差，且花费较高。据估计，美国有三分之一的患者健康素养较低。患者可能通过避免阅读（"我忘记戴眼镜了。"）来尝试掩盖低素养的情况。他们可能很少提问题，并且也不能解释怎样服用药物】

其他问题

若时间允许或临床状况有所指向，则询问以下领域的情况。

预设医疗指示　（参见 DocCom 的模块 32[49]）

对于患重病、残疾或年老的患者，请询问他们预设的医疗指示（例如，"不要尝试复苏"的意愿、生前预嘱、使用呼吸机维持生命）、代理权以及紧急联系人等。这份文件使得我们可以在患者丧失行为能力时，了解其临终意愿。生物伦理学专家推荐并使用预设医疗指示，但这依然远远不够，当患者不了解其后果时，仍偏向于选择心肺复苏。研究数据表明，实施预立指示有助于提高老年患者的满意度[50]，必要时也可以通过以患者为中心的技巧来提高满意度。[51]

功能状况 （参见 DocCom 的模块 23[52]）

了解患者的功能状况十分重要，尤其是针对老年或有残疾问题的患者。例如，他们是否可以自己穿衣、洗澡、如厕、从床上转移至椅子上、走路、购物、烹饪、清洁、开车、服用药物以及跟踪银行账户等。事实上，美国医师学会要求将病史标准化，应涵盖常规的功能状况以及健康评估。[53]另外，还需要评估残疾对患者生活和愿望的影响程度。例如，某位患者不再能爬楼梯了，但这可能并不妨碍他做自己想做的事情，当然，同样的残疾可能使得他不能参加棒球比赛。

继续琼斯女士的问诊片段

医生： 让我来问一些关于你的生活的问题，以及你做什么来保持健康。【向社会史很好的过渡】

患者： 好像我已经把所有事都告诉你了。

医生： 我还需要了解一些细节，以便更好地帮助你。但首先，你对所有这些问题感觉怎样？【始终关注患者的需求，医生花费了一些时间询问患者对问诊本身进展的看法】

患者：没问题，我喜欢你这样彻底地询问。【她觉得不错，并且对医生做出了积极评价，表明医患关系良好】

医生：谢谢。我以为问这么多问题可能会让您感到压力。非常感谢您的耐心。现在我的确需要获取更多的信息。你今年多大了？【医生开始获取基本的人口学信息。有时会在比较早的部分询问年龄以确定基本方向】

患者：38岁，我刚刚过完生日。

医生：生日快乐！你和你的家人在这里住多久了？【医生不清楚她实际在这座城市多久了】

患者：大概4个月了。【由于篇幅限制，我们将再次简单地总结关于琼斯女士的结果，其中一些需要我们回归以患者为中心的问询方式。我们知道了她的工作，也了解她担心自己成为"工作狂"。医生更多地探索了她的工作压力和支持，因为这似乎与她的症状关系密切】

医生：如果可以改变话题，我想问你一些其他事情（她点头同意）。你早些时候提到了你的丈夫。除了他，你还有其他人可以交谈吗？

患者：工作中还有另一个新人，我们总是互相安慰。他负责另一个地区，但是我们老板是同一个。我们关系很好，而且似乎也在互相帮助。另外，工作中还有其他几个人知道这个情况，也给了我很大帮助。他们提了很多非常好的建议：离老板远点。【与此对话的其余部分一样，没出现什么紧急问题，所以医生考虑到时间，仅获取了这

173

一信息，并未深入探讨】

医生：在工作中有一些信任的同事是非常好的。你有可能避开老板吗？【一个共情、尊重的评价，接着提了一个有治疗意义的封闭式问题来处理非常实际的个人问题，再次表明疾病与个人层面的联系是不可分割的】

患者：实际上，这是可能的。我的工作总需要出差，我可以根据他的地点来安排，现在情况好多了。我计算了一下，接下来半年中，我至少有一半时间不用跟他见面。【如果不能避开老板来治疗头痛，那么医生和琼斯女士可能面临更大的问题。在这种情况下，他们可以在此时，或更可能的是，在接下来专门制定策略来进一步解决该问题】

医生：你肯定一直有很大压力。财务对你来讲是个问题吗，比如医疗保险之类的？【将话题转移至另一个重要的潜在问题，这必须采用封闭式手段】

患者：不算。这是在这里工作的一个好处，他们的保险计划几乎覆盖一切。我只需要花费几美元就可以获得所有东西，甚至包括药物。

医生：你最近心情怎样？

患者：除了我的老板让我觉得紧张外，我觉得还行。

医生/患者：您过去两个月有闷闷不乐吗？（没有。）沮丧？（没有。）感到没有希望？（没有。）

医生：您有没有因为丧失做事的兴趣或乐趣而感到烦恼？

患者：没有。我很喜欢画画。画画有助于我把注意力从工作中转移开来，尤其是这些天。我想每天都画，无论下雨还是晴天，但最近工作一直太忙，我只能在周末的时候画画。【目前外界的兴趣或爱好，排除了快感缺乏，而这是抑郁症的一个常见症状】

医生：这对你一定很艰难。我了解画画对你的压力管理有多重要。

患者：的确是。我觉得我需要把它带回我的生活。

医生：听起来不错。【医生通常会将帮助患者恢复定期绘画推迟至问诊的最后，见第六章】【接下来对社会史剩余部分进行总结：她实行低脂低盐饮食、每周参加三次 45 分钟的有氧运动课，体重保持在 120 磅左右（约 109 斤）。她想进行更多放松活动，但不清楚应该做什么。她试图给她"马虎的丈夫"树立榜样，总是佩戴安全带。除了偶尔喝杯咖啡或喝杯酒，她从未使用过成瘾药物。她和她的丈夫社交频繁，且她把丈夫看作自己情感支持的主要来源。她的丈夫有些勃起障碍，所以她没有任何理由怀疑丈夫不忠。她认为当工作问题解决之后，性欲减退的问题可以自行消失。但她现在不想再深入探讨这一话题。她在婚前曾有过其他两个性伴侣，现在没有婚外性伴侣。她不曾感染性传播疾病，没有亲密伴侣暴力（或其他形式的虐待）史，她和丈夫都是异性恋。她觉得，如果不是工作压力大，她的心情会很好，而且她没有抑郁或焦虑的症状。她承认她的症状与压力有关。琼斯女士的情况十分简单，而且她是一名聪明且善于解决问题的患者。然而，有时情况和细节不能很好匹配，所以问询可能要花费更长时间。由于篇幅限制，我们不在这里对社会史剩余部分进行叙述，但医生的确询问了表 5-5 中列出的所有剩余条目。具体信息见附录 D 中关于琼斯女士的报告。】

家族史 （步骤 9）

询问家族史既可以获取大量个人信息，也可以了解家庭遗传[54]和环境中的健康风险。家族史可以提供关于传染病（蛲虫、结核、水痘）、中毒性疾病（一氧化碳、铅）、家族病（乳腺癌、冠状动脉疾病、酗酒、抑郁症）和遗传病（血友病、镰状细胞性贫血）的信息。另外，询问家中其他人有没有相似的身体问题，或最近有没有患过类似的疾病。

谈到家庭，就必须考虑到各种人际互动的复杂性。[55]你最想知道每个人的身份，谁可以对患者提供帮助，提供什么样的帮助。一般来说，至少应该收集患者上两代和所有后代的信息，每一代包括父母、兄弟姐妹和子女。虽然这或许对家族病或遗传病没什么意义，但家族史也应涵盖配偶、领养的子女以及其他没有血缘关系的重要家庭成员，因为共同的环境因素也会引发疾病，而这些成员对患者健康的意义甚至会超过遗传学亲属。

再次使用开放至封闭的"倒锥式"问询法来收集表5-6中的信息。首先过渡并解释理由（"因为一些疾病有家族遗传倾向，现在，我想问您了解一些关于您家人健康情况的问题。"）；然后用开放式的筛查问题开始问询（"您家里有什么遗传病或遗传问题吗？"）；接着使用开放式问题询问患者直系亲属的年龄和健康情况，以及一级亲属的死因和年龄。（"您父亲身体怎么样？""您母亲身体怎么样？"等）。最近经历过亲属死亡的患者可能会出现情绪波动，应用"N-U-R-S"技巧进行安抚。接下来逐个询问具体的疾病，例如，结核病、糖尿病、结肠癌、乳腺癌、前列腺癌、心脏病、出血问题、肾衰或透析、酗酒、药物和烟草使用、体重问题、哮喘以及精神疾病（抑郁、精神分裂症、多躯体症状、自杀、暴力）。"现在来想想您的亲属，他们有人患糖尿病、结核病等疾病吗？"在询问遗传疾病时，确定受影响的家庭成员是否和患者有血缘关系。但显然这不适用于传染病或环境疾病。

表5-6 家族史（步骤9）

---

1. 一般询问
2. 询问祖父母、父母、兄弟姐妹和子女的年龄和健康（或死因）
3. 具体询问以下问题的家族史：

• 糖尿病	• 中风
• 结核病	• 心脏病
• 癌症	• 高脂血症或高胆固醇
• 高血压	• 出血问题

（续）

• 贫血	• 精神疾病
• 肾病	◇ 抑郁
• 哮喘	◇ 自杀
• 烟草使用情况	◇ 精神分裂症
• 酗酒	◇ 多躯体症状
• 体重问题	• 与患者相似的症状

4. 绘制家族图谱
   a. 患者上两代和所有后代。每一代包括父母、兄弟姐妹、子女以及没有血缘关系的重要家庭成员
   b. 记录每人的年龄、性别、精神和身体健康情况以及当前状况；记录死亡年龄和死因
   c. 注意家庭成员之间心理和身体疾病的相互作用
5. 心理
   a. 主导成员和风格（如关爱、愤怒、酗酒）
   b. 主要互动模式（如竞争、虐待、开放、疏远、关心、操纵、互相依赖）
   c. 家庭整体氛围（如幸福、成功、失败）
6. 身体/疾病：
   a. 疾病模式（如显性、隐性、性别相关、无特殊模式）
   b. 非疾病的身体症状模式（如肠道问题、不协调、头痛）
   c. 询问有没有其他症状相似的人（如感染、中毒、焦虑、周年反应）

一些医生通过绘制家族图谱来整理这些信息。[55-57]家族图谱可以发现遗传疾病，还有助于发现功能失调的家族模式以及就医率高的情况。正如附录 D 中琼斯女士的家族图谱描述了很多家族特征：每个人的年龄、性别、精神和身体健康情况以及当前状况；若某成员已去世，还有死亡年龄及死因。根据时间，这些信息还可以扩展至每人的受教育水平、工作、心理风格及很多其他特征，这将很有帮助。

考虑到时间和需要，还应了解主导和非主导家庭成员以及

他们具体的风格，例如控制、被动、关怀。除了个人的心理档案，家庭成员间的互动（如直接、间接、冲突、亲密）也同样重要。你还可以确定家庭的整体格局及其独特的形象。例如，患者是来自一个幸福的家庭，还是一个充满冲突的家庭。

很多患者会同时报告家庭成员的疾病以及自己的症状（"我父亲曾有过心脏病发作，而且我有心脏杂音。"）但这很可能是指不同的问题。最后，特别是在亲属死亡后，患者担心自己面临更高的风险。比如，一个健康的 21 岁女性，患有胸痛，在祖父突然死于心梗后 10 天，她担心自己会心脏病发作。这些症状大多同患者的忧虑相关，而这些忧虑是可以理解的。虽然这不是家族史的本意，但如果患者因某些问题出现情绪波动，你必须提供支持并解决。例如，在讨论患者祖父死亡的日期时，患者十分悲伤，泪流不止。同之前一样，你需要再次使用以患者为中心的问诊技巧。

由于潜在的信息量十分庞大，所以家族史应该主要关注与当前问题相关的信息。然而，我们仍然要求初学者在最初的问诊中获取所有的家族史信息，以便了解这些不同的种类以及不同患者家族史的丰富性和多样性。工作繁忙的医生在很多问诊过程中也必须收集这些信息，但通常通过提前发给患者一份问卷来收集信息。

继续琼斯女士的问诊片段

医生：信息好多，你一定经历了很多（指社会史）。接下来，我们还需要再收集一些信息。现在需要了解你的家庭情

况，因为一些疾病有家族倾向。【医生借助对琼斯女士的评论，继续维护以患者为中心的尊重氛围，并将话题过渡至家族史】

患者： 好的。

医生： 你家族里有什么医学问题、疾病或其他问题吗？【聚焦性、开放式的开始】

患者： 没有。之前谈到那个头痛的阿姨时，你让我想过这个问题。

医生： 除了头痛，你家族里面还有其他疾病吗？【医生确保琼斯女士知道他询问的是所有可能的家族问题。】

患者： 我（外）祖母曾患过糖尿病，你是指这个吗？

医生/患者： 是的。您家里有其他人患糖尿病吗（没有）下面我会提到一些疾病，如果你家里有人患该病的话请告诉我：结核（没有），癌症（没有），高血压（没有），中风（没有），肾衰（没有），出血问题（没有），心脏病发作（没有），酒精中毒（没有），高胆固醇（没有），烟草使用（没有），精神问题（没有）。【这可以帮助患者理解医生在问什么。医生逐一询问，筛查了一些可能具有家族性的疾病】

医生： 现在我需要问一些你的直系亲属的信息，然后我们再讨论你父母和（外）祖父母的家庭。你可以先告诉我你孩子和你丈夫的年龄吗？【医生已经开始获取关于患者家庭以及前两代家族成员的信息，包括年龄、性别、精神和身体健康情况以及死亡年龄（如适用）。由于篇幅限制，我们不会在这里记录访谈的所有内容，但附录 D 展示了琼斯夫人的家族图谱。请注意多成员间的相互影响】

医生：我们马上就结束了。在继续之前，您现在感觉怎样？

患者：有点儿累，但还行。

医生：我知道问题很多。非常感谢您的帮助。在继续之前，我可以为您做些什么吗？【医生再次使用以患者为中心的技巧，并关注患者的需求】

系统回顾（步骤 10）

系统回顾不如病历其他部分那么重要[58,59]。我们已经在第四章中讨论了系统回顾，上面罗列了大部分症状，表 4－1 提供了详细列表。事实上，到目前为止，医生已经了解了所有重要信息。系统回顾并非用于收集患者的现病史/其他现存问题、社会史、既往史信息，而是仅用作最终的筛查工具。回想一下，在制定议程（步骤 2）中，我们通过反复地询问"您还有其他忧虑吗？"以及"还有别的吗？"来收集现病史和其他现存问题——这意味着这里不应再出现任何新信息、重要信息或活跃信息。尽管如此，有时还是会获取一些信息。在书面或口头展示时，你必须将其放在合适的部分（现病史/其他现存问题、社会史或既往史）。

系统回顾包括尚未涉及的系统中的主要和次要信息。在这里，你需要询问那些还没有讨论的症状以及次要信息，包括特定疾病，如银屑病和白内障。

当你询问鼻部症状时，有的患者可能会尝试列出过去 20 年中所有的感冒或上呼吸道疾病。你不想了解细节，你可能只

181

想知道那些重要问题或尚未明确的问题。这时，重新集中患者的注意力将很有用，你可以说"我不需要所有细节，但我的确想知道您是否有过什么重大问题"。除儿科外（见第七章），不要探索症状，也不要鼓励患者谈症状。最令人沮丧的是，对大部分问题都给予肯定回答的患者，却显示"阳性系统回顾"。如果在接下来的澄清中，患者的回答仍是肯定的，那么就说明还存在未查出的疾病或者更可能的是患者存在心理障碍。例如躯体化，有这种障碍的患者存在多种无法解释病因的身体问题。这表示患者陷入了通过身体症状表达心理的困扰。

在系统回顾的开头，先问一些定向问题，如"为了避免遗漏，现在我需要了解一些其他重要或现存的症状或问题。只有当症状引发重要问题时，才回答'是'。"之后，几乎整个系统回顾均是快速、简短的封闭式提问。例如，如果尚未询问胃肠系统情况，医生可能首先提出一个开放式的问题"您的消化或肠道有什么问题吗？"，然后询问"您是否有过食欲不振的时候？""体重减轻？""体重增加？""吞咽困难？""恶心"等，直至探索完整个系统。当然，这些问题也是逐个提问、逐个回答的。当更高级的医生记住了系统回顾清单中的所有问题之后，他们应在实施体格检查的时候进行系统回顾，从而节省时间。例如，当检查鼻子的时候，询问鼻部症状、眼部症状等。时刻关注患者的回应和需求，并告诉他们这些问题都是常规问题，并非因为发现了什么而产生了怀疑。

当完成系统回顾后，简要总结一下，询问患者是否有问题，并指明接下来会进行体格检查。在整个问诊过程中，要始终保持以患者为中心的礼貌、尊重和支持的氛围。

继续琼斯女士的问诊片段

医生： 接下来我要问一些我们之前没有提到的症状，只是为了确保我们没有遗漏。如果在我下面提到的这些方面，你有什么重大问题就告诉我。【有效地开放式系统回顾介绍】

患者： 好，但我觉得应该没什么问题了。

医生： 我们还没讨论过皮肤的问题。你的皮肤出现过什么问题吗？【开放地引出皮肤系统】

患者： 2000 年的时候，我肘部有过一次感染，但事实证明是因为我用的香皂碱性太强了。这很早之前就好了。

医生/患者： 那之后有什么事吗？（没有）或者其他皮肤问题，比如疮（没有），瘙痒（没有），皮疹（没有），痣的变化（没有），不正常的毛发生长（没有），或者指甲问题（没有)？【医生正逐渐了解这对琼斯女士的健康的意义，然后完成皮肤系统的回顾】

医生： 【医生接下来将继续询问其他尚未提及的系统，并如第四章表 4－1 所列，询问每个系统中所有可能的症状。例如，内分泌系统、乳房、生殖系统。在结束时，医生会像下面这样总结问诊中间部分】

医生： 你做得很好，讲了很多关于你的头痛、老板以及结肠炎的问题。我已经基本了解了。你还有什么要添加的信息吗？【简短总结，理解、支持患者的表现，并使用以患者为中心的方式让其在结束之前进行补充】

患者： 没有，我觉得没有了。

医生： 那么，我们将进行体格检查。一会儿我出去，你可以把衣服全脱掉。请穿上这个长袍，开口留在背后，然后躺在检查床上，把这个毛巾被盖在腿上。我几分钟之后回来给你检查。如果你想先喝些水或者先去洗手间的话，也可以。【以尊重、以患者为中心的方式，进一步向体格检查过渡】

知识练习

1. 描述以医生为中心的问诊的主要功能。

2. 假设检验为什么重要？

3. 区分归纳法（描述）和演绎法（假设检验）。

4. 随着经验的积累，你想提高效率，那么你知道系统回顾中应强调哪些症状吗？请在每个身体系统中列出五项。

5. 在了解了步骤 7～10 以医生为中心的访谈的所有问题后，请问为什么需要对其中一些内容进行缩减？

6. 在以医生为中心的问诊中，你如何确定应该在某个特定部分花费更多还是更少的时间？

7. 列出一些可以尽可能地降低封闭式问题产生的偏倚的指导建议。

8. 列出在长时间进行以医生为中心的问询的过程中，患者可能遇到的问题。

9. 列出系统回顾的两个功能。这对诊断有何价值？

10. 绘制你自己的家族图谱。

技能练习

（可能分布在几个部分中）

注意：在步骤 1 ~ 5 以患者为中心的问诊进行了 3 ~ 5 分钟，且自然转移至步骤 6 之后，才可以进行以下练习。这些练习强调将以患者为中心的技巧与以医生为中心的技巧结合起来，而不是单独使用。

1. 在角色扮演中多次练习步骤 6，每次 5 ~ 15 分钟。最初，用像琼斯女士这样比较简单的疾病来练习，用时大概 5 分钟。随着你越来越熟悉如何按时间顺序描述症状（步骤 6），扮演"患者"的人可以开始假设有更复杂的疾病，比如 3 年心绞痛史、最近 3 周加重、有吸烟史以及高胆固醇家族史。参看琼斯女士的问诊示例和演示视频。

2. 能轻松自如地进行角色扮演，与真实或模拟患者一起进行所有练习。

3. 试着在每次练习中检验疾病假设。当进行角色扮演时，可以让你的"患者"事先告诉你他将会描述什么问题，然后你可以提前查阅资料，做出假设，并在脑海中准备一些问题。

4. 每名同学请收集一位家人或同学的完整病历，询问步骤 6 ~ 10 中每个子步骤下的所有问题。由于问题很多，建议使用这本书或检查清单作为提醒。

总 结

通过系统回顾将患者主诉转换为症状，从而开始以医生为中心的现病史和其他现存问题收集，并使用症状描述符精炼地描述患者的症状。然后，将主要信息和次要信息按时间顺序排列，逐步检验疾病假设。使用既往史引出重要但不是目前现有的问题。社会史和家族史可以使个人信息完整，在较小的程度上，也可以使主要信息和次要信息更完整。使用系统回顾筛查尚未发现的主要信息和次要信息，结束这部分的问诊。全世界的医生都使用这种顺序（以书面或口头的方式）展示患者病史，仅有些许不同。掌握相同的顺序可以帮助你展示患者病史。

反复使用"倒锥式"的方法，即先问简短的开放式问题进行筛查，再问封闭式问题来获得必要的细节，你会更好地理解在问诊初期获得的个人信息及症状信息。此外，你还可以获取数据库的其他重要信息，使整个过程更完整。虽然以患者为中心的问诊技巧在这个部分不是主导，但你还是需要间歇性地使用这些技巧。例如，做出支持性的评论，询问患者觉得访谈如何，当患者变得情绪化或展示出重要的、新的个人信息时，大量使用这些技巧以勾勒出整个故事，并以共情的方式回应（N-U-R-S）。

问诊的中间部分结束了。现在你可以使用以患者为中心和以医生为中心的技巧，对患者进行全面的生物 – 心理 – 社会学描述。在充分了解患者的疾病问题及病痛的个人背景、情感背景的过程中，你使用的是会让患者受益的科学方法。通过体格检查获取更多信息后，你将做好结束访谈的准备。我们会在下一章讨论这个问题。

参 考 文 献

1. Lown BA. Module 8: gather information. In: Novack D, Daetwyler C, Saizow R, Lewis B, Hewson M, Levy J, eds. *DocCom—an Online Communication Skills Curriculum* [Internet]. Lexington, KY: Academy of Communication in Healthcare and Drexel University College of Medicine; 2018. Available from: www. DocCom. org

2. Barrows HS, Pickell GC. *Developing Clinical Problem-Solving Skills—A Guide to More Effective Diagnosis and Treatment.* New York, NY: Norton Medical Books; 1991: 226.

3. Tierney LM, Henderson MC, eds. *The Patient History: Evidence Based Approach.* New York, NY: Lange Medical Books/McGraw-Hill; 2005.

4. Wasson JH, Walsh B, Sox H, Pantell R, LaBrecque M, Wasson ES. *The Common Symptom Guide: A Guide to the Evaluation of Common Adult and Pediatric Symptoms.* New York, NY: McGraw-Hill Medical; 2009.

5. Elstein AS. Psychological research on diagnostic reasoning. In: Lipkin M, Putnam SM, Lazare A, eds. *The Medical Interview.* New York, NY: Springer-Verlag; 1995: 504 – 510.

6. Eisenberg DM. Perceptions about complementary therapies relative to conventional therapies among adults who use both: results from a national survey. *Ann Intern Med.* 2001; 135 (3): 196 – 204.

7. Elstein AS, Kagan N, Shulman LS, Jason H, Loupe MJ. Methods and theory in the study of medical inquiry. *J Med Educ.* 1972; 47: 85 – 92.

8. Kasper DL, Fauci AS, Hauser SL, Longo DL, Jameson JL, Loscalzo J. , eds. *Harrison's Principles of Internal Medicine.* 19th ed. New York, NY: McGraw-Hill; 2015.

9. Lown BA. Module 9: Understand the Patient's Perspective, In: Novack D, Daetwyler C, Saizow R, Lewis B, Hewson M, Levy J, eds. *DocCom—an Online Communication Skills Curriculum* [Internet]. Lexington, KY: Academy of Communication in Healthcare and Drexel University College of Medicine; 2018. Available from: www. DocCom. org

10. Kleinman A, Benson P. Anthropology in the clinic: the problem of cultural

competency and how to fix it. *PLoS Med.* 2006；3（10）：e294.

11. Billings JA, Stoeckle JD. *The Clinical Encounter：A Guide to the Medical Interview and Case Presentation.* Chicago, IL：Year Book Medical Publishers；1989：103 – 106.

12. Kroenke K, Spitzer RL, Williams JB. The patient health questionnaire-2：validity of a two-item depression screener. *Med Care.* 2003；41（11）：1284 – 1292.

13. Kroenke K, Spitzer RL, Williams JB. The PHQ-9：validity of a brief depression severity measure. *J Gen Intern Med.* 2001；16（9）：606 – 613.

14. Eisenberg DM, Kessler RC, Foster C, Norlock FE, Calkins DR, Delbanco TL. Unconventional medicine in the United States：prevalence, costs, and patterns of use. *N Engl J Med.* 1993；328：246 – 252.

15. Landrigan PJ, Baker DB. The recognition and control of occupational disease. *JAMA.* 1991；266（5）：676 – 680.

16. Williams G. Module 25：Motivating Healthy Diet and Physical Activity. In：Novack D, Daetwyler C, Saizow R, Lewis B, Hewson M, Levy J, eds. *DocCom—an Online Communication Skills Curriculum* ［Internet］. Lexington, KY：Academy of Communication in Healthcare and Drexel University College of Medicine；2018. Available from：www. Doc Com. org

17. Freund KM, Boss RD, Handleman EK, Smith AD. Secret patterns：validation of a screening tool to detect bulimia. *J Womens Health Gend Based Med.* 1999；8（10）：1281 – 1284.

18. Rivara FP, Grossman DC, Cummings P. Injury prevention. Second of two parts ［comment］. *N Engl J Med.* 1997；337（9）：613 – 618.

19. Rivara FP, Grossman DC, Cummings P. Injury prevention. First of two parts ［comment］. *N Engl J. Med.* 1997；337（8）：543 – 548.

20. Milne JS, Hargarten SW. Handgun safety features：a review for physicians. *J. Trauma Inj Infect Crit Care.* 1999；47（1）：145 – 150.

21. Doll L, Binder S. Injury prevention research at the Centers for Disease Control and Prevention. *Am J Public Health.* 2004；94（4）：522 – 524.

22. Kellermann AL, Rivara FP, Rushforth NB, et al. Gun ownership as a risk factor for homicide in the home. *N Engl J Med.* 1993；329（15）：1084 – 1091 ［Erratum appears in *N Engl J Med.* 1998；339（13）：928 – 929］.

23. Kellermann AL, Rivara FP, Somes G, et al. Suicide in the home in relation to gun ownership. *N Engl J Med.* 1992; 327 (7): 467 – 472.

24. Goldstein M, Swartz Woods S. Module 24: Tobacco Intervention. In: Novack D, Daetwyler C, Saizow R, Lewis B, Hewson M, Levy J, eds. *DocCom—an Online Communication Skills Curriculum* [Internet]. Lexington, KY: Academy of Communication in Healthcare and Drexel University College of Medicine; 2018. Available from: www. DocCom. org

25. Clark W, Parish S. Module 29: Alcohol: Interviewing and Advice. In: Novack D, Daetwyler C, Saizow R, Lewis B, Hewson M, Levy J, eds. *DocCom—an Online Communication Skills Curriculum* [Internet]. Lexington, KY: Academy of Communication in Healthcare and Drexel University College of Medicine; 2018. Available from: www. DocCom. org

26. Schindler BA, Parran T. Module 30: Drug Abuse Diagnosis and Counseling. In: Novack D, Daetwyler C, Saizow R, Lewis B, Hewson M, Levy J, eds. *DocCom—an Online Communication Skills Curriculum* [Internet]. Lexington, KY: Academy of Communication in Healthcare and Drexel University College of Medicine; 2018. Available from: www. DocCom. org

27. Fiellin DA, Reid MC, O'Connor PG. Screening for alcohol problems in primary care: a systematic review [comment]. *Arch Intern Med.* 2000; 160 (13): 1977 – 1989.

28. Ewing JA. Detecting alcoholism. The CAGE questionnaire. *JAMA.* 1984; 252: 1905 – 1907.

29. Clark W. Effective interviewing and intervention for alcohol problems, In: Lipkin M, Putnam SM, Lazare A, eds. *The Medical Interview.* New York, NY: Springer-Verlag; 1995: 284 – 293.

30. Ballantyne JC. Is lack of evidence the problem? *J Pain.* 2010; 11 (9): 830 – 832.

31. Compton WM, Volkow ND. Abuse of prescription drugs and the risk of addiction. *Drug Alcohol Depend.* 2006; 83 (suppl 1): S4 – S7.

32. Manchikanti L. Prescription drug abuse: what is being done to address this new drug epidemic? Testimony before the subcommittee on criminal justice, drug policy and human resources. *Pain Physician.* 2006; 9 (4): 287 – 321.

33. Morasco BJ, Dobscha SK. Prescription medication misuse and substance use disorder in VA primary care patients with chronic pain. *Gen Hosp Psychiatry*. 2008; 30 (2): 93 – 99.

34. Frankel R, Edwardsen E, Williams S. Module 18: Exploring Sexual Issues. In: Novack D, Daetwyler C, Saizow R, Lewis B, Hewson M, Levy J, eds. *DocCom—an Online Communication Skills Curriculum* [Internet]. Lexington, KY: Academy of Communication in Healthcare and Drexel University College of Medicine; 2018. Available from: www. DocCom. org

35. Williams S. The sexual history. In: Lipkin M, Putnam SM, Lazare A, eds. *The Medical Interview*. New York, NY: Springer-Verlag; 1995: 235 – 250.

36. Bonvicini KA, Perlin MJ. The same but different: clinician-patient communication with gay and lesbian patients. *Patient Educ Couns*. 2003; 51 (2): 115 – 122.

37. White JC, Dull VT. Health risk factors and health-seeking behavior in lesbians. *J Womens Health*. 1997; 6 (1): 103 – 112.

38. Remafedi G, Farrow JA, Deisher RW. Risk factors for attempted suicide in gay and bisexual youth. *Pediatrics*. 1991; 87 (6): 869 – 875.

39. Makadon HJ. Ending LGBT invisibility in health care: the first step in ensuring equitable care. *Cleve Clin J Med*. 2011; 78: 220 – 224.

40. Varjavand N, Novack D. Module 28: Domestic Violence. In: Novack D, Daetwyler C, Saizow R, Lewis B, Hewson M, Levy J, eds. *DocCom—an Online Communication Skills Curriculum* [Internet]. Lexington, KY: Academy of Communication in Healthcare and Drexel University College of Medicine; 2018. Available from: www. DocCom. org

41. Black MC, Basile KC, Breiding MJ, et al. *The National Intimate Partner and Sexual Violence Survey*: 2010 *Summary Report*. Retrieved from http: // www. cdc. gov/ violencepre vention/ pdf/ nisvs_ report2010-a. pdf.

42. Rhodes KV, Levinson W. Interventions for intimate partner violence against women: clinical applications. *JAMA*. 2003; 289 (5): 601 – 605.

43. McCauley J, Kern DE, Kolodner K, et al. The "battering syndrome": prevalence and clinical characteristics of domestic violence in primary care internal medicine practices [comment]. *Ann Intern Med*. 1995; 123 (10): 737 – 746.

44. Neufeld B. SAFE questions: overcoming barriers to the detection of domestic violence. *Am Fam Physician*. 1996; 53 (8): 2575 – 2580.

45. McEwen BS. Protective and damaging effects of stress mediators. *N Engl J Med*. 1998; 338 (3): 171 – 179.

46. Cole SA. Module 27: Communicating with Depressed Patients. In: Novack D, Daetwyler C, Saizow R, Lewis B, Hewson M, Levy J, eds. *DocCom— an Online Communication Skills Curriculum* [Internet]. Lexington, KY: Academy of Communication in Healthcare and Drexel University College of Medicine; 2018. Available from: www. DocCom. org

47. U. S. Department of Health and Human Services. Health communication. In: *Healthy People* 2010: *Understanding and Improving Health and Objectives for Improving Health*. Washington, DC: U. S. Government Printing Office; 2000.

48. Chew LD, Griffin JM, Partin MR, et al. Validation of screening questions for limited health literacy in a large VA outpatient population. *J Gen Intern Med*. 2008; 23 (5): 561 – 566.

49. Arnold R, Hirschmann K. Module 32: Advance Directives. In: Novack D, Daetwyler C, Saizow R, Lewis B, Hewson M, Levy J, eds. *DocCom— an Online Communication Skills Curriculum* [Internet]. Lexington, KY: Academy of Communication in Healthcare and Drexel University College of Medicine; 2018. Available from: www. DocCom. org

50. Tierney WM, Dexter PR, Gramelspacher GP, Perkins AJ, Zhou XH, Wolinsky FD. The effect of discussions about advance directives on patients' satisfaction with primary care. *J Gen Int Med*. 2001; 16: 32 – 40.

51. Roter DL, Larson S, Fischer GS, Arnold RM, Tulsky JA. Experts practice what they preach—a descriptive study of best and normative practices in end-of-life discussions. *Arch Intern Med*. 2000; 160: 3477 – 3485.

52. Williams BC, Pacala JT. Module 23: The Geriatric Interview. In: Novack D, Daetwyler C, Saizow R, Lewis B, Hewson M, Levy J, eds. *DocCom— an Online Communication Skills Curriculum* [Internet]. Lexington, KY: Academy of Communication in Healthcare and Drexel University College of Medicine; 2018. Available from: www. DocCom. org

53. Ware JJE. Conceptualizing and measuring generic health outcomes.

Cancer. 1991; 67 (suppl): 774 – 779.

54. Rich EC, Burke W, Heaton CJ, et al. Reconsidering the family history in primary care. *J Gen Intern Med*. 2004; 19 (3): 273 – 280. [Erratum appears in *J Gen Intern Med*. 2005 Mar; 20 (3): 315]

55. Mullins HC, Christie-Seely J. Collecting and recording family data: the genogram. In: Christie-Seely J, ed. *Working with the Family in Primary Care: A Systems Approach to Health and Illness*. New York, NY: Praeger; 1984: 179 – 191.

56. Greenwald JL, Grant WD, Kamps CA, Haas-Cunningham S. The genogram scale as a predictor of high utilization in a family practice. *Fam Syst Health*. 1998; 16: 375 – 392.

57. Hahn SR, Feiner JS, Bellin EH. The doctor-patient-family relationship: a compensatory alliance. *Ann Int Med*. 1988; 109: 884 – 889.

58. Hoffbrand BI. Away with the system review: a plea for parsimony. *Br Med J*. 1989; 298: 817 – 818.

59. Mitchell TL, Tornelli JL, Fisher TD, Blackwell TA, Moorman JR. Yield of the screening review of systems: a study on a general medicine service. *J Gen Intern Med*. 1992; 7: 393 – 397.

第六章

_____ 问诊结尾

未来的医生不会开药，而是去指导患者照顾自己的身体，指导他们的饮食以及疾病的预防和控制。

——托马斯·爱迪生（1902）

在问诊的前中期，医生需要收集患者的信息，并与患者建立良好的医患关系。在医生和患者互动的某些时刻，一般来说是在患者做完日常身体检查或医生查阅过患者的实验室检查结果之后，医生需要和患者分享意见，并就下一步的诊断或治疗和患者交流。医生也可能尝试在问诊早期就对患者进行教育或激励，但通常情况下，在得到所有结果之后教育或激励患者收效最大。一次成功的问诊结尾会带来更好的治疗效果，因为患者会更加认同并配合治疗计划。患者会服用我们开的药，进行 X 光检查和检测，并保持定期会面。这些行为都要靠患者自觉，我们无法强迫。因此，成功的问诊结尾是促成良好治疗效果的关键因素。[1-6]另请参阅 DocCom 模块 10 到 12。[7-9]

问诊结尾的架构取决于患者的需求。假设：作为医生，你早晨出诊遇到以下患者。第一个患者：新患者，类似于琼斯女士，需要你从病史和身体检查中提取信息，解除患者的困惑，以及制订未来的诊治计划。第二个患者：定期随访患者后，你才能探讨近来的化验结果。不幸的是，你发现了他患上一种危及生命的疾病，且你必须告诉他这个坏消息。在这种情况下，在中期问诊和体格检查之后，你和患者的大部分互动都将围绕告知患者噩耗和制订后续治疗计划这两者开展。第三个患者：患者没有询问信息，但是你想讨论一个患者没有提到的话题——吸烟。问诊结束时尽力劝患者戒烟。

表 6 - 1　问诊结尾 – 通则

---

1. 分享信息
   a. 引导患者进入问诊结尾部分，请求患者许可，开始讨论
   b. 根据已经引导出的患者观点组织关于诊断、治疗和预后的讨论
   c. 使用"ART 循环"迭代信息
   d. 使用简单的语言
2. 测查患者的理解力
   a. 使用"ART 循环"让患者重复医生所说的诊断和治疗等信息
   b. 提供书面计划或说明
3. 邀请患者参与共同决策
4. 结束问诊
   a. 必要时明确后续步骤
      i. 你要做什么？
      ii. 患者要做什么？
      iii. 下一次联络是什么时候？
   b. 鼓励患者多提问
   c. 承认和支持

尽可能直截了当地说，避免使用行话，并以小段的形式给出信息。回答患者的问题，在整个会面过程中激发并处理患者的情绪。

因此，医生在问诊结尾会问到当前问诊前中期或前几次问诊的问题。同样，医生需要能够传递信息、激励患者并促进共

同决策的有效技能。[10,11]表 6 – 1 中概括了此指南的问诊结尾部分，为结束大多数临床问诊提供了途径。标题为"问诊的结尾——告知坏消息"和"问诊的结尾——激励患者改变行为习惯"的小节描述了这些任务的步骤。

问诊结尾 – 通则

分享信息

引导患者进入问诊结尾部分，请求患者许可，开始讨论

这个部分可以通过一个简单的表述来达到目的，例如"我们大概剩 5 分钟，我想要和你分享此病的诱因，之后我们再讨论下一步方案，你觉得这样可以吗？"在开始分享信息之前先寻求患者的许可，这样可以增加患者的接受度。[6]

根据已经引导出的患者观点组织关于诊断、治疗和预后的讨论

告知患者相关医学信息是一个非常有难度的工作，因为他们通常不能理解并且可能忘掉将近 40% 的信息。[12]还有个问题是，大多数医生通常会低估患者对于想要了解病情相关信息的渴望，特别是当遇到一个害羞、沉默而又表达不清的患者的时候。造成的结果就是，医生花很少的时间为患者解释自己对患者病情的判断。[4,5,13 – 15]

在开始分享信息之前先寻求患者的许可，这样可以增加患者的接受度[6]："现在如果我告诉你我对于诱发你当前病症的原因的判断，你觉得可以吗？"有效地和患者分享病情相关信息，

并不是说你要把患者教成当前讨论话题领域的 "小专家"。[10] 相反，应该提供足够的信息，直到患者对概念有了理解或 "明白了"。

此时，医生应该了解患者对主要问题的看法。例如，对于头痛可能是由脑瘤引起而产生的担心。在讨论中纳入这一观点可能会有所帮助。医生认为这种病可能不算什么，但是患者根据他对疾病的预期、健康理念、先前的经验或者性情因素，会把这个诊断结果当成坏消息。[16,17] 而改善这种情况的方法就是在告知诊断结果之前，先告诉患者预后的结果是良好的。[18] 例如，"综合评估所有的情况之后，我有很强的信心控制好你的头痛问题，我相信你患的是偏头痛，而不是你担心的脑瘤。" 医生在这一点上倾向于提供真实数据，这可能会打击患者，甚至是那些具有高健康素养的患者。根据动机式问诊相关文献，美国传播与医疗学会（Academy of Communication and Healthcare）开发了一些更好、更系统的方法，用于在问诊结束时提供信息。[19] 告知患者诊断结果后，在介绍细节或计划之前，可以使用 "ART 循环" 提问、回答和教学。

询问患者对诊断的了解程度，以确定患者的基线知识，并帮助医生调整信息以获得最大益处。例如："您听说过偏头痛吗？你对偏头痛了解多少？" 详见 DocCom 上的模块 10。[7]

一旦听到了患者的回答，就需要这种带有同情心的回应，例如 "听起来你对这方面很了解！" 或者 "哇，你表妹头疼得这么厉害。我能想象得到你有多么担心。"诸如此类。也就是说，使用 N-U-R-S 技能。

了解患者的先验知识，告诉他纠正误解或填补知识空白所需的知识。在提供信息时，尽可能直截了当地说，避免使用医学术语。例如，说"止痛药"不说"非甾体抗炎药"，说"癌症"不说"影响上皮组织或腹腔器官内膜的恶性肿瘤"。每次都用简单的词汇清晰简短地解释一小部分的信息，鼓励患者并不断向患者询问，直到患者完全理解。

用"ART 循环"展示关于诊断、治疗或预后的每一项主要数据。这些"ART 循环"可以把医生单方面的信息输出变成对话，鼓励患者提出问题，确保患者理解信息。

但如果你预感到你要传达的坏消息将会引起强烈的负面情绪反应，你可以采用"问诊的结尾——告知坏信息"一节的方法以及表 6-2 中列出的步骤来告知。

表 6-2　给出难以传达的消息

1. 做好准备	d. 设置日程
a. 情绪准备	e. 另找时间解决或协商患者的不相关问题
b. 证实医疗事实	f. 评估患者理解信息的能力
c. 准备传达信息（考虑患者个性、健康素养）	3. 确定患者想要了解多少内容
d. 安排合适的地点和准确的时间	a. 识别、支持各种患者偏好
e. 确定患者希望在场的人员	i. 自愿拒绝接收信息
2. 构架出患者的已知信息	ii. 指定某人代表他进行沟通
a. 如果尚未完成，则先建立良好的基础	b. 人们处理信息的方式不同种族、民族、文化、宗教、社会经济地位、年龄和发展水平
b. 确保环境安全、舒适、私密	
c. 确保患者随时准备好听到消息	

（续）

4. 告知坏消息
   a. 从一个试探性的预警开始
   b. 告知该消息，然后暂停保持安静；不要催患者
   c. 以小段的形式提供信息，并进行适当的转换
   d. 说得尽可能清楚
   e. 允许患者决定语速和内容多少
   f. 鼓励或直接回答问题
5. 使用建立关系的技巧来表达共情
   a. 在互动过程中监控或处理患者的情绪反应
   b. 使用情感寻求和共情（N-U-R-S）
   c. 认识到只有你的存在才能起到治疗作用
   d. 传递希望，同时避免虚假的保证
   e. 向患者保证你的支持，表明你不会放弃

f. 探索告知信息的内涵
6. 反复解释并且和患者协商接下来的治疗
   a. 根据患者的要求提供详细信息
   b. 为未来制订计划
      i. 可能包括进一步的测试、治疗、咨询
      ii. 安排下一次跟进电话和住院联系
   c. 评估或解决患者安全和自杀问题
   d. 确保支持系统可用，包括精神资源。如有必要，帮助和支持患者
   e. 让患者总结要点和下一步计划
   f. 纠正误区
   g. 提供（书面或录音）讨论摘要

摘自 Buckman. R. 《如何发布坏消息：健康护理专业人士指南》（How to Break Bad News：A Guide for Health Care Professionals），约翰·霍普金斯大学出版社。

测查患者的理解力

不时地让患者复述她对于信息的理解（完成询问 – 告知 – 询问的过程）[20]，例如"为了确认一下我们理解的信息是否一致，你能告诉我你现在的理解吗？"或者"当你回到家，你的配偶可能会问你'医生说了什么啊？'你准备怎么说？"回应患者，例如"你真的记得细节！"如果患者没有提及最重要的信息，请告诉他们需要纠正误区或重复最重要的信息。如此确认患者已

经理解了信息的主要部分是很有必要的。[20]等待患者把初始的部分信息理解透彻和吸收之后，再告知更多的信息。要记住的是，要评估并解决好在信息告知过程中患者的情绪反应。

邀请患者参与共同决策

医生越来越愿意让患者参与疾病治疗方案的决策。[10]例如，美国 2010 年的平价医疗法案规定临床治疗中应加强共同决策。医生也许可以安排最合适的检查，采取最好的治疗方案，但如果患者不能或不愿意接受医生的建议，那结果也不会理想。很多患者并不知道他们可以或者应该参与到共同决策中。所以明确地邀请患者参与进来[11]，可以这样表达："我希望我们能够一起做决策。"或者"我希望我们所做的决策是非常适合你的，所以我希望你可以告诉我，对于接下来的治疗，你的偏好或者你所关心的信息。"

对于一些临床决策，例如是否让患者去做个血液检查，只需要清楚地表明医生希望他做这个检查并告诉患者原因。例如："我认为应该查一下你血液中的铁元素含量，这样可以了解你失血多少。你觉得可以吗？"通常，这些基本决策都有明确、单一的结果。"ART 循环"可用于其他决策，如开始新的药物治疗，而其结果具有一定的不确定性和争议性时。

这类决策通常需要就不同方法的优势和劣势进行讨论和比较。例如，"为了更好地控制你的血压，我可以增加一些利尿剂或者 β 受体阻滞剂的药，前者会让你小便增多，后者会让你感觉有些疲乏。你清楚这些选择的利弊吗？你会怎么做？"[11]

有争议的决定需要解释相关的不确定性；同样，"ART 循环"可以是一种有用的结构。

医生："我们应该谈谈你想做的前列腺特异性抗原（PSA）测试。你对这项测试了解多少？"

患者："这项实验能早期发现前列腺癌，我担心我可能会患上这种癌症。"

医生："许多男性都担心患上前列腺癌。这项检查诚然可以检查出前列腺中的微小癌变，但是如果前列腺较大且并没有癌症的话也可能显示异常值。同时，很不幸的是，即便查出了患有前列腺癌也不太可能会因此延长生命的期限，而且这项检查及治疗还会带来严重的不良反应，包括勃起功能障碍和失禁。但是，每个人的偏好都不同，所以我想了解你的想法。你对这项测试有什么问题吗？"[11]

不论临床决策有多复杂，一定要让患者复述自己的理解，以便确认他们已经了解了相关的信息和决策。[20]

相对于那些只需要医生解释以及邀请患者参与治疗计划的情况来说，在帮助那些需要改变行为习惯的患者时，医生需要更为积极地投入进去。题为"问诊的结尾——激励患者改变行为习惯"的部分介绍了一种方法，该方法在临床实践中最具挑战性的患者中有效地激励患者进行了行为改变。[21-23]详见 DocCom 上的模块 [31]。[24]

结束问诊

在问诊的最后时刻，确保患者清楚接下来的步骤，用最后的机会提问，并且热情和礼貌地结束。

必要时明确后续步骤

总结与患者的对话，并且在必要的情况下准备一份书面材料，要确定患者可以阅读并且理解这些内容。"我们已经制订好了你的治疗方案，这个要早晚各一片，一直把这瓶都吃完，也就是吃 7 天。我们都同意你在 ×× 时间复诊。这里是我们讨论的治疗方案，你对它有什么问题吗？"如有必要，让患者最后一次重复讨论的内容[19]。

三步流程可以确保问诊结尾清晰：说明你将做什么、患者应该做什么以及下次沟通的时间。"我会出去给放射科医生打电话。当你穿好衣服后，请去接待员那里拿说明书，安排你的下一次问诊。X 光检查结果一出来，我就给你打电话。"

鼓励患者多提问

给患者机会问剩余的问题。在互动结束时，你可能会说："你明白吗？"或"你有什么问题吗？"来巧妙地劝阻对方提问，而通过问："你都有什么问题"会显得更加主动。

答谢并表示支持后再说再见

热烈的离别就像热烈的问候一样，会建立牢固而信任的关系。"很高兴再见到你。""在我们下次会面之前，如果有任何问题的话请给我打电话。""照顾好自己，替我向你的家人问好。"

琼斯女士的问诊片段

医生：还剩大约 5 分钟，如果可以的话，我希望可以谈一下接

下来的治疗方案。【医生引导患者进入问诊结尾部分，并且取得患者的允许，开始讨论】

患者：请您继续说。

医生：那好，基于你的病史和体检情况，我很确信我了解了你的情况，并知道下一步如何治疗。

患者：太好了。

医生：我知道这些头痛确实干扰了你的工作，你会担心它们可能是由脑瘤引起的。【理解患者的想法】在询问并检查之后，好消息是我认为你没有像肿瘤或中风这样危及生命的疾病。我认为你患有偏头痛。也有可能是紧张性头痛，但可能性不大。你对偏头痛这种疾病有所了解吗？【注意：医生应该在告知诊断结果前先告诉患者好的消息。在进一步解释之前，先给患者建立一点先验知识（这是询问 – 告知 – 询问的第一步，询问）】

患者：不多，但我的一个同事在我告诉她我的头痛时提到了这一点。没有患癌症和中风真是个让人高兴的好消息。

医生：我太了解你的感受了。我很高兴能帮助你解决顾虑【这个时候，医生要通过表达理解和支持来给患者一种共情的感觉】

患者：我也是。

医生：我们讨论一下偏头痛的原因，然后可以讨论一下治疗方案。确切的原因并不清楚，但是你的脑部血管应对压力及其他因素的反应方式可能有一些问题。有时你吃的东西、当天的天气或者你体内的激素都可能诱发你的偏头

痛。我们一定会指出这些诱因，但是压力好像是其中一个因素。【医生首先指出要讨论的话题，然后用简单的语言进行解释】

患者：【点头】如果有其他诱因的话，要如何才能查明呢？

医生：最好的办法就是记录一个关于你头痛的日记。我可以给你一个病历本：每次你头痛的时候，你都要写下你吃了什么、喝了什么、头痛前发生了什么事情，类似这些东西。在下次来就诊的时候记得带给我，这样就可以试着从中寻找偏头痛的诱因了。你觉得你可以这么做吗？【通过对患者问题和情绪的回应，医生顺着患者感兴趣的方向反复讨论】

患者：我可以试一下。

医生：好的，一旦我们发现了诱因，就可以开始讨论如何规避这些诱因了。同时，我也有一些帮助你缓解头疼问题的建议。现在讨论一下可以吗？

患者：没问题，您请说，这正是我需要的。

医生：首先我想告诉你的是我想为你制订最好的治疗方案。所以如果你对我们讨论的内容有任何偏好或者顾虑的话，请一定要告诉我。

患者：好的。

医生：有时你只要管理好生活中的压力以及知道你并没有任何可以威胁生命的疾病，这些可能就会让你的偏头痛好一些。所以就只是安静地等待、观望、不去管它就可以，但是如果头痛经常出现或实在难以忍受，我会给你开一点药以帮你缓解痛苦。

患者：哦，那太好了。如果可以的话，我是绝对不想吃药的，但是我喜欢预先有准备，以备不时之需。

医生：好的。你不必记住所有这些，因为它会写在药瓶上，但是为了让药片发挥最好的作用，在刚有头疼迹象的时候吃第一片，如果头疼没有得到明显的缓解，两小时之后再吃第二片。

患者：你能把这些都写下来实在是太好了。

医生：当然。事实上，我现在可以把电子药方发送给药房，这样你到药房去取药的时候他们就已经准备好了。你想让我发给哪个药房呢？（医生在解释过药物的剂量和服用方法后，把电子药方发送给了药房）

患者：谢谢！

医生：那么，如果回到家，你的丈夫问起你和医生都谈了些什么，你会怎么和他说呢？【医生正在完成"询问－告知－询问"这样一个循环，让患者把讨论的内容讲给医生听】

患者：我患有偏头痛，这是由于我头部的血管的问题所导致的，压力会使病情更加严重……我必须记录我的头痛日记来帮助我找到偏头痛的其他诱因，包括记录我的头痛、我的活动、我的饮食。同时，在头痛到难以忍受的时候，你让我吃这个药。但是，每次头痛都不能吃超过两片，对吧？

医生：完美。我们一个月后看一遍你的头痛日记并且跟进复诊一下，你能来吗？

患者：好的，没问题。

医生：你离开之前我会给你一张表单，上面记录了所有我们讨论的内容。上面解释了什么是偏头痛及它的诱因。上面还有你记录头痛日记的地方，我也附上了几条你感受到压力时如何放松的建议。希望你回家之后读一读，下次复诊见面的时候我们就此多讨论一点。

患者：好的。我的大肠炎呢？

医生：谢谢你的提醒，请你在这个表单上签字授权我们从杰根斯医生那里转来你的病例。同时，我们负责转诊的同事将在下周给你打电话，在我们得到你的保险公司的批准后，帮你安排与专家的预约。

患者：好的，谢谢。

医生：还有哪些问题？

患者：你给我开的药有什么副作用吗？

医生：问得好。这个药有一个很罕见但是很明显的副作用就是胸痛，如果你有这种情况出现，应该立刻给我打电话。也有可能会有过敏反应出现，这也很罕见。但是，如果出现了，你可以给我打电话，我可以给你开一些别的药试试。

患者：好的，听起来还不错。

医生：还有其他问题吗？

患者：没有了，你已经解释得非常好了。

医生：太好了，我想再确认一下我们是否达成共识，你能告诉我，我们商定的计划接下来应该怎么做呢？【在讨论的最后，医生临时让患者复述可以加强患者对重要信息的记忆】

患者：好的，我先去药房取处方的药物，在第一次有头痛迹象的时候服药。我会在接下来的一个月记录头痛日记，并在下次复诊的时候带来，以便帮助我找到解决头痛问题的办法。我会读这张纸上提到地控制好压力的几点建议。对吧？

医生：对，非常好。还有就是我们负责转诊的同事会在下周联系你，预约治疗你的结肠炎的专门医生。【在教授、纠正误区或强化信息之前，医生对患者所说的话做出回应。】

患者：哦，是啊！

医生：好的，我去拿头痛信息表，你走出去的时候把这个表交给接待员，他们会帮你预约你的复诊，并且会给你一个停车牌。我期待着一个月后再见到你。【医生通过说明医生现在将做什么、患者现在应该做什么以及下次沟通的时间来结束就诊。】

患者：好的，非常感谢。

医生：不客气。祝你有美好的一天。

患者：同祝！

问诊的结尾——告知坏消息

如上所述，有些患者对于与他们健康状况相关的一些常规信息反应比较消极。你可能不经意间就在向患者传达一个他们认为的"坏消息"。[25-27]在一些特定的情况下，例如：告知一个患者他患有癌症或类似的情况，无疑会引起大部分患者的消极反应。任何已经学会本书中提及的技巧的人，都可以按照表 6-2 中的步骤有效地传递要告知患者的坏消息，但是我们并不推荐医学生在没有一个更资深的医生现身支持的情况下去告知患者坏消息。[25]详见 DocCom 上的模块[33]。[28]

做好告知坏消息的准备

首先，准备好与患者充分相处。考虑一下你对即将发布的消息的感受。那些在告知患者之前没有先预想一下自己会有什么反应的医生，通常不能很有效地向患者传达坏消息。[29]没有意识到的情绪，诸如内疚、悲伤、认同或者恐惧，可能会让你不能安抚患者、忽视患者情绪，甚至完全逃避告知患者坏消息。[30,31]

下一步，确定你需要告诉谁这个坏消息。在一些少见的病例中，告知坏消息可能会导致医学层面和心理层面的危险。例如，如果这个患者是个抑郁症患者，那么这个坏消息就可能增大他自杀的可能。然而，我们极其反对在告知患者坏消息的时候长时间地拖延。有时，可以让家人替代患者接受这个坏消息，以此来"保护"患者。有时，还会有一些文化因素的影响。（例如，在一些亚洲文化里，家庭成员既有可能和患者一起商量治疗的决定，也有可能直接就决定了，并且有时候患者会把这些事宜通通交给家人来决定，包括病情以及治疗等）。医生可能会想暂时延缓告知，但是延缓只有当患者拒绝得知消息的时候才可行。患者拥有得知与他们相关信息的权利，同样也有拒绝了解这些信息的权利（详见第 3 步）。另外，要确定还有没有其他人需要被告知，以及这个人是不是应该在与患者的最初会面时就陪同出席。当患者年龄太小或者行为能力有限时，那就应该有一个负责人陪同。类似地，对于那些心理承受力较差的患者或者一个拒绝相信现实的人，那么就应该有一个对患者负责且能给患者支持的人陪同。事实上，如果有一个能给患者支持的人陪着患者的话，会有诸多益处。然而，如果患者不希望任何人陪同，那么医生也要从一开始就尊重患者的想法。

在和患者会面之前，再次检查所有的实验室检查和诊断体检的结果，要确保你拥有的结果都是准确的并且你已经完全搞清楚了这些结果。大多数患者都会询问后续的检查、治疗选择以及预后。[32]准备好回答上述问题，并且准备好回答一些其他的相关问题，比如找哪个会诊医生，去哪里/什么时候做检查。大多数患者都只能记住你告知的坏消息中的一小部分，所以要把你要告知的内容精简，并使之符合患者的需要。在这个困难的讨论过程开始之前，要先决定好你计划要告知的重要信息。你甚至可以大声地先预演一遍你要说的重要内容。在你准备你的发言时，要一并考虑患者的人格特征、精神生活、信仰以及支持体系。给患者准备好一份书面版的对话总结。这将会在以后帮助患者记住这些信息并且听取你的建议。

安排一个合适的时间和地点，以保证患者的私密性，并且留出足够的时间来告知患者这个消息、平复他的情绪和回答他的问题。一个私密的办公室或者房间通常就可以。不要在走廊、咖啡馆以及那些既不私密又不舒适的地方和患者讨论。当预判的诊断结果是个坏消息时，就和患者提前协商好后续的会面由谁出席。如果预先没有做好相关的安排，你也可以私自安排一下。但是，一定不要在电话中告诉患者坏消息，可以这样说"你的一些检查结果出来了，但是结果有些复杂，电话上可能说不清，我想让你的夫人过几天来一趟，我们谈一谈。"这样的"信息表达"听起来不是坏消息，但是也会让患者就此有一些担心。所以，之后可以尽快安排一场会面并且给患者预留足够的时间。

构架出患者的已知信息

使用以患者为中心的技巧来发现并解决患者当前的顾虑，消除下一步交流的潜在阻碍。正如每一次以患者为中心的会面一样，首先通过对患者及其陪伴亲友的适宜问候，奠定好交流的基础，并且确认患者已经对谈话做好了准备。

接着，制定一个会面的议程表。说明可利用的时间和讨论健康问题的需要，并邀请患者给出他的议程项目。例如，"我们在一起大约有 20 分钟。我想讨论一下你的检查结果。不过，在此之前，我想知道你是否还想谈些别的事情。"制定议程表可以让你了解除了当前接手的情况以外，患者是否正在遭遇其他事情，一些可能比你想要传达给患者的信息更严重、压力更大的事情。[33]如果患者提出一件很棘手的事情且不能在预定的时间内解决，可以和患者协商延后讨论。当你制定议程的时候，问问患者对于所交流内容的期待及有无其他特定的需求。例如，"你对于你的疾病有着怎样的理解？" "你会怎样描述你当前的健康情况？" "其他医生是怎么跟你说你的情况的，你有没有接受一些治疗疗程？" "什么时候你发现病情的，你最开始认为可能是什么疾病？" 努力让患者融入对话中，让他们谈谈对于自己状况的了解。如果患者信任的亲属（不在现场）可以参加后续交流，如有必要，可以重新制定议程。

要特别关注患者的情绪。例如，你可能会发现患者对可预见的坏消息怀有恐惧，或者对于病情的影响过分焦虑，或者你发现患者有一些误区需要纠正。

确定患者想要了解多少内容

在已经架构出患者对其自身情况的了解的情况下，确认患者想不想知道以及想要知晓坏消息的方式是非常重要的。很多医生误解了生物医药伦理学中的自主权，认为所有与患者状况有关的信息都必须告知患者，这样的医生就变成了伪专家。[10]自主权意味着患者可以决定他们想知晓多少信息。对于想要或者需要获知的信息量，不同的患者有不同偏好。虽然这一步看起来好像与直觉不一致，但是可以让你确认并且更好地尊重患者的偏好。某个患者可能想知道可以知道的所有信息，另一个患者可能就拒绝知道任何相关信息，而是指定他人代替他做决定。开始讨论话题时，你可以这样问："如果检查结果显示情况比较严重，你想知道结果吗？" "你想要获知所有关于你健康状况的信息吗？如果你不想知道，你想指定一个人让我告诉他吗？"或者"有些人想要了解全部的情况，有些人就是想大概地了解，还有一些人根本就不想知道他们的情况怎么样，宁愿让医生告知他们的家人，你倾向于哪种？"

至此，安排诊断检查之前的一系列步骤都已经很好地完成了。但是，在医院的背景下，这通常是不太可能的，并且你需要实施这些步骤，同时保持对坏消息的理解，这可能在情感上具有挑战性，尤其是对于在培训初期的医生。我们建议你寻求更有经验的医生的支持。观摩专家如何与患者分享此类消息，然后在你这样做时获得支持和指导。

传达坏消息 （另见"分享信息"一节）

根据从前面步骤中学到的知识，你现在可以使用患者喜欢的方式分享坏消息。让患者做好获知坏消息的准备是非常重要的，突然告知患者坏消息会给患者带来更大的冲击，患者也可能无法处理和消化这些信息。[34]告知坏消息之前先做一个铺垫，指出通过检查发现了个问题。例如，"恐怕我有一些坏消息要告诉你。""这比我们之前想象得要严重。""恐怕结果不太好。"这种"预防针"可以让患者为即将发生的事情做好准备，并减轻消息带来的震惊。继续分享这个消息，比如"是癌症。"使用简明直接的表述，不要委婉地表达，也不要使用行话。说完把时间留给患者，让他们静静地消化这些信息。

对于刚开始临床工作的学生来说，他们会对告诉患者坏消息存在焦虑。许多处于高度焦虑状态的医生发现，沉默会增加他们的痛苦，因此他们会通过交谈来应对。在遇到困难消息时，他们会直白地讲出结果，列出治疗方案，并引用生存统计数据。我们希望你能抵制这种诱惑，在患者得到可能改变生活的消息时，设身处地的为患者着想。这段沉默的时间对你和你的患者都会有好处，这并不会带来焦虑。患者的反应可能很多样，但是他们通常会提供足够的语言或非语言的信息来帮助你制订下一步的计划。[35]

使用建立关系的技巧来表达共情

建立关系的技巧在和患者的交流中非常重要，尤其是在告知患者坏消息的时候。在得知坏消息后，很多患者都会通过语言或语言以外的方式表达情绪。表达共情通常使用命名、理解、尊重、支持（N-U-R-S）的方式。如果患者的情绪并没有宣泄，你可以使用情绪探查技巧，并且使用 N-U-R-S 方法帮助患者疏导情绪。随着交流的进展，增加对患者的其他支持，给予患者力量，增强患者先前积累的处理困境的能力。评估这个坏消息给患者的生活和其他人的生活造成的影响。再次让患者放心，你会一直帮助他，不会放弃。对于患者来说，畏惧感是普遍而又沉重的。沉默和安静的存在是充满力量的。你自己真实的情感往往非常适合用来安慰患者。当你不能让患者消除疑虑时，除了陪在患者身边支持他们也没什么可以做的了，这时候患者的痛苦就能减轻。如果你可以在几次会面中构建并深化这种关系，就可以达到最有效的结果，在初级保健中也可以这样做。

在发布消息时，避免虚假的安慰，但仍要传达希望（还有希望，但要做最坏的打算）。例如，在与患者分享新的癌症诊断时，你可能会说："我知道它看起来很糟糕，但治疗效果一直都很好，而且仍然有治愈的机会。"然而，有时候，你和你的共情提供了唯一直接的希望。虽然你和你的共情只能给患者带来一时的希望，但是你的存在和支持（不论是语言支持还是非语言支持，例如把你的胳膊搭在患者的肩膀上或者握住患者的手）通常都是患者重建人生意义和希望的第一步："我会一直伴随你的治疗，并且会一直帮助你。"

反复解释和协商下一步（另请参见标题为"分享信息"和"结束问诊"的小节）

在照顾过患者的情绪并且顺利传达坏信息之后，通常患者会有一些问题。事实上，坏消息通常涉及多个主题（比如，患者得了癌症，他会责备自己怎么没早来诊断；患者需要后续检查，但是担心后续花费；最好的办法是做手术，但是患者畏惧手术，因为他的姐妹曾历经过一个很复杂的术后过程）。[16] 每次只需要告诉患者一点点重要的信息，并且在话题转换的时候要表达清楚。

记住要表达得尽量简单明了。很多患者并不知道"肿块"这个很普通的医学词汇或具体器官的位置。向患者解释问题和诊断时，图表和图片是很有用的工具。避免使用"阳性的""阴性的"

"进展性的"这些词，因为它们在非医学的语境中有不同的含义，可能会让患者恐慌或给患者带来错误的安抚。

在决定告知患者多少信息以及治疗速度的时候，依从患者的想法，回答患者的问题，并且做他们抒发情绪的听众。患者通常会询问更多信息。那就清楚地回答他们，给出明确的解释。纠正患者所有的错误认知和过度反应，例如"是的，需要做手术，但是手术只会切掉肿瘤部分而不会把整个乳房切掉。"检查患者掌握了多少信息，切记不要让患者被大量信息压垮。信息表达时要尽可能简短，大多数患者听完坏消息都记不住多少。在随后的复诊中再慢慢和患者谈论具体的细节（如转诊或治疗的细节）会更有效。可以为此增加一些额外的复诊，增强患者对全部信息的吸纳和理解。

在患者做好准备的时候，制订一个未来的治疗计划。接下来的步骤可能包括进一步的检查、转诊和治疗。确保患者得到满意的帮助，确保患者可以获得足够的支持。这种支持既包括来自医生和心理专家的支持，也包括家庭、朋友、小群组圈子的支持等。有些患者可能因为获得的支持太少或者被诊断结果击垮而不能感受到支持，那么医生就要帮助他们获得支持。

确定患者是否有自杀倾向很重要。这只能通过直接问询来实现。例如，"这对你来说很难，我知道你很沮丧。但你有没有想过要伤害你自己，放弃自己的生命?"如果你发现患者有自杀意图，要建议对方多想想，并立即寻求外部帮助。DocCom 模块 27[36]提供了与抑郁症患者沟通的更多信息。

在情绪占据大脑的情况下，很多患者并不能很好地理解医生告知的信息，并且会有一些误解。有时，一些患者会认为情况要比实际好得多或者糟糕得多。例如，患者可能错误地期望诊断结果会好转。仅仅询问患者是否理解你所谈论的内容，可能无法发现理解上的差距。相反，应使用"ART 循环"获得"回授"[20]，如题为"测查患者的理解力"的小节所述。让患者陈述他对要点和下一步的理解，以纠正误解，强化重点。即使患者提供了准确的总结，他以后也可能记不起重要的信息或说明。为了解决这一问题，可以在交谈过程中录音或录像，并且在结束后留给患者。或者就如你通常在问诊结尾部分的做法一样，给患者提供一份纸质版的记录。[37,38]

近期就为患者安排一次随访，既是为了给患者更大支持，也是为了监测告知的消息有没有带给患者更大的心理影响。可以亲自去随访，也可以打个电话。你可以给有自杀倾向的患者雇一个陪护或者在第二天再去看望一下抑郁的患者。医学和心理学层面的治疗都是很有必要的。为难以承受的患者制定特定的工作任务，例如列出告知消息的方式和对象、写下要问的问题并且与其他有相似问题的人交流。

问诊的结尾——激励患者改变行为习惯

除了告知患者相关信息以外，为了改善患者的健康状况，医生通常必须要求患者采纳建议或改变行为习惯。这可能会在问诊的结尾部分产生一些矛盾，危及医患关系。共同决策是临床工作中想要成功改变患者行为习惯的先决条件。[39]跨理论模型表明，行为习惯的改变取决于患者对做出改变的准备。[2]患者在做出改变决定的早期准备阶段需要最多帮助。医生的帮助能够提高患者对问题的全面认识，鼓励患者深入认知自身情况，帮助患者设定与其价值观一致的现实目标，并与患者协商具体计划。标题为"分享信息"和"邀请患者参与共同决策"的小节中概述的技能对于激励患者改变是必要的，但并不总是足够的。那些已经决定接纳医生提出的行为习惯的患者需要外界支持，以帮助他们做出改变并且维持下去。这些原则已经被用来帮助患者养成健康的饮食和锻炼习惯（详见 DocCom 上的模块 16 和 25[40,41]）、戒烟（详见 DocCom 上的模块 24[42]）、戒酒（详见 DocCom 上的模块 29[43]）和不再滥用药物（详见 DocCom 上的模块 30[44]）。

我们在这里提供一个以循证为基础的激励患者的模式，其基础是在第二章和第三章中学到的以患者为中心的技巧。[3,21,45]对于那些没有准备好承诺改变生活习惯的患者，可以努力维持现有关系并且为患者提供后续的教育活动。[19,46,47]你可以假设你正在处理情绪化的材料。在整个过程中使用建立关系的技巧，特别是在遇到阻力时。你需要：有效教育患者的良好临床基础。因为针对每一个不良健康习惯的方法都是特定的，所以这里只列出了一个通用指南。当你学习临床医学时，可以轻松地将特定的临床信息放入表 6-3 的模板中。详见 DocCom 上的模块

31。[24]使用助记符号 ECGN 有助于您记住这些步骤。

表 6-3 问诊结束时如何激励患者

1. 教育（Education）

   a. 确定知识库、患者的具体情况以及对做出改变的准备情况

   b. 清楚地告知需要改变的不健康习惯的潜在不利影响

   c. 提出简短、明确的改变建议

   d. 强调患者的改变能力

   e. 强调患者可以得到帮助

   f. 表明过去的失败并不是坏兆头

   g. 查看患者是否理解并渴望改变

2. 承诺（Commitment）

a. 声明患者需要承诺	d. 根据建议管理决策
b. 评估患者的承诺意愿	e. 巩固大大小小的胜利
c. 重申承诺	f. 大方地使用 N-U-R-S

3. 目标（Goals）

a. 设定现实的长期目标	c. 应该是具体的、行为化的、有
b. 设定短期目标以实现长期目标	限的

4. 协商（Negotiation）

a. 医疗干预	c. 咨询和转诊
b. 行为改变	d. 随访

患者教育

使用"ART 循环"向患者解释问题和选项（包括不做任何事情）。评估患者的知识库和改变意愿。例如，"你对吸烟对健康的影响了解多少？""你对戒烟怎么想？"为了使一个人改变行为习惯，改变所带来的益处就一定要大过弊端。[39]所以

要帮助患者对不同方案的风险和益处达成切实有效的理解。

清楚地表达你推荐的理想的行为习惯。例如，"吸烟正带给你极大的患病风险，我希望你能戒掉。"利用你对于患者性格类型的了解，最大限度地影响患者的观念，并且增进与患者的关系（详见第八章"从患者维度来看影响关系的因素——患者的人格类型"部分）。例如，向强迫型人格特征的患者提供相关数据："研究显示，吸烟会导致患肺癌的概率增加10倍，对心脏病的影响更大，还会减寿6到7年。如果你现在戒烟，你的健康状况立刻就会有所改善。如果能保持一年不吸烟，你的心脏病发作和中风的风险就几乎和没吸过烟的人一样了。戒烟两年后的肺气肿发病率和戒烟十年后的癌症发病风险也会和从未吸烟的人几乎一样。"对于表演型人格特征的患者，要着重强调戒烟的美容效果："……如果你可以戒烟，你的肤色会提亮，你的牙齿会变白，你的呼吸会更加清新……我会和你一起努力防止体重增加。"同样，对于自虐型人格特征的患者，告诉他吸烟会导致他不能继续照顾好身体不好的亲属，这样会比较容易令他信服。强调现在的习惯可能会对患者利益造成的影响，例如可能让他看不到孙子长大，并且强调患者做出改变的能力："你在学校做了很多事情，你绝对是一个行动家。你可以将此添加到你的成就列表中，为许多人树立一个好榜样。"从患者的个性风格和对建议干预的反应来看，你可能需要依次成为啦啦队队长、政治家、外交官或知己。

使用题为"分享信息"和"邀请患者参与共同决策"的

小节中概述的技能，在教育患者时促进共享决策。

如果你没有注意到患者的需求和偏好并向患者施加了不当的压力，他就可能会表示拒绝。表达时要使用充满希望的积极的语调："有一些烟民互助小组和药物治疗都非常有帮助，结果都不错。"为了进一步鼓励患者，你可以和患者说，改变行为习惯的失败经历预示着即将迎来成功，因为大多数成功做出改变的患者都有过很多次失败的尝试。

获取承诺

患者和医生都要对行为改变一事做出承诺。首先你要承诺："如果你决定做出改变，我每周都会帮助你。"并且明确地让患者也做出承诺："告别旧习惯的过程很艰难，这需要我们双方的共同努力，你准备好了吗？"尝试让患者做出承诺这一过程，可能是整个互动过程中最为棘手的。压力可能会让你茫然、兜圈子或者给患者一个脱逃的机会。对于那些对改变行为持中立态度的患者，你可以这样尝试让他们做出承诺："你真的承诺要散步？……如果给你承诺的意愿分 1～10 级的话（1 级代表不承诺，10 级代表坚决承诺），你觉得现在你在哪一级？为什么你选择了这一级而不是更低的一级？怎样帮你才能让你做出坚决的承诺？"

如果患者已经承诺改变习惯，要支持他的改变计划，并确定你可以提供给患者的支持。表扬患者并且强化他做出改变的想法：例如"你愿意做出如此大的改变，我真的很是感动。

尽管我知道这个过程并不容易，但我深信你可以做到。"患者没能完成商定的任务是正常的，完全能预料得到。患者可能因为一个任务是社会上普遍可以接受的而同意接受这个任务，也可能因为没有表达出的内心矛盾心态而不能坚持到底，导致承诺效力很弱。在访问之前，他们可能难以披露这种矛盾心理或者不了解它。保持一个共情的态度并且表达好奇：例如"我们都认为上个月底你就要退出了，告诉我是什么让你那时候没有放弃。"当进步是短暂的或者很小的时候，应该更加关注患者值得肯定的方面，这对于患者最后的成功有非常大的帮助。

共同决策能够让患者深入了解并接纳现有的选择，这样患者就可以决定接不接受医生的建议或意见。客观地询问患者拒绝的原因，要注意不要让患者感受到压力或批评，还要澄清患者所有的误解。你可以这样问："什么才能让你改变主意呢？"[48]吸烟者可能会说："好吧，我猜可能是心脏病或癌症吧。"回答本身有时就可以帮助患者意识到他的坏习惯的危险性，以此激励患者改变行为习惯。

让患者知道你愿意接受并且尊重他的决定。要消除一切可能会干扰后续治疗的信息不对称问题和压力。告诉患者你既不会给他压力，也不会放弃他，但是会逐渐探查患者准备改变的情况，请患者放心。共情是表达对困境的理解，例如："我可以看到你陷入了困境。一方面，我知道你厌倦了支气管炎的折磨并且想要戒烟。另一方面，你很享受吸烟的感觉，吸烟还能帮助你释放工作压力。所以你很纠结。如你所说，这确实很难抉择。"

帮助患者制定切实的目标

要想有效地改变行为习惯，就要做好其中的关键一步——设定好目标。很多慢性疾病，如糖尿病、心脏病以及很多医学上不能解释的症状，都是不可治愈的。这些疾病的患者需要设定一个长期的切实可行的目标来保持身体的正常功能或者在情况变糟后改善功能。健康人都希望预防疾病并保持健康。关于制定目标的对话可以使用这样的表述方式："如果你的症状并没有特别严重，你会想要做些什么事情？"长期目标的实现是基于实现一个个具体的、可以量化的短期目标。询问患者："你可以承诺在接下来的一到两周实现两三件事吗？"如果一个患者提出他想要开始锻炼，问他："你具体想怎么锻炼……每周散步几次……走多远？"你可以在后续的会面中检查这些短期目标的完成情况，根据需要整合修改，例如，"你觉得可以做到每天早晨拉伸运动，但又是什么阻碍了你呢？"写下所有的短期和长期的目标，来帮助双方明确自己的责任。

商定一个具体的计划

设定好目标并且做出承诺之后，你需要和患者商定具体的计划，并且要了解关于需要改变的行为的其他细节，以便达成一个有效的计划。例如，对于一些吸烟患者，你可以问患者一些相关细节，包括吸烟的时间、最主要的吸烟时刻（如当喝咖啡的时候）、什么压力促使患者吸烟（如工作）、在他的活动环境中谁还吸烟（如最好的朋友）、患者戒烟后什么情况会促使他们重新吸烟（如和兄弟喝酒）。制定改变患者行为的策略必须基于这些细节，同时也要与患者的日常生活相适应。

和上述部分一样，在确定患者改变习惯会遇到的问题和相关解决方案时，要积极地邀请患者参与进来。例如，如果一个患者认为和朋友喝啤酒的时候最难控制吸烟的欲望，那你就让患者想一些办法来避免并控制这些潜在的诱因。类似地，如果患者说每次喝咖啡时他都想抽烟，你可以问患者除了喝咖啡还能喝些什么或做些什么。只有患者自己才能找到适合其生活环境的解决方案。

对于一些习惯，可以使用"一步一步来"的方法。例如，让患者接受低胆固醇饮食，和患者协商少吃哪一类食物（例如红肉）、少吃多少（例如每天就吃一次，而不是三顿都吃）、在哪顿饭少吃（例如早饭）。如果患者的胆固醇还是不能降下来，再考虑重新商定计划（例如继续降低红肉的摄入量，并且不吃黄油）。

如有必要的话，也可以和患者协商医学治疗的计划。比如，只在发现饮食方法并不能有效地降低胆固醇含量的时候才考虑使用药物。另外，你也许可以使用尼古丁替代疗法让患者戒烟（例如口香糖、透皮贴剂、吸入剂）。类似地，有一些患者会希望和其他正在努力戒烟的患者一同努力、互相支持。然而，有一些患者就不想要任何药物帮助，也不想组团戒烟，而是倾向"靠自己做到"。更加紧密的随访也是有帮助的，这也是一种支持。

协商好计划后，要求患者"回授"[20]要实施的具体计划。这能加强计划，并澄清所有误解。此时，表达一致尤为重要。在时间表上和患者达成一致非常重要。在结束互动之前，加固并支持患者的承诺，并且制订随访计划。有时，将这一切都写下来让患者带回家很有必要。通常来说，可以密集地随访患者，以便与患者共同经历习惯改变的过程，例如戒烟或者开始低脂饮食。这对患者帮助很大，因为你可以给患者更多支持，并可能帮助患者解决一些额外的问题。

总结

问诊的结尾是医患沟通的重要部分，问诊者首先要探查患者对于接受信息的准备情况，构建患者了解信息和需求的概况，告知患者必要的信息，必要时让患者承诺和付诸行动，并且要商定具体的计划。有些时候，特别是在患者有不良习惯的情况下，医生必须激励患者改变，并在困难的环境下努力增进与患者的关系。医生要频繁地检查患者的理解情况，并且要随时重申计划。越是遇到困难的情况，越是要使用情绪探查技巧和共情技巧。

知识练习

1. 在互动的过程中，患者教育通常发生在什么时候？哪次问诊？

2. 列出涉及提供常规数据的几种情况；列出你可能需要给出坏消息的几种情况；列出你可能不仅希望告知患者，还希望激励他们采取行动的几种情况。

3. 在哪一类患者教育中，对医患关系的额外关注最为重要？除了使用 N-U-R-S 外，还有什么方法可以增强关系，从而促使患者改变？

技能练习

1. 在角色扮演中，告知患者他在一天中的不同时间服用几种药物的必要细节。例如，为患有轻度肺炎的患者提供抗生素、减充血剂、汽化器和氧气。

2. 在角色扮演中，给患者传达坏消息。例如，他们患有艾滋病、乳房 X 光片异常、羊水穿刺术异常、血糖升高或胸部 X 光片上出现癌样肿块。

3. 在角色扮演中，告知并激励患者停止或改变有害习惯。例如，停止吸烟、改变高脂饮食、开始逐步增加锻炼的计划。

4. 能够轻松自如地进行角色扮演，与真实或模拟患者一起进行所有练习。

参 考 文 献

1. Grueninger UJ, Duffy FD, Goldstein MG. Patient education in the medical encounter: how to facilitate learning, behavior change, and coping. In: Lipkin M, Putnam SM, Lazare A, eds. *The Medical Interview*. New York,

NY: Springer-Verlag; 1995: 122 – 133.

2. Prochaska JO, Velicer WF. The transtheoretical model of health behavior change. *Am J Health Promo.* 1997; 12: 38 – 48.

3. Stoffelmayr B, Hoppe RB, Weber N. Facilitating patient participation: the doctor-patient encounter. *Prim Care.* 1989; 16: 265 – 278.

4. Rollnick S, Butler CC, McCambridge J, Kinnersley P, Elwyn G, Resnicow K. Consultations about changing behaviour. *BMJ.* 2005; 331 (7522): 961 – 963.

5. Young HN, Bell RA, Epstein RM, Feldman MD, Kravitz RL. Types of information physicians provide when prescribing antidepressants. *J Gen Int Med.* 2006; 21: 1172 – 1177.

6. Miller WR, Rollnick S, Moyers TB. *Motivational Interviewing in Medical Settings.* Albuquerque, NM: University of New Mexico; 1998.

7. Lown B. Module 10: Share Information. In: Novack D, Daetwyler C, Saizow R, Lewis B, Hewson M, Levy J, eds. *DocCom—an Online Communication Skills Curriculum* [Internet]. Lexington, KY: Academy of Communication in Healthcare and Drexel University College of Medicine; 2018. Available from: www. DocCom. org

8. Lown B. Module 11: Reaching Agreement. In: Novack D, Daetwyler C, Saizow R, Lewis B, Hewson M, Levy J, eds. *DocCom—an Online Communication Skills Curriculum* [Internet]. Lexington, KY: Academy of Communication in Healthcare and Drexel University College of Medicine; 2018. Available from: www. DocCom. org

9. Lown B. Module 12: Provide Closure. In: Novack D, Daetwyler C, Saizow R, Lewis B, Hewson M, Levy J, eds. *DocCom—an Online Communication Skills Curriculum* [Internet]. Lexington, KY: Academy of Communication in Healthcare and Drexel University College of Medicine; 2018. Available from: www. DocCom. org

10. Braddock CH III. The emerging importance and relevance of shared decision making to clinical practice. *Med Decis Making.* 2010; 30 (5 suppl): 5S – 7S.

11. Braddock CH III, Edwards KA, Hasenberg NM, Laidley TL, Levinson W. Informed decision making in outpatient practice: time to get back to

basics. *JAMA*. 1999；282（24）：2313 – 2320.

12. Ley P. Doctor-patient communication：some quantitative estimates of the role of cognitive factors in non-compliance. *J Hypertens*. 1985；3：51 – 55.

13. Waitzkin H. Information giving in medical care. *J Health Soc Behav*. 1985；26：81 – 101.

14. Calkins DR, Davis RB, Reiley P, et al. Patient-physician communication at hospital discharge and patients' understanding of the postdischarge treatment plan. *J Gen Int Med*. 1997；157：1026 – 1030.

15. Clever SL, Ford D, Rubenstein LV, et al. Primary care patients' involvement in decisionmaking is associated with improvement in depression. *Med Care*. 2006；44：390 – 405.

16. Eggly S, Penner L, Albrecht TL, et al. Discussing bad news in the outpatient oncology clinic：rethinking current communication guidelines. *J Clin Oncol*. 2006；24（4）：716 – 719.

17. Fallowfield L, Jenkins V. Communicating sad, bad, and difficult news in medicine. *Lancet*. 2004；363（9405）：312 – 319.

18. Frankel RM, Stein T. Getting the most out of the clinical encounter：the four habits model. *J Med Pract Manage*. 2001；16（4）：184 – 191.

19. Miller WR, Rollnick S. *Motivational Interviewing—Helping People Change*. 3rd ed. New York, NY：The Guilford Press；2013.

20. Schillinger D, Piette J, Grumbach K, et al. Closing the loop：physician communication with diabetic patients who have low health literacy. *Arch Intern Med*. 2003；163（1）：83 – 90.

21. Dwamena FC, Fortin AH VI, Smith RC. Medically unexplained symptoms. In：*American College of Physicians PIER：Physicians' Information and Education Resource*. Philadelphia, PA：American College of Physicians；2010.

22. Smith RC, Lein C, Collins C, et al. Treating patients with medically unexplained symptoms in primary care. *J Gen Intern Med*. 2003；18（6）：478 – 489.

23. Smith RC, Lyles JS, Gardiner JC, et al. Primary care clinicians treat patients with medically unexplained symptoms：a randomized controlled

trial. *J Gen Intern Med.* 2006; 21 (7): 671 –677.

24. Dwamena F, Milan F, Fortin AH 6th, Smith RC. Module 31: Medically Unexplained Symptoms and Somatization. In: Novack D, Daetwyler C, Saizow R, Lewis B, Hewson M, Levy J, eds. *DocCom—an Online Communication Skills Curriculum* [Internet]. Lexington, KY: Academy of Communication in Healthcare and Drexel University College of Medicine; 2018. Available from: www. DocCom. org

25. Dwamena FC, Han C, Smith RC. Breaking bad news: a patient centered approach to delivering an unexpected cancer diagnosis. *Semin Med Pract.* 2008; 11: 11 –20.

26. Quill TE, Townsend P. Bad news: delivery, dialogue, and dilemmas. *Arch Intern Med.* 1991; 151 (3): 463 –468.

27. von Gunten CF, Ferris FD, Emanuel LL. The patient-physician relationship. Ensuring competency in end-of-life care: communication and relational skills. *JAMA.* 2000; 284 (23): 3051 –3057.

28. Quill T, Caprio A, Gracey C, Dennis C. Module 33: Giving Bad News. In: Novack D, Daetwyler C, Saizow R, Lewis B, Hewson M, Levy J, eds. *DocCom—an Online Communication Skills Curriculum* [Internet]. Lexington, KY: Academy of Communication in Healthcare and Drexel University College of Medicine; 2018. Available from: www. DocCom. org

29. Maguire P. Barriers to psychological care of the dying. *Br Med J Clin Res Ed.* 1985; 291 (6510): 1711 –1713.

30. Smith RC, Dwamena FC, Fortin AH 6th. Teaching personal awareness. *J Gen Intern Med.* 2005; 20: 201 –207.

31. Baile WF, Beale EA. Giving bad news to cancer patients: matching process and content. *J Clin Oncol.* 2003; 21 (9 suppl): 49s –51s.

32. Girgis A, Sanson-Fisher RW, Schofield MJ. Is there consensus between breast cancer patients and providers on guidelines for breaking bad news? *Behav Med.* 1999; 25 (2): 69 –77.

33. Waitzkin H, Britt T. Processing narratives of self-destructive behavior in routine medical encounters: health promotion, disease prevention, and the discourse of health care. *Soc Sci Med.* 1993; 36: 1121 –1136.

34. Baile WF, Beale EA. Giving bad news to cancer patients: matching

process and content. *J Clin Oncol.* 2001；19（9）：2575 - 2577.

35. Bowen M. Theory in practice of psychotherapy. In：Guerin PJ, ed. *Family Therapy：Theory and Practice.* New York, NY：Gardner Press；1976：42 - 49.

36. Cole S. Module 27：Communicating with Depressed Patients. In：Novack D, Daetwyler C, Saizow R, Lewis B, Hewson M, Levy J, eds. *DocCom—an Online Communication Skills Curriculum* [Internet]. Lexington, KY：Academy of Communication in Healthcare and Drexel University College of Medicine；2018. Available from：www. DocCom. org

37. van Bruinessen IR, Leegwater B, van Dulmen S. When patients take the initiative to audio-record a clinical consultation. *Patient Educ Couns.* 2017；100（8）：1552 - 1557.

38. Tsulukidze M, Durand MA, Barr PJ, Mead T, Elwyn G. Providing recording of clinical consultation to patients—a highly valued but underutilized intervention：a scoping review. *Patient Educ Couns.* 2014；95（3）：297 - 304.

39. Prochaska JO. Decision making in the transtheoretical model of behavior change. *Med Decis Making.* 2008；28（6）：845 - 849.

40. Chou C, Goldstein M, Duffy FD, Shochet R. Module 16：Promoting Adherence and Health Behavior Change. In：Novack D, Daetwyler C, Saizow R, Lewis B, Hewson M, Levy J, eds. *DocCom—an Online Communication Skills Curriculum* [Internet]. Lexington, KY：Academy of Communication in Healthcare and Drexel University College of Medicine；2018. Available from：www. DocCom. org

41. Williams G. Module 25：Motivating Healthy Diet and Physical Activity. In：Novack D, Daetwyler C, Saizow R, Lewis B, Hewson M, Levy J, eds. *DocCom—an Online Communication Skills Curriculum* [Internet]. Lexington, KY：Academy of Communication in Healthcare and Drexel University College of Medicine；2018. Available from：www. DocCom. org

42. Goldstein M, Swartz Woods S. Module 24：Tobacco Intervention. In：Novack D, Daetwyler C, Saizow R, Lewis B, Hewson M, Levy J, eds. *DocCom—an Online Communication Skills Curriculum* [Internet]. Lexington, KY：Academy of Communication in Healthcare and Drexel

University College of Medicine; 2018. Available from: www. DocCom. org

43. Clark W, Parish S. Module 29: Alcohol: Interviewing and Advice. In: Novack D, Daetwyler C, Saizow R, Lewis B, Hewson M, Levy J, eds. *DocCom—an Online Communication Skills Curriculum* [Internet]. Lexington, KY: Academy of Communication in Healthcare and Drexel University College of Medicine; 2018. Available from: www. DocCom. org

44. Schindler BA, Parran T. Module 30: Drug Abuse Diagnosis and Counseling. In: Novack D, Daetwyler C, Saizow R, Lewis B, Hewson M, Levy J, eds. *DocCom—an Online Communication Skills Curriculum* [Internet]. Lexington, KY: Academy of Communication in Healthcare and Drexel University College of Medicine; 2018. Available from: www. DocCom. org

45. Smith RC, Lyles JS, Mettler J, et al. The effectiveness of intensive training for residents in interviewing. A randomized, controlled study. *Ann Intern Med*. 1998; 128: 118 – 126.

46. Riegel B, Dickson VV, Garcia LE, Creber RM, Streur M. Mechanisms of change in selfcare in adults with heart failure receiving a tailored, motivational interviewing intervention. *Patient Educ Couns*. 2017; 100 (2): 283 – 288.

47. Spencer JC, Wheeler SB. A systematic review of motivational interviewing interventions in cancer patients and survivors. *Patient Educ Couns*. 2016; 99 (7): 1099 – 1105.

48. Williams GC, Quill TE, Deci EL, Ryan RM. "The facts concerning the recent carnival of smoking in Connecticut" and elsewhere. *Ann Intern Med*. 1991; 115: 59 – 63.

第七章

_____ 根据不同情况和
实际问题调整问诊

到目前为止，我们在本教材中介绍的对琼斯女士的问诊只是为医生如何开展以患者为中心的互动而举的一个例子。如果你看过 AccessMedicine 网站的视频或 DocCom 模块，你就会知道，以患者为中心的问诊可以适应不同的临床情境和所有患者的遭遇。在本章中，我们将为你提供更多关于与患者合作的指导和细节，以及不同于常规医疗就诊的情况和当前面临的挑战。我们将讨论你应该如何根据不同的临床情况调整问诊。也许你不知道如何采访一个似乎相当健谈的患者，或者一个感觉很难沟通的患者。这些情况下所需的技能主要在问诊开始时使用（步骤1~5）。这一章只关注如何针对不同的患者，在各种各样的医疗事件中调整问诊过程，暂不考虑在具体的临床情况下需要解决的情况。临床文本可以帮助你获得此处提到的很多情况的细节。[1]为了帮助您，我们开发了几个视频，你可登录 AccessMedicine 网站（www.accessmedicine.com/SmithsPCI）观看。

我们没有让专家来演示医生的角色，而是让住院医生来演示，使视频更真实，更适用于那些自己不熟悉问诊的读者。演示展示了培训后可能会出现的情况。

平衡以患者为中心和以医生为中心的问诊技巧

如何分配问诊开始、中间和结束的时间，并没有固定的规则。根据患者需求，你可以在步骤 1 ~ 5 中确定初始平衡。对大多数患者来说，问诊开始阶段平均需要 10% 的时间，但是需要替换药物且没有个人问题的患者仅需要 2% 的时间，而有严重婚姻问题的患者可能需要 50% 的时间。分配时间的多少，取决于患者个人问题的严重性和紧迫性。即使在之后的问诊中，仍需要反复使用以患者为中心的问诊技巧。

在问诊开始时，主要的可控时间在于询问现病史的步骤 4。步骤 1 ~ 3 和步骤 5 通常需要很少的时间，而且各个患者都是相似的。在下面的例子中，我们首先描述了在各种临床现场以患者为中心的医疗遭遇，然后描述了具有不同风格和特点的患者。

应对各种医学遭遇和挑战

没有紧急或复杂个人问题的新患者

首先考虑一个典型的新患者，比如琼斯女士，没有紧急（需要立即采取行动）或复杂的个人问题。患者主要提出身体症状的问题，我们通常将用约 10% 的时间进行以患者为中心的初始问诊过程。无论是住院患者还是门诊患者，这将是你在医疗环境中面对新患者的经验。像琼斯女士这样的患者有明确的个人问题，但问题并不紧急或特别严重。例如，已知癌症的患者被送进医院接受化疗，但患者更担心他患流感的妻子独自在家；一名门诊患者体重减轻了 5 磅（约 4.54 斤），有点担心身患癌症，并希望"确诊"。医学视频"新住院患者的问诊（New Inpatient Interview）"演示了在医院环境中遇到的典型新患者。在此场景中，使用相同的 5 个步骤。AccessMedicine 上的视频"基于证据的问诊：以患者为中心的问诊"（Evidence-based Interviewing：Patient-Centered Interviewing）更长，描述了整个以患者为中心的问诊，并添加了大量标签。这个视频里面的主要角色是一个新的门诊患者和一位专家。

有紧急或复杂个人问题的新患者

一些新的住院患者和门诊患者出现了更为紧迫和复杂的个人问题。例如，一名来检查的门诊患者患有因严重的婚姻不和而导致的失眠、抑郁、头痛和腹泻；一名愤怒的男性胸痛患者，在入院前刚遭受了生意失败；一名因肺炎入院的患者在被告知艾滋病毒检测结果呈阳性之后，不堪重负地哭泣。面对这些情况，你可以增加步骤 4 的时间来询问个人和情感问题，也可以在问诊中间（特别是第 6 步和第 7 步）花费时间来更好地了解可能存在的严重心理问题的细节（见第五章）。视频"精神疾病患者"（Patient With a Mental Health）指的是约翰逊女士，她来看医生的时候很疲惫。在使用 N-U-R-S 得知个人和情感故事后，她的医生意识到约翰逊女士患有抑郁症。

随访没有紧急或复杂个人问题的患者

与新患者一样，大多数随访（回访）患者没有紧急或复杂的个人问题，他们需要的时间要短得多。考虑5～15分钟的随访，无论是住院患者还是出院患者，主要是身体方面的问题。问诊按照步骤1～4展开，但步骤4相当简短，因为患者不提供紧急的个人问题或情绪问题。然后，你将过渡到问诊的中间部分（步骤6），此时填写患者身体症状的现病史。例如，一周前治疗患者的喉咙痛之后的任何恶化或新症状，或该住院患者胸痛情况与前一天相比的任何变化。在这两种情况下，你都必须倾听新的个人背景信息（想要恢复工作，想要回家），要运用共情技巧并做出回应，但此时你已经了解了大部分个人信息，患者的症状是你的主要关注点。随访患者的个人问题常常涉及治疗和处置，正如我们在第六章中所看到的那样，这些问题通常会在问诊结束时解决。琼斯女士（与我们在本书中所了解的琼斯女士不是同一人）的医学视频"随访住院患者问诊"（Follow-up Inpatient Interview）演示了如何使用五个步骤进行随访。下面是一名临床学生和戈麦斯先生的问诊片段。

戈麦斯先生的问诊片段

（患者住院第二天出现主要身体症状，学生查房，时间不超过15分钟）

学生：（观察患者是否舒适，帮助患者调整枕头，坐下）嗨，戈麦斯先生，我是南希·布朗。今天早上我想给你检查一下（指着听诊器），但在我检查之前，你有什么想问的问题吗？【学生通过使患者更加舒适来开始问诊，给出自己的议程（听诊器），并询问患者的议程，以便在不超过几秒钟内完成步骤 1 和步骤 2】

患者：没什么新情况。

学生：你的感觉如何？【以开放式问题开始步骤 3】

患者：疼痛好多了。我现在能走了吗？【患者给出症状和个人资料】

学生：出院？

患者：是的，回去工作。还记得吗，我们聊过的？

学生：我们确实这么说过，是有什么事情吗？

患者：没有，但他们仍然需要我回去工作。而我妻子独自一人在家里带孩子，她过得很艰难。

学生：嗯，我明白你为工作感到焦虑，这对你妻子来说也很难。但还有一点，我们（指着患者和自己）最关心的就是确保你没事，没有阑尾炎，但我们现在还不确定。【请注意，在短暂的问诊中，学生提及个人问题以开始步骤 4，但不再询问她已经知道的信息，除非是为了确定情况没有改变。学生还在她的回答中包括了命名、理解和支持。回答体现了学生对患者语言和非语言上的支持，提及患者时使用"我们"】

患者：你觉得明天呢？

学生：如果血细胞计数和 CT 扫描结果正常，疼痛消失，明天也可以。但我们仍不确定。我们现在主要关注你的健康，希望使你以良好状态恢复工作。尽管这听起来很难。【学生继续解决步骤 4 中的个人问题，重点关注患者提出的问题，再次表示支持，提出要尽力帮助患者，并再次表明事情很困难】

患者：是的，谢谢。【患者似乎很满意。】

学生：我们换个话题，多跟我说说你的疼痛。【这是步骤 5 的过渡，而问诊中间步骤 6 的开始仍然采用开放式问题。请注意，学生在大约 1 分钟内有效地进行了以患者为中心的问诊过程，现在将在步骤 6 中解决患者的症状问题】

患者：昨天疼痛主要是在肚脐周围，但现在是在右边（右下腹）。按压会痛，但不压就没事。

医生：你大便了吗？【如果症状与昨天相比有所改变，学生将花几分钟时间确定症状描述，找出并定义新的症状。然后，她将检查患者，检查实验室数据，并与住院医生和导师一起制订进一步的计划。不必进行以医生为中心的步骤 7 ~ 10，因为学生在前一天患者入院时已经获得了这些资料。学生还会告知患者当实验室检查和 CT 扫描结果出来后，她会回来。请注意患者的个人问题与症状的相关程度】

这个片段表明，主要以医生为中心的随访互动也可以解决个人问题。

随访有紧急或复杂个人问题的患者

你可能面对有紧急或复杂个人问题的随访患者，通常这些患者没有身体问题，但是也可能有身体问题。你可以在步骤 1 ~ 4 中快速确定这一点，然后在步骤 4 中花费更多的时间来更好地挖掘个人问题，从而进行以患者为中心的问诊。即使患者没有表现出担忧，你仍可过渡到问诊的中间阶段，并使用医生掌握的技能。例如，询问更多有关抑郁症症状的信息或简要询问患者的身体健康情况（如"对于胃灼烧和便秘还有什么问题吗?"）。也就是说，始终集中在个人和症状数据上。（见第五章，题为"解决主要的心理问题"的小节，以及AccessMedicine 网站上题为"精神健康障碍患者"（Patient With a Mental Health Pisorder）的视频）。

王女士的问诊片段

（以前因为其他问题看过门诊，现在出现主要个人问题，问诊时间 15 分钟。）

医生：嗨，王女士，好久不见。你坐在那里舒服吗？（她点头）在我们开始问诊之前，你还有什么需求吗？

患者：没有什么需求，除非你能帮帮我的儿子。他正在离婚，这就意味着我的孙子必须离开小镇。然后……【患者已经提供了紧急的个人问题】

医生：听起来很严重，你等会可以再详细说说。但首先，我想确定一下你今天来是为了什么，这样我就可以明确地解决你所有的担忧，好吗？【医生认为应该和往常一样，为了获得议程而打断患者（步骤 2）】

患者：嗯，因为我的背。一年前我做了所有的检查，结果都不错。我想是我儿子的事情带给我的压力。

医生：好的，背部和压力。还有别的什么问题吗？【医生在确定患者是否提出了所有问题。】

患者：没有了，就这些！

医生：好的。详细说说有什么压力。听起来你最近过得很艰难。【当患者已经开始提出有强烈情感的个人问题时，直接回到该问题并开始步骤 3】

患者：嗯，我儿子已经结婚将近 15 年了，一切似乎都很好。我觉得他们也是这么想的。但是，现在我儿媳妇对他很生气。

医生：（沉默）【医生处于非聚焦的步骤 3，简单地让患者主导】

患者：他一直有点优柔寡断，以前这一点也造成了一些问题。

医生：听起来你最近过得很艰难。你是怎么处理的？【开始把握问题并及时回顾需要，医生通过把重点放在她的情绪上来进入步骤 4。在按顺序执行步骤的同时，并不总是需要解决所有子步骤。例如，在本例中，先解决身体症状，然后再解决情绪问题。患者儿子的细节也不太重要，如有必要，可以随时询问。】

患者：（开始哭泣）我很生气，因为他太蠢了。与孙子分开，我受不了。我儿媳妇会得到孙子的抚养权，并把他带回她家。（哭得更厉害）【医生现在将通过反复使用开放式技巧、情感寻求技巧和共情技巧来引导王女士讲述故事。使用这些技巧后，王女士承认她感到沮丧，也不再打牌了。她表示担心，因为她丈夫去世时她就是这样的感觉。我们现在将继续展示如何向问诊中间部分过渡】

医生：你受了不少罪，感谢你告诉了我。我们现在可以换个话题吗，我想再问几个问题？【医生正在进行步骤 5，确认患者是否谈完了这个困难的问题】

患者：当然，谢谢你肯听我说话。我感觉好多了。

医生：【在步骤 4 中，患者讲述了她对纸牌游戏这项非常有趣的活动失去了兴趣（快感缺乏）并感到抑郁。她对抑郁症给出了肯定的回答，而医生没有专门询问用来筛查抑郁症的问题。（见第五章题为"解决主要的心理问题"的小节和题为"精神健康障碍患者"的医学视频）。现在，在问诊的中间部分，医生会提出更多的问题来完成对抑郁症的诊断】我想问一下你的睡眠。你睡眠怎么样？

患者：不是很好。

医生：请跟我说说。

医生：我总是盯着天花板发愁！【除睡眠障碍外，医生还了解到王女士有抑郁症的其他症状：食欲不振、精力低下、难以集中注意力，进一步支持了严重抑郁症的诊断，这是需要治疗的紧急问题。医生接下来主要使用封闭式问题，以确定王女士没有自杀倾向。我们现在来看一下医生如何针对患者的背部疼痛展开对话】

医生：嗯，那对你来说确实很难。你现在能多谈谈背痛的症状吗？【仍然需要解决身体症状，尽管这些问题可能看起来并不重要，或者患者自己并未重视这些问题。请注意症状和个人问题通常是密切相关的】

患者：还是之前的地方。4 年前那一次之后，一直是背痛，但腿没有疼。我不认为这是什么大问题……【在接下来的几分钟内，医生回顾症状描述，然后检查患者。当患者穿好衣服后，医生会就抑郁症和背部疼痛提出建议】

当患者讲述无法"解决"的个人问题时，很容易感到不知所措和无助。但请记住，沟通也是一种治疗。成功处理这种情况的关键是通过仔细聆听（从步骤3开始）建立与患者的连接，通过使用N-U-R-S（步骤4）来获得个人问题的情感背景并做出回应。在大多数情况下，患者只是讲出自己的问题，希望收获医生的同情，而不是被告知如何解决问题。当然，在这种情况下，当诊断为抑郁症时，可以提供特定的治疗，如抗抑郁药物、心理治疗和咨询以及其他心理健康治疗。一些心理治疗与以患者为中心的问诊一样专业性很高，并且两者都重视和患者的情感联系，但心理治疗是不同的、更复杂的治疗，具有不同的过程和结果，它和问诊不能相互替代。

疾病预防就诊

患者往往没有一个明确的重点问题需要解决，但他们可能需要预防性筛查，通常被称为"年度体检"。此时，你可以按照之前提到的步骤逐步进行。在步骤2中，患者通常有很多想要讨论的问题，例如流感疫苗、运动计划、饮食、乳房X线检查和宫颈涂片。因为患者没有特别的不适，但却有很多想要问的问题，你需要一直询问"还有别的什么吗？"或者"还有其他问题吗？"直到你知道了患者的所有问题。[2-4]询问患者为什么在这个特定的时间前来就诊，将对你有很大的帮助。你可能会了解到患者的家庭成员或朋友近期出现了一些健康问题，或者患者注意到身体功能出现了变化，因此患者想要确定自身健康有没有问题，例如癌症、高胆固醇和糖尿病。整个过程以开放式问题的形式展开，使用情感寻求技巧来探索患者的担忧和焦虑。然后你可以使用命名、理解、尊重和支持（N-U-R-S）方法，通常是尊重并表扬患者前来就诊和为实现健康最大化而做出的努力。而许多患者只是前来进行例行问诊而没有特殊原因。在这种情况下，问诊开始可用 1 ~ 2 分钟来设定议程并表扬患者前来就诊。在所有的疾病预防访谈中，都要花费大量的时间在问诊的中间部分和结尾部分。中间部分用以医生为中心的技能来记录患者的健康相关活动的细节。例如，目前的运动模式，包括多少分钟、多大的力量或有无任何相关的损伤；具体的日常饮食，对卡路里和脂肪含量的了解，对重大改变的兴趣，以及之前尝试的饮食。第六章介绍了如何教育和激励患者改变吸烟等有害行为。此外，即使患者可能没有将其作为议程，你也可以激起他对常规适龄的健康预防建议的兴趣，如结肠癌筛查、免疫接种和乳房 X 线检查。在此类问诊中，涉及社会史（第五章）相关的所有方面：伦理 – 社会 – 精神实践、功能状态、健康促进和健康维护活动以及健康危害。

还有一类患者的个人问题处于紧急和不太紧急的类别之间，无法预测任一类别中有多少身体症状。[5] 面对大量、紧急和复杂的个人和症状数据，详细的议程设定（步骤 2）能够定义对你和患者最重要的内容。即使如此，一些问题也可能被推迟到以后的就诊中。

危急且伤及生命的疾病问诊

医生遇到危急且伤及生命的疾病问诊时，就像是AccessMedicine中的"急性病患者"（Acutely Ill Patient）场景一般，医生要坚持以患者为中心，治疗患者的疾病，消解患者的担忧和恐惧。以患者为中心的沟通包括抚摸和安慰，但在这类问诊期间无须使用所有五个步骤。患者需要立即进行医疗救治或身体护理，正如视频中格林先生在急诊科遇到的情况，医生介绍了自己，阐明了自己的角色，引导患者，提供有关伤病的知识和后续计划，同时注意安慰患者，并询问了他目前的情感需求。一般来说，急诊患者需要尊重。医生需要满足患者和家属的需求和偏好，达成他们的愿望，并让他们参与决策。以患者为中心的沟通是以照护、舒适性、信息和教育、保护隐私和期望管理为导向的，有助于患者理解并提高其康复能力。[6]

常见的患者沟通方式和如何解决其中的挑战

即使你学会了如何在问诊的开始、中间和结束之间分配时间，患者沟通方式和临床情况仍然会影响问诊以及分配时间的方法。患者用不同方式和医生进行互动——自信的、被动的、了解情况的、不太了解情况的，以及沟通不顺畅的。例如，正如在名为"如何打断对话"的AccessMedicine视频和下面"打断谈话的艺术"一节中所看到的那样，一个健谈的患者比一个沉默的患者讲同样的故事需要更多的时间、更多的打断和更少的鼓励。要通过练习，才能够掌握打断对话和熟练控制对话的艺术。在这之前，贸然打断对话会让人感到尴尬。这些不同的互动方式受到许多因素的影响，包括年龄、性别、教育水平、人格类型（见第八章题为"从患者维度来看影响关系的因素——患者的人格类型"的内容）和文化教养（见题为"文化能力"的部分）。我们现在考虑以下的一些挑战，请注意大多数关于可用时间的决定是在步骤 1~5 中进行的。

不太健谈、沉默、尴尬或害怕的患者

重要的是让沉默寡言的患者参与到互动中来，无论是让他说些什么事。通常情况下，议程项目（步骤 2）将有限重点放在身体症状上，此类患者对初始开放式询问（步骤 3）几乎没有反应。非聚焦性开放式提问技巧（沉默、非言语鼓励、中性话语）可能无效，在步骤 4 中你需要借助聚焦性开放式提问技巧（重复、请求、总结）和情感寻求技巧（直接、间接）。在后者中，自我披露可能特别有效，例如"我曾经有过背痛，感到很沮丧，您呢？"即使患者没有表达情感，你也可以根据你对患者已有的了解，直接采取共情。例如，"听起来您遇到了一些困难，但您能来真的太棒了，我们可以帮助您。"（命名、尊重、支持）或者"我想我能感受到那种艰难的感觉。"沉默的患者通常会分享更多的信息作为回应。

为了让对话进行下去，你可能需要直截了当地提出你想问

的问题。例如，要开始步骤 3，你通常可以说："听起来背痛是你今天最重要的一件事，请跟我说说。"如果患者回应仅仅是"痛"，你就需要提供更多详细的说明："请告诉我关于背痛的所有情况，从背痛开始到今天，告诉我您能记住的尽可能多的细节。这将有助于我为您提供帮助。"这个提示通常会让寡言的患者开始说话。关键是不要太快放弃你的开放式提问技巧。相反，你应该更积极地运用开放式提问技巧。患者通常需要时间和经验来了解你对症状故事感兴趣。如果你反复尝试所有开放式技巧，但仍然无法从患者那里获得更多的症状描述，那么可以在步骤 4 中使用封闭式问题来询问患者的症状。例如，"背痛到底位于何处？""它会顺着你的腿吗？""腿有力气吗？"记住，为了引出症状产生的个人背景，要寻找任何线索来推动对话。例如，如果患者说"我再也不能遛狗了"，那么集中精力进行一些个人对话，并尝试引出情感背景，以换位思考。例如，询问狗的种类和年龄，而不是局限于医学症状。

　　通常寡言的患者最终会谈话，你也能够获得比较满意的故事，尽管故事会比其他患者的简单且不够完整。在问诊过程中，有关症状的数据更容易获得，因为你可以更好地控制谈话。有时沉默的患者会在问诊过程中或结束时提供个人数据，因为之前的对话让他们不再沉默。例如，在提供家族史或决定开始锻炼计划时，患者开始谈论个人问题。这时，你当然应该改变你的问诊方式，以患者为中心进一步挖掘个人信息。

　　到目前为止，我们假设在问诊开始时获得的个人信息是最重要的个人信息。事实上，现实中也是如此，但是这样的数据并不总是完整的，特别是在谈论会令患者感到尴尬或担心其他人会觉得他们不正常的话题时。常见的例子包括性行为、药物滥用、自杀意图和亲密伴侣暴力。

通过步骤 1 ~ 5，你可能会首先怀疑存在隐性问题，例如严重抑郁症的患者是否有自杀意图或频繁骨折的患者是否是因为酗酒导致的摔倒。有时，一段时间之后，你才会意识到存在隐性问题。例如，体格检查时观察到不正常的瘀伤，你怀疑存在亲密伴侣暴力。

以医生为中心的问诊技巧可以让你获取必要的信息，通常在问诊的中间部分（步骤 6），但有时也会在后期。例如，在询问既往史（PMH）或社会史（SH）的部分，首先会进行过渡性的说明（"我想现在重点关注你的酒精使用情况"），然后是逐步进行更封闭的询问，直到获得所有的重要信息。遵循此格式可引导患者进行问诊，并了解患者的要求。第五章步骤 8 显示了你应该获取的有关亲密伴侣暴力或药物滥用等方面的关键数据。

提出问题时要保持敏锐、不要评判，并且尊重患者。告诉患者这些信息对于你为他提供帮助的重要性，并且会保密。通常，患者有一些强烈的感觉，你必须使用情感寻求技巧以及共情技巧。

在问诊开始时，如果没有获得相关的个人信息，我们建议你使用以医生为中心的问诊技巧。例如，如果患者没有遵循你的治疗建议，你可能以一个开放式问题或陈述来开始问诊的中间或结束部分（如"讲一讲您每天都是怎样服药的吧"），接下来提出更加有针对性的问题直到获得清楚的答案（如"请您算一下药瓶里还剩多少片药，来看看您是否按照我建议的那样服药了"）。因此，为补充个人数据，常常需要使用封闭式的以医生为中心的技巧。

医生通常发现很难解决患者回避并且对其有强烈感觉的问题。经历恐惧、担忧、厌恶或窥视性好奇是正常的。你可以避免让这些反应干扰你与患者的互动，我们将在第八章中详细讨论。

过于健谈的患者

过于健谈的患者会使医生感到不知所措。重要的是建立有效的个人和情感焦点，如果谈话过于详细或离题太远，需要把患者拉回正题。健谈的患者可能会在你什么都不说的情况下开始滔滔不绝地讲话。设定议程（步骤2）通常很困难。然而，必须制定一份关注事项清单，礼貌地打断患者，并重新聚焦原有问题。此外，在步骤3中，你甚至可能不需要开放式的问题或提醒，因为患者已经提供了很多信息。事实上，当患者继续谈话时，有时只要沉默就足够了。与新患者相处不超过1分钟后（跟进患者更快），你需要积极参与，以免成为非参与者。

有些患者觉得需要重述他们的症状和问题的所有细节，这时过度包容的谈话会干扰你获取个人和情感信息。你必须恭敬地、机智地打断，重新聚焦和改变方向，有时还要重复。总结到目前为止所说的话，可以帮助患者继续说下去。（如"对不起。所以，你匆匆忙忙，滑了一跤，摔倒在冰上，还得去上班，整天坐在那里不舒服，对吧？告诉我更多关于……"）有些患者会讨论与自己没有直接关系的问题，例如别人的护理、政治。还有一些患者会关注和他们目前的状况没有明显相关性的过于久远的事件。面对这些情况，你需要积极地帮助患者重新聚焦（步骤 4）于此时此地他自己的情况（如"我知道你很关心总统的卫生政策，请你告诉我政策如何影响你的情感？"），尤其是使用情绪寻求技能来发现他们的情绪反应（如"这些都是重要的细节，但这对你的情绪有何影响？"）。此外，你可以使用 N-U-R-S 来重新给患者指引方向。例如，"您已经说了很多。我完全可以了解到它有多么令人苦恼。谢谢您给我提供这个背景。现在让我们转到昨天发生的事情上。"另外，如果患者现在在谈论自己，并提供了情感信息，你应该让他继续并推进这个重点。一旦确定了这样的重点，你的任务就是及时完成步骤 4。坚定且明确的过渡陈述能够将重点转移到问诊的中间部分。例如，在总结和使用 N-U-R-S 后，说："我们现在需要换个话题，如果可以的话，我想问一些有关您便秘情况的问题。"

　　健谈的患者可以提供大量个人数据，你获得的故事也会很长。由于时间限制，如果患者在问诊中间再次介绍个人信息，请避免花费过多时间。最重要的数据通常已经出现。不过，如果患者有情绪，你必须尽快解决。通常来说，倾听和使用共情技巧就足够了。

对于倾向于被动的医生来说，从健谈的患者那里似乎很容易获取信息；而对控制欲高的医生来说，无论采用哪种方式，任务都是在收集相关信息时保持以患者为中心。了解你自己的人格特质，可以最大限度地提高效率。在第八章中，我们将进一步讨论如何处理你的个人反应和应对这些患者的策略。

让我们花点时间更详细地讨论一下打断谈话的艺术。

打断谈话的艺术

尽管你可能已经被警告过"永远不要打断别人的讲话"，但如果打断能让患者重新关注他们已经提到的事情，那么打断就是一项以患者为中心的关键技能。[7]但是，在以患者为中心的互动过程中，你不应打断或将患者提出的主题改为他尚未提及的内容。如第二章所述，在问诊中以患者为中心的部分，医生只谈论患者摆在台面上讨论的内容，而不提出新的话题。例如，如果患者提到胸痛而不是呼吸困难（呼吸急促），或者提到他自己的担忧而不是他妻子的担忧，那么打断他问"有没有呼吸急促？"或者"你妻子担心吗？"是不合适的。在上面的例子中，打断你的患者是非常不合适的。但如果他已经从描述症状故事、个人背景或情感背景的方向上偏离，就可以说："你说得太快了，对不起打断一下，但我想重新谈一谈你提到的胸痛。"或"对不起，这很重要，但我们先谈谈你所说的担心是什么意思。"这些打断对话的方式都是以患者为中心的，因为它们只是将患者的注意力重新集中在已经提到的事情上，通常是医生认为需要进一步澄清的事情。正如 AccessMedicine 视频"如何打断"（How to Interrupt）中所描述的，议程设置期间，当患者不再谈论问诊过程中医生认为重要的事情（通常是情绪信息）时，打断可能是必要的。特别是对于健谈的患者，或者在问诊结束时，医生需要打断一位健谈的患者来结束问诊。

　　本书概述的以患者为中心的问诊顺序模式（5 个步骤）包括了组织预约、给患者时间和鼓励、让他们讨论问题，以及以有效的方式提供尊重和理解。患者希望被倾听，你可以学习如何倾听并指导谈话。[8-10]以下是适当打断的例子，成功地以尊重的方式重新使患者聚焦。

- 议程设置——"请稍等，我们能否回到今天的关注事项？我想确认我是否把它们都记下来了。这样我们就可以涵盖你想谈论的所有内容。"对不起，我们会继续讨论的，但我想确保我们今天能记录下你所担忧的所有事项。"

- 在第 4 步和其他步骤——"我能问一下你一分钟前说的话吗？这听起来很重要。""我们会继续讨论你的药物治疗，但你提到过生气，你能不能先多说一点？"回到前面提到的话题，有助于让患者加入谈话，而不会感到被打断。

- 结束问诊——在我们今天结束谈话之前（谈话即将结束），你能告诉我将你的处方发送到哪家药店吗？"（更换主题）"我知道，你之前提到过你担心 X 光技师说的话，我能理解你的担心，我会帮你检查一下。但我们今天该结束了，一个月后下一次预约再见。"

当医生改变话题时，患者会"感觉被打断"，却不会意识到打断发生了，他们会对某个问题敷衍地回应，然后继续讲下去。这主要是在议程设置的过程中，一种以医生为中心的不适当的打断。研究表明，医生在询问患者有什么顾虑后，平均会打断患者18秒。这意味着医生在患者说出第一句话前就在与患者的互动中抢占了先机。贝克曼和弗兰克[8]还发现，当打断得比较早时，患者往往会在就诊结束时提出担忧。这意味着现在需要解决在议程设置过程中出现的问题，同样也是必须在问诊结束后解决的问题。

坚忍/情感淡漠的患者

我们现在重点关注一个困难却不常见的问题：患者似乎无法讨论他的症状的个人情况或相关情感，并坚持描述症状和详述次要信息，如之前的检查结果。该患者与上文讨论的"不太健谈、沉默寡言、尴尬或恐惧的患者"的不同之处在于，他无法专于和描述情感，而非缺乏描述情感或情绪的语言。

在这些情况下，开放式技巧可能不足以鼓励患者分享个人和情感背景，你可能需要使用情感寻求技巧积极地引导患者。症状可能很突出，这些患者可能暗自恐惧。揭示并以共情的方式处理这种情绪可以起到治疗作用。首先，总结症状信息，然后立即使用情感寻求技巧。直接的情感寻求（如"这让你感觉如何？"）通常无效，必须使用间接的情感寻求。询问影响（"这如何影响了您的生活？"）可以特别有效地融入个人情境。

之后你可以直接询问情感。礼貌地打断患者通常也有助于过渡。与寡言的患者一样，这类患者的个人故事通常比较简短，也没那么复杂。

问诊困难和很难了解患者，都会令医生感到沮丧。认识到这种挫败感的存在，可以帮助你向患者提供他们能够接受的最大程度的照顾。

斯文森先生的片段

患者：（在步骤 3 和 4 中，患者有限地描述了手臂痛、头痛、排稀便和药物恶心，但没有表达困扰、情感或更多的个人情况。患者还提到了 CT 扫描阴性结果和约翰逊医生做出的动脉炎诊断）【医生知道，他必须比平常更努力地获得这些症状的个人背景】

医生：（首先总结身体上的问题，紧接着就是这个条目）孩子，你肯定有很多事情要做。你知道，这让你有什么情感上的共鸣吗？【医生表达了尊重，然后提出了直接的情感寻求问题】

患者：我不知道。这里一直很痛。而且我也一直在咳嗽。开始于上次……（医生打断）【患者一直在叙述症状，没有提供医生希望了解的有关症状的个人影响。医生很快打断患者，并试图建立一个更侧重于个人背景的重点，否则患者将继续把症状作为重点。】

医生：很抱歉打断你，我想问其他问题，比如你觉得发生了什么事？为什么会发生这些事？【尝试间接的情感寻求来探索患者的想法，而不是重复直接的情感询问】

患者：约翰逊医生说是动脉炎。这是血管病……（医生打断）

【医生继续寻找个人线索，但还是没有成功——会继续
尝试】

医生： 但为什么你觉得你有动脉炎呢？【探索想法。大多数患
者通常有自己的看法，据此你就能得到个人数据】

患者： 我不知道。【患者说得少，医生需要使用其他间接询问
或直接询问患者的感受】

医生： 发生了这么多事情，对你的生活有什么影响？【这可能
是一种更有效的间接情感寻求方法，因为它强制患者提
供一些个人数据，患者很难说他不知道】

患者： 影响不大。我退休了，一直赋闲家中，直到这次患病。
这种痛苦就在……（医生打断）【一些个人数据终于
"摆在台面上"了，医生现在将积极关注这一点】

医生： 请再说一些关于你退休和赋闲在家的事情。【同时使用开
放式总结和要求。已经出现个人数据，重复使用开放式
技巧以保持重点，进一步挖掘个人故事，如之前描述的
那样。除了间接询问看法和个人影响外，医生此前应该
已经进行了自我表露或询问疾病对患者生活的影响。如
果患者又开始描述症状数据，那么就应该使用这些方法】

患者： 嗯，自从我退休后，就没有固定的时间表。整天待在家
里看电视，别的什么记不清了。然后，我熬夜时认为我
会睡懒觉，但我的生物钟会在早上6点叫醒我，我之前
一直这个时间起床，但现在我无处可去、无事可做。
【这些个人生物－心理－社会数据为患者在退休后遇到
的适应困难提供了线索。使用 N-U-R-S 表示共情并获取
更多信息，以排除抑郁障碍、适应障碍和述情障碍】

在许多常见的问诊挑战中，新手医生可能会感到沮丧和失望，因为患者沉默寡言或患者的故事缺乏个人和情感信息。新手们有时会感叹他们"没有得到多少信息"，认为自己"收获不多"。然而，患者仍然感觉得到了理解，并且建立了良好的医患关系。获得的个人信息的数量，尤其是情感信息，并不是成功互动的标志。我们不是通过让患者哭泣或表达愤怒来衡量一次好的问诊，而是寻求成功地使用以患者为中心的步骤，最终建立良好的医患关系。

处理常见的具有挑战性的沟通情况

当存在沟通问题时，需要特别注意以患者为中心的关键点。医生可能过于关注如何与聋人、盲人或构音障碍患者交流，以至于可能会偏离以患者为中心。在这些情况下，刻意注意这种关系会有所帮助。非语言交流，如触摸、适时的微笑、友好的手势或可被人接受的举止，可能特别有效。下一节介绍了可以加强数据收集和关系的其他措施，通常侧重于为成功问诊做好准备和保证问诊的舒适度（步骤 1）。

失聪或听力困难的患者

听力损失在老年患者中最为常见，会造成极大的危害。由于老年人健康状况差，会导致高于正常水平的死亡率[11]以及心理障碍。[12]听力障碍者仍然可以从言语中获得有用的信息，而聋人则不能。某些技巧可以帮助改善与具有听力障碍的患者的沟通。[13]向患者询问如何更好地与他沟通，保持共同决策的态度。尽可能地减少背景噪声。坐下，正对患者。在你说话之前，确保患者正在看着你。如果患者有助听器，鼓励患者使用助听器。重复你的话，如果患者不理解你，则重新措辞。不时询问患者："我与你的沟通是否良好？怎样才能更有效？"定期总结，以确保你和患者正确地获得信息。一些临床站点提供的便携式语音放大器可以帮助你为听力障碍患者问诊。

后天失聪的患者和接受过口语教育的失聪患者，可以通过唇语进行交流。然而，医生往往高估了唇读单词的数量（仅30％）。[14]与有听力障碍的患者交流的指南同样适用。此外，请确保在说话时不要挡住嘴。因为患者已经学习过如何阅读正常人说话的唇语，因此不需要放慢速度、大喊或过分清晰。以适当的语速、音调和音量说话；说完每句话后停顿一下；使用完整句子；如果改变话题，请告诉患者。失聪患者的话语可能很难听清，为确保你明白了患者要表达的意思，可能需要患者重复、改变措辞或者写下来。

问诊使用手语沟通的失聪患者，需要手语翻译。可以参照与英语水平有限的患者或用口语沟通的失聪患者沟通的准则，但需要做出一些适当调整。[14]患者和手语翻译者共同确定最佳的位置安排，手语翻译者通常坐在医生旁边稍后方的位置。手语翻译者进行同声传译，这一点与问诊英语水平有限的患者时的交替传译不同。面对不能进行口语交流的失聪患者，书面记录并不能替代手语，因为美国手语（ASL）本身就是一种语言，并且与英语有着不同的词汇和语法。先天失聪或者幼年失聪的患者可能并未流利掌握英语。

失明患者

失明患者以正常的方式口头交谈时，会利用听觉线索来了解他人的心情、风格、友善等特征。因此，你需要关注他们的看法。例如，你可以问："我觉得问诊进展顺利，但我想了解你对于我们这次互动的看法。"障碍通常包括与医生和其他医务人员的沟通困难、办公室的物理隔阂以及信息障碍，如无法阅读的书面材料。[15]

询问失明患者是否有特殊的治疗方法、是否需要帮助、是否有任何与失明相关的请求，但这并不能取代医务人员以患者为中心的服务态度。视力低下或失明的患者可以使用辅助工具，如导盲犬、手杖和其他辅助工具。这使得患者可以主导谈话，并且知道你可以接受并满足他们的需求。介绍你自己和房间内的专业人员，并在病史和体检期间让患者熟悉仪器和门以及你的动作。你的语音质量、强度和节奏应保持正常，不应对盲人患者进行"调整"，尽管患者教育材料可能会带来挑战（例如，需要盲文、大字标签或录音说明等）。[15]

认知障碍患者

认知障碍患者在处理听觉或视觉信息方面面临着挑战。因此，他们提供给你的信息可能不那么可靠和有意义，尤其是在认知缺失严重的情况下。

在内科、儿科、外科、精神科和神经科轮转时，你将会对认知功能障碍有更广泛的了解。认知功能障碍很常见，可以是急性或慢性的，并且可能是多种原因造成的，例如先天性、头部外伤、痴呆、脑肿瘤、戒酒、药物滥用、脑膜炎、药物、贫血、尿毒症、败血症、缺氧、中毒和术后状态等。此外，情绪的心理障碍、思维改变和异常心理体验都会部分体现为认知改变，例如精神分裂症和抑郁症。[16]

到目前为止，我们假设患者是主要信息和次要信息的可靠来源。认知障碍患者每次讲述的症状都可能有很大不同，时间顺序通常也不可信。类似地，情绪和其他个人问题通常也是非常多变和不可重现。在这些情况下，你需要获得外部支持，通常来自家庭、护理者和其他人，同时仍然关注患者的需求和医患关系。与家庭成员一起使用以患者为中心的问诊技巧，包括对护理人员经常面临的挑战表示同情。

以正常的方式开始问诊。如果患者有严重的认知功能障碍，你可以很轻易地在步骤1和步骤2中发现问题：患者可能不知道他在哪里（事实上他处于医疗环境中）或他与谁在一起。他的话可能没有什么意义，他的故事可能前后矛盾。如果认知变化是精神问题的一部分，可能还会有其他精神病症状，如幻觉。

认知功能受到轻度影响的患者知道自己正在丧失认知能力，他们会通过详细记录事件和问诊来弥补自己丧失的记忆，并且极力避免表现出认知功能障碍。然而，你仍然可以在步骤1~5中发现思维能力的丧失，例如异常行为、前后矛盾、过度关注熟悉的领域、回避丧失记忆的领域。患者可能会用幽默来掩饰困惑和记忆力衰退。与严重认知障碍不同，你通常需要进行系统的心理状态评估才能确定。

表7-1总结了正式精神状态评估（MSE）。MSE和简易

智力状态评估量表（Mini-Cog）[17]见附录 E。在问诊过程中应用 MSE，像往常一样，从一个开放式的一般陈述开始，并使用封闭式询问确定细节。例如，"告诉我你的记忆力。"（没有问题）"很好，我需要问你一些具体的问题，这样我们才能了解细节。"然后在 Mini-Cog 或正式 MSE 中提出具体问题，如附录 E 所示。Mini-Cog 得分低于 3 或 4 提示应进入正式 MSE。

表 7-1　正式精神状态评估（详见附录 E）

1. 外观：年龄、体格特征、衣着、萎靡不振、健康状况、清洁、整洁
2. 态度：合作、愤怒、谨慎、可疑、专注、诱惑、顽皮、谄媚
3. 活动：多（多动、躁动）、少、紧张、异常运动（抽搐、震颤）、视觉运动完整性
4. 情绪（持续的客观情绪感受）：悲伤、快乐、焦虑、愤怒、抑郁、超然、易怒
5. 情感（短暂的、直接的情感表达）：饱满、平淡、迟钝、不得体、无精打采、不稳定
6. 语言：正常、缓慢、少、多、有压力、沉默、构音障碍、双关语、押韵
7. 语言：离奇的，分散注意力的，多彩的，分裂性语言，间接的，切题的，联想的，新词
8. 思想内容：逻辑性、语无伦次、跑题、内容贫乏、强迫、妄想、偏执
9. 感知：错觉、幻觉（幻视、幻听、幻嗅、幻触）、人格解体、现实解体
10. 判断力和洞察力：现实、不切实际、淡漠
11. 神经精神评估
    a. 意识水平：昏睡、昏迷、昏昏欲睡、警觉、极度警觉
    b. 集中注意力：重复数字，连续 7 个字母，倒着拼写，即时记忆
    c. 语言功能：流利、理解、命名、重复、阅读、写作
    d. 记忆：最近的（对时间、地点和人的定位；回忆三个无关对象）；久远的（过去事件）；健忘症（逆行、顺行）
    e. 其他高级功能：抽象（谚语）、计算、智力

数据来自 Andreason NC，Black DW. *Introductory Textbook of Psychiatry* Washington，DC：American Psychiatric Press，Inc.；1991：37-40.

我们建议你在早期临床轮转期间，在所有新患者评估中进行全面的精神状态评估，借此了解 MSE 的内容并熟悉正常和异常情况。患者的书面报告应该包括关于精神状态的评论以及神经系统体格检查的结果。MSE 是"体格检查"中大脑和功能完整性的一部分，尽管大部分精神状态评估是在更早阶段完成的。解释精神状态评估需要了解导致精神状态异常的所有精神病学、神经病学和内科学。这些细节内容可以参考标准的临床教科书。[16,18]

儿科患者 （请见 DocCom 模块 21[19]和 22[20]）

以患者为中心和以医生为中心的问诊技巧，同样适用于儿童和青少年。[21]你希望建立相互信任的治疗关系，并获得足够的个人和症状数据，但要强调成长、发展和家庭互动。[22,23]孩子年龄越小，与年龄相关的沟通问题就会越多：沟通能力弱、注意力差、认知发展少、对父母的依赖强。

对于儿童和一些青少年患者，必须调整步骤 1 ~ 5。孩子往往心理不够成熟，不能全面参与问诊，你可能需要更多地使用以医生为中心的问诊技巧。[24]然而，最好多询问他们担心的问题，并在治疗讨论和决策时考虑他们的意见。[21]随着年龄的增长，儿童的自主性越来越强，以患者为中心的问诊技能将变得更加有效。然而，即使是年幼的孩子，他们也有权表达自己对身体和医疗保健需求的看法。[25]与家长互动时应该使用以患者为中心的问诊技巧，重点关注孩子的问题，同时还要注意到孩子的病情对父母的影响。

关注问诊的各个步骤，根据儿科患者的年龄和主动性及时调整。在步骤 1 中，可以提供与年龄相适应的机会和设施。玩具、游戏和小椅子有助于与年幼儿童的互动，而青少年经常不想和儿童坐在一起，或处于儿童环境中。[22,23]年龄较大的儿童和青少年往往可以在步骤 2 中自己提出议程，而年幼儿童的议程则由父母提出。

孩子的年龄决定了如何最好地进行步骤 3 和步骤 4。当患者年龄较小时，让父母更多地参与。首先与孩子进行开放性交谈，并确保孩子一直是询问的重点。[21,23]直接询问可以说话的孩子，无论其年龄大小，但要牢记他们不熟悉许多医疗术语和其他词语。[25]患者年龄越小，你的问题就应该越具体、简单、简洁。始终尝试开放式的方法，即使面对年龄特别小的患者也很有效。事实上，医生经常低估了他们可以从孩子那里获得的信息。例如，有的孩子会说"妈妈说爸爸需要找份更好的工作"。然而，通过提供与年龄相适应的"菜单"来开始对话经常很有帮助，可以选择开放式地询问最近的一次生日、学校活动、体育赛事、社交活动等。[22]让孩子谈论他感兴趣的任何事。此外，你还可以了解孩子如何与父母和其他人进行互动，也许是通过在等候室内观察孩子。[23]尝试在父母不在场时与孩子进行互动，即使是短暂互动。观察孩子的行为以及沟通。

按照第五章的介绍，在步骤 6（现病史）中从孩子、家长或双方获得信息。步骤 7（既往史）和步骤 8（社会史）在儿科问诊中有详细说明。因为成长和发展十分重要，孩子年龄越小,就需要越多的关于母亲怀孕分娩、孩子出生、婴儿期以及随后的发展标志(如喂养、成长、走路、说话、如厕训练、在学校的进步、社会发展)的细节。免疫状况、一般儿童疾病、住院、中毒、意外和伤害,值得特别注意。社会史包括有关家庭(例如父亲的工作)以及患者(例如在学校中打架减少和阅读进步)的相关社会方面的信息。同时,询问家庭互动(例如不理睬新出生的弟弟、母亲换新工作后父母关系改善)。与孩子的老师沟通可以帮助你更好地理解社会史,特别是孩子有问题时。确保父母将有毒物质和药物放在孩子无法接触的地方,热水温度不超过52℃以防止烫伤,使用汽车安全座椅、安全带和自行车头盔等保护装置。[26]随着孩子的年龄的增加,问诊更类似于成人的既往史和社会史。

步骤9(家族史)在儿科问诊中也有独特的重点。家族史和家族图谱包括祖父母、父母和兄弟姐妹的健康史。因为成人疾病的基因异常和前兆经常在儿童期开始,因此获得详细的遗传谱系很重要。母亲的健康尤为重要。询问母亲月经、避孕、婚姻、怀孕、随后的儿童进展和今后怀孕的计划。确定母亲在怀着患者时的感觉,并了解母亲的身体和心理健康情况。母亲的抚养方式(如惩罚、虐待)和母亲对孩子的期待密切相关。评估孕产准备情况,寻找干预或支持可能有用的方面。例如,她可能需要支持来建立作为母亲的信心。同样,不适当的父亲参与与较差的儿童健康结果和较高的婴儿死亡率相关。[27]所有父母,无论是否和孩子住在一起,都需要参与孩子的医疗保健。[28]对于许多双职工家庭,就业和父母关系是重要的健康考虑因素。无论父母双方是否和孩子住在一起，大多数人都希望被包括在内，而不是被边缘化。

步骤 10（系统回顾）对儿童比对成年人更重要。[22] 因为儿童的病史比成人短很多，而且在现病史中获得相关症状可能更困难，所以需要在进行体格检查之前对所有系统进行详细的问询，并且重视短暂或"轻微"的问题。例如，断续的排尿频率增加可能提示某些严重疾病，如先天性泌尿生殖系统畸形。

青春期是身体和心理变化很大的时期。一些青少年很适应用于成人的以患者为中心的方法，而有些青少年可能会感到不适和焦虑，偏好更结构化的方法，即比成人问诊更早地过渡到问诊的中间部分。可能出现的明显问题和主题包括依赖父母、被迫就医、与父母或其他人产生矛盾、保密、忽视健康风险、疑病症、情绪变化、对性的困惑和叛逆。[22] 也许提供支持和安慰比获得开放式信息更重要，尤其是在医患关系建立初期。至少留出一些时间和青少年独处，这一点十分有效，并且可以帮助建立更好的关系。

老年患者 （请见 DocCom 模块 23[29]）

与儿科患者一样，老年患者也具有独特的问题。[30] 这些问题特别难以解决，因为老年患者经常被忽视。[31] 研究提供了关键信息。例如，较大的年龄是长期使用苯二氮䓬类药物的重要预测因素，这种药会导致老年人容易摔倒，从而使老年患者被预先从研究中排除。[32] 老年患者往往有很多医疗问题，以及更多的功能、社会、心理和经济障碍。要了解和整合生物 – 心理 – 社会问题的多样性，你需要经常寻求其他专业人员（如护士、社会工作者和治疗师）的帮助。

需要特别注意，在步骤 1 中的准备开始并确认患者感到舒适。考虑患者的舒适感和自尊心（假牙、使用助听器、衣着得体）、听和看得容易程度，表现出适当的尊重（使用患者的姓氏）。在问诊中，如果速度太快，患者可能会感到疲劳，或者没有时间做出反应。你的语速很可能比患者习惯的语速快——时刻牢记这一点并减慢速度。经常询问患者，以确保进展顺利。此外，朋友和亲属在场时，患者可能会更舒服，而且能够提供信息，但必须澄清保密问题。

年龄越大，患者的病史就越长。如果出现许多问题，步骤 2 中的议程设定可能很困难。可用的时间、问题的数量和患者的疲劳可能使你不得不将一些不太紧急的问题推迟到以后的问诊中。获得完整病史可能需要两到三次问诊。完成诊前病史问卷表（还可能会有评估功能状态、精神状态和心理社会状态的表格）可以提供必要的信息，而不会使患者过度疲劳。[30]

步骤 3 和 4 通常按照描述的方式来进行。以下方法有时可以极大地促进互动：敏感且关切地抚摸患者、表现出兴趣和耐心、解决老年患者的首要问题。[31]有时，老年患者能够回答问题，却很难自发谈话。可能很难让他们从谈论症状转向谈论个人或情感问题。但是，如果你能稍稍坚持一下，大多数患者都能够做出回应并且受益于以患者为中心的方法。

一些老年患者倾向于长时间讲述过去的故事，给问诊者带来了一些麻烦。患者经常讲述"当年勇"，告诉医生他们曾经是并且仍然是有价值和有尊严的人。[32]为了将谈话转移到目前的问题上，你必须先知道患者试图让你知道什么。例如，一位患者讲述 1949 年他的工作成就，你可以说："太了不起了！您确实做了很多。谢谢您告诉我。如果可以的话，我们一会儿再来谈谈这件事，但现在让我们换个话题，因为我对您现在的情况很感兴趣。"

大多数老年患者的现病史或其他现存问题（HPI／OAP）长期存在，而且他们通常有多个问题，多个问题相互作用。主要关注当前存在的问题。跌倒、脚痛、失禁、性功能障碍、记忆减退、抑郁症、失眠、听觉和视力下降都很常见。同样，随着年龄的增长，功能性困难越来越普遍：穿衣、洗澡、吃饭、如厕、搬东西、使用电话、购物、烹饪、清洁、驾驶、服用药物和管理财务都可能成为问题。多重丧失（功能、配偶、兄弟姐妹和朋友）和孤独很突出。还有更多的关于死亡和残疾、生活环境和保持独立的问题。

既往史（步骤 7）的信息也很丰富。再次强调，重点关注与患者健康有关的问题。社会史（步骤 8）与患者的社会状况及支持结构有关。随着患者年龄的增长，他们可能会失去以前的一些日常能力，例如洗澡和烹饪能力。必须具体了解他们的支持结构以及这些因素如何影响他们的健康，如老年人中心、社会团体、上门送餐等。

询问家里是否进行了跌倒风险评估，例如小块地毯和不平整的地板。这种评估可以在上门服务期间或前往当地护理机构进行。

很多老年患者有很积极的性兴趣，并且有兴趣谈论性。[33]

他们的酗酒率也很高。[34] 健康维护活动尤其重要，但经常被忽视。对热量过剩和过少进行营养评估也很重要。确保患者有机会讨论预先指示和临终问题。

家族史（步骤9）可能相当复杂，获得对患者健康仍然重要的信息至关重要。例如，80岁患者的高血压或糖尿病家族史没有太大价值，但是谁可以帮助患者是一个关键问题。同样，系统回顾（步骤10）仅关注对患者健康至关重要的问题。

问诊现场不止一人

尽管家庭问诊[35]不在本书的讨论范围之内（参见DocCom模块20），但在其他情况下，医生在问诊中要面对不止一个人（例如，据估计约46%的老年患者问诊中会出现第三方护理人员[36]）。问诊者可以决定（经患者同意）询问患者的亲戚或朋友，并获得独特的信息（例如患者无意识时，患者子女可以提供患者遗忘或否认的信息）。涉及亲属或其他第三方的问诊可以提供一些原本无法获得的信息，包括患者在关系中的互动情况，如专横、被动、疏远、愤怒或有爱；而需要与患者进行数个小时的问诊，才能得到患者与家庭成员互动风格的"硬数据"。一位独立且颇有成就的患者可能只有在配偶出现时才会表现出依赖性的一面，或者一位敏感且善解人意的患者在某位家庭成员出现时会变得充满敌意且易怒。

在步骤1中，应该首先向诊室中的所有人介绍自己，了解其他人是谁以及他们与患者的关系，然后确定患者和其他人是否都希望其他人在场。坐在最靠近患者的地方，让其他人根据需要挪动位置。接下来，告诉其他人你重视他们的意见，并且你会先开始询问患者，然后会询问他们知道的信息。像往常一样进行患者问诊。观察第三方的反应，他如何与患者互动，以及他会如何影响你对患者的了解。衡量第三方的存在使你获得了更多信息还是更少信息。尽管已知老年患者在陪同就诊时提供的信息较少，但家庭成员往往可以提供缺失的信息。[34] 如果第三方打断或毫无意义地延长交互，则可能会出现问题。通常，这种可能性导致医生错误地、本能地排除所有第三方，而不是在必要时通过有效地构建对话来限制第三方的输入。如果他们在干涉（这是不常见的），最好把注意力集中在他们身上，获取他们可能拥有的信息，然后尊重并感谢他们。另一方面，亲戚和朋友通常保持沉默。在需要澄清或者问诊结束时，询问他们对问题的看法（例如，配偶可能认为患者面临巨大的癌症风险，而患者否认；或者配偶提出了患者没有提到的实际问题）。你可以通过询问他们是否有任何需要补充的内容以及他们如何处理患者的问题来实现这一点。保护隐私是在讨论敏感问题和体格检查时不让第三方在场的原因。你应该始终坚持与成年患者有一些独处的时间，特别是当患者是女性而陪同的人是男性时。虐待关系中的伴侣可能有很强的控制欲，他会代替患者回答问题，并且不希望患者和医生独处。在某些文化中，男性有更强的控制欲。除非你能与患者单独交谈，否则无法判断患者是否受到虐待。过渡到体格检查的时间是一个很好的时机，你可以说："在我进行体格检查时你必须在外面等待。检查结束后我会请你进来。"如果女性员工作为陪护人员在场，患者的伴侣可能会感到更舒服，而这通常也是诊所和医院的政策要求。一旦伴侣离开，你就可以探讨亲密伴侣暴力和敏感信息，比如性行为。

和一群人互动十分复杂且富有挑战性，通常是面对疾病患者或临终患者时。如果可以问诊患者，就按照之前的准则进行。患者反应度越低，亲属就越重要，辨别谁是最了解患者的人也越重要。一旦你满足了患者的需要，考虑你对亲属的义务，他们同样需要被倾听和被理解。倾听他们的担心和情感，使用共情技巧，回答问题，帮助寻找解决方案。我们常常忘记，配偶和其他重要的人受到的影响与患者本身一样大，甚至更大。事实上，他们有时需要比患者更多的共情支持。

让第三方参与问诊通常只需要很少的时间（平均 5 分钟[36]），并且能够得到一些本来无法知道的信息。然而，这对医生有更高的要求，因为需要额外投入时间、整合新的数据源，并且关注第三方的需求。了解自己的感受（如沮丧、失去控制、强化无效的方法、严格的时间控制等）可以帮助你避免做出不好的反应，例如急躁、让第三方离开或回避亲属。

与口译员合作

英语水平有限的患者报告了更多的问题，且对医疗保健系统的满意度较差。[37,38]这是医生与患者之间的沟通不良造成的，医生在与英语水平有限的患者互动时往往较少以患者为中心。[38]英语水平有限的患者更喜欢能够流利地讲同种语言的医生，特别是对于复杂或长期的护理。然而，通过使用口译员，有可能建立一种有效的、令人满意的、治疗性的医患关系。事实上，1964 年美国的《民权法案》第六条就要求医疗补助、医疗保险或任何其他联邦资助计划的参与者提供口头语言援助。医疗保健专业口译员的准确度、保密性、公正性、尊重意识、文化意识、角色约束和专业性均应达到美国医疗保健翻译者协会（NCIHC）制定的高标准。[39]如果无法进行面对面口译，也可以进行电话或视频口译。在一些偏远地区[40]，可能更倾向于让家庭成员或者未经培训的工作人员充当临时口译员。如果你必须让家庭成员做口译，需要注意到保密问题可能会影响患者回答问题的意愿。临时口译员应当知道自己的任务需求，例如"我需要和你妈妈谈话。我需要你准确翻译我说的话，同时准确翻译你妈妈说的话。我知道你会因为你已经知道的东西而想增加或减少信息，但现在，我只需要一个精确的翻译。你能帮我吗？当我们结束时，我一定会问你的想法，回答你的问题。"表 7-2 总结了使用口译员的准则。

表 7-2　关于使用口译员的准则

认识到，根据定义，访问将花费（至少）两倍的时间
尽可能使用训练有素的口译员
要求准确翻译
将口译员置于视线之外
当口译员讲话时，直接与患者交谈并观察她
写下要点和说明，并要求口译员为患者转述
让患者总结，确保其听懂了

　　口译员应坐在患者的后面和旁边一点，这样你就可以一句一句地和患者说话，与患者进行良好的眼神交流。像平常一样

进行问诊，避免行话、术语、抽象的语言、复杂的句子、零碎的句子，或在句子的中间改变你的想法。同时提出多个问题，可能会使口译员和患者感到困惑。用简短的句子说话，以便口译员能够准确地进行翻译。专业口译员可以向你提供患者的非语言反应、理解、文化解读的信息，以及如何使问诊顺利进行的技巧。即使有这样的努力，对患者和医生来说，这种体验也可能不那么流畅。事实上，承认这一点是有帮助的。例如，"对我们来说，相互了解可能会更难，但我想让你知道我会努力的。"要认识到，既然每件事都说了两遍，那么问诊所花的时间至少是语言一致的问诊所花的时间的两倍。留出足够的时间。通过口译员进行问诊需要两倍的时间，因为每一句话都需要重复。请注意，即使你是在与医疗助理或同事交谈，专业口译员也会翻译诊室里说的每一个字。[39] 如果可能，让掌握两种语言的家庭成员在标准书面报告表上完成患者的病史。

文化能力（请见 DocCom 模块 15[41]）

你可能认为，只有在面对使用不同语言的患者或来自不同国家的患者时，文化能力才是重要的，但医生和患者之间的每一次互动都是跨文化交流。[37] 即使你和患者有相似的背景，但是患者是患者，医生是医生。患者希望得到怎样的对待？黄金法则（"己所不欲，勿施于人"）不大可能回答这个问题。白金法则更有帮助——"人之所欲，施之于人"。文化能力需要文化谦卑，即愿意向患者了解他们希望你如何与他们互动。[37]

虽然本书中讨论的以患者为中心的问诊技巧在任何医疗交

流中都很有用，但额外的知识、技巧和态度对问诊不同文化患者的医生有很大帮助。文化可以被定义为"由人类创造并世代传递的观念、信仰、价值观和生活设想，被一群人共同拥有并指导人类行为。"[42]

要提高与他人交流的能力，第一步是了解自己的文化。除非你能理解，否则你自己的价值观一直会是文化盲点。[43]例如，很多医生认为守时很重要，作为"时间人"，他们会被"事件人"激怒；而对于"事件人"来说，正在发生的事件比人为制定的时间限制更重要。在更好地了解自己的文化和价值观之后，我们希望你了解你在医院或诊所经常遇到的文化，特别是成员的价值观、对健康和疾病的想法以及民间疾病。[44]除了询问当地的文化代表，你还可以利用文化信息来获取资源。[45-47]单纯依靠价值观的问题在于，认为它们适用于某一文化群体的所有成员。文化可以由子群体构成，子群体会有不同的信仰。文化信仰也部分受到社会经济地位、教育程度、文化程度和英语水平的影响。礼貌的好奇心和敏感的询问可以帮助你确定患者的以文化为中介的健康信仰。克莱曼[48]提出了一些具体问题（见表7-3）。这种知识在讨论患者将要坚持的治疗方案时十分重要。在随访中，具体询问药物的副作用、患者的担忧以及患者对药物疗效的看法。例如，在某些文化中，药丸的形状或颜色被认为可以表明其效力。如果不理解这些，可能会导致不良的依从性和结果。

不同种族、民族、性别认同、性取向以及英语水平有限者之间存在健康差异。"种族或民族、性别、性别认同、年龄、残疾、社会经济地位和地理位置都有助于个人实现良好的健康。"[49,50]因为我们所有人在职业和个人生活中都有各种各样的假设，所以你可能想通过参加一个测试来了解更多关于你自己的隐性假设。测试网址为：http://projectimplicit.net/index.html.[49]

表7-3　确定患者的解释模型

你怎么形容这种疾病？

你认为这种疾病出现的原因是什么？

你希望它怎么发展？有多严重？

你认为这种疾病在你体内有何影响？

它是如何影响你的身心的？

对于这种情况，你最害怕的是什么？

你最害怕的治疗是什么？

信息来源于：Kleinman A. *The Illness Narratives*：*Suffering*，*Healing*，*and the Human Condition*. New York，NY：Basic Books；1988.

针对新手问诊医生的问题

问诊应该持续多久

临床实习第一年的学生（例如医学院的三年级学生）通常需要从新患者，特别是住院患者那里获得完整的病史。刚开始临床实习的学生可以忽略效率。随着经验的积累，效率会随之提高。最初，问诊开端（步骤1~5）至少需要15分钟；问诊中期（步骤6~10）最多需要30分钟；体格检查一开始需要30分钟以上；学生必须仔细考虑患者是否舒适，如果患者感到疲惫可能需要稍后再完成评估。学生阅读、讨论、综合数据、从其他来源获取数据、计划和分析诊断干预措施、参与治疗决策，并可能需要再次询问患者以做出诊断。

毕业或获得从业资格证后，你应该能在不到 60 分钟的时间内完成完整的问诊，并在 20 分钟左右的时间内完成住院和体验。住院医生和高级临床阶段的学生对新患者的问诊通常会持续 40 ~ 60 分钟。住院患者（病房）和门诊（门诊就诊）的随访患者通常是你了解的患者，问诊时间为 5 ~ 30 分钟。

笔记

问诊开始时（步骤 1 – 5），你可以默默记下几个相关的词汇或日期。当患者讲述身体症状的先后顺序时，这将很有帮助。然而，避免过度中断眼神交流，以免干扰信息流。你会惊讶于你能记住这么多患者的经历，因为你是当作故事来听的。在问诊过程中，患者倾向于用相互关联的事实来回答，而不是叙述，因此大多数医生都会做笔记，但仍应将主要注意力放在患者身上。在第十章中，我们将讨论如何在问诊中使用电子健康记录。

问诊录音

在学习以患者为中心的问诊技巧初期（步骤 1 – 5），你可能已经学会了使用和评价录音或录像。因为问诊是核心技能，你需要自己继续录音，就像音乐家或运动员每天磨炼最重要的技巧一样。自我批评以及同伴或导师的意见可以帮助你进步。

使用便宜的录音机或手机，同样方便有效。告知患者记录是保密的，使用完毕后将被删除。当然，你应该告知患者其他

人是否会收听录音以及他们是谁。为了获得录音许可，你需要
询问患者是否同意，患者通常愿意提供帮助。例如，"在我们
开始交谈之前，我想请你帮忙。我对提高我的沟通技巧很感兴
趣，并希望记录我们的交流。我（和我的导师或我的团队）
将在事后聆听，以了解如何更好地沟通。没有其他人会听到。
然后我会删掉这些录音。无论你是否同意问诊，你的医疗护理
都不会受到影响。这纯粹是为了训练我。如果你在问诊中改变
主意，我会立即删除录音。"患者很少拒绝。记录步骤 1-5 是
特别重要的，以评价你的以患者为中心的问诊技巧，以及向问
诊中间部分的过渡。

临床行为

许多学生和住院医生就临床中适当的行为和态度进行了讨
论，并提出了以下准则。然而，这些建议并不全面。他们一致
认为表 7-4 中列出的行为是最重要的。

表 7-4 有益的医生行为

无条件地积极关注
共情
作为患者的盟友
以患者利益为重
尊重
自信与谦逊
鼓励患者自主而不强迫患者自主
认识到患者的至少一个优点或独特属性
意识到精神对患者的重要性
诚实和充满希望
告知患者学生在护理中的角色，以及让学生参与问诊的原因
介绍问诊的参加者

（续）

安排双方都满意的交流时间
在与患者问诊之前，注意患者的身体舒适度
预测可能干扰患者的问题
公开解决保密问题
提供超出常规范围的服务
满足患者的特定要求

我们的学生和住院医生认为，表 7 - 5 中列出的行为在与患者接触时是不太合适的。

表 7 - 5　有害的医生行为

喝任何饮料或吃东西
嚼口香糖或口含牙签
骂人
做出具有诱惑力的行为、发表性言论或讲黄色笑话
不良的个人卫生
不适宜地开玩笑或取笑
表达对他人的个人看法
超越适当的自我表露，讨论自己的问题
做出暗示患者或他人好坏的判断

我们与学员的讨论解决了其他难题。我们当然都希望避免有性暗示的行为，那么在非体格检查时碰触患者的作用是什么呢？学生和住院医生普遍认为这种行为是恰当的，但必须建立在学生或住院医生感到舒服的前提下，这种行为要出于真诚的个人关怀，并且要表现得很专业。他们更倾向于有限地碰触，比如拍拍背部或手臂。

在体格检查，尤其是在检查盆腔、乳房、生殖器或直肠等敏感部位时，应该进行什么样的对话呢？所有人都同意平静且自信地讨论现在在做什么以及为什么，同时也要顾及患者的体验和舒适度。询问关于检查区域的症状和问题可以缓解紧张感。医生也可以向患者介绍自检和其他预防技术，例如在乳房检查期间，指导妇女进行乳房自检。

有效的医患关系可以作为治疗手段

如前所述，本书不是为了概述疾病的具体治疗方法。然而，值得注意的是，你可以使用两个强大的治疗工具。共情（N-U-R-S）以及在患者出现身体或心理上的困难时与他在一起，这两种方式有很强的治疗效果。这样一来，医生就成了治愈患者的良药。这些技巧是医患关系的关键决定因素。[51]

医生可能认为，自己无法帮助没有康复希望的患者（例如癌症晚期病人）以及身体症状无法解释的患者（躯体化）。但是，我们知道，从人文和科学的角度来看，支持患者并且表现共情（N-U-R-S）是非常有效的。即使对于那些生物医学治疗有效的患者，也有证据表明这种关系极大地改善了他们的健康结果和满意度。附录 B 详细解释了这种影响。让我们回到起点：这些都是以患者为中心的医患关系的好处，而现在你已经知道如何实现它们了。

总结

在门诊或病房，高级问诊者在步骤 1～5 中做出重要的实际决策。通过这些决策，根据不同患者对问诊进行微调，如寡

言的患者、健谈的患者、重点关注生物医学资料的患者，或者
前来进行常规检查的患者。当然也要考虑各种情况，比如当问
诊开始患者没有提供个人情况时、当问诊现场不止一人时、患
者有沟通问题（听力困难、失聪、说话困难、失明、认知障
碍）时、患者年龄太小或太大时。临床学生特有的问诊问题
包括安排充分的问诊时间、使用音频或视频记录进行自我评
价、有效地在患者旁边记笔记以及给出适当临床行为的建议。
最后，通过简单地支持患者和表现共情（N-U-R-S），你现在
拥有了适用于所有患者的强大的治疗工具。

知识练习

1. 估计在以下情况下，你在问诊开始时可能会花费多少时间
   （新患者总共需要 45 分钟，后续患者总共需要 15 分钟）：
   a. 无问题的常规体检（新）
   b. 有严重医疗问题、糖尿病难以控制、抑郁加重的患者（随访）
   c. 有严重焦虑的患者（随访）
   d. 伴有周期性意识丧失和严重胸痛的急症患者（新）
   e. 普通患者（新）
   f. 普通患者，需要口译员（新）
2. 描述你在上述所有情况下是如何进行问诊的。
3. 你如何知道问诊的开始是否有效？可能有几个好的答案。
4. 描述非急症患者的情况，在这些情况下，你可能不想在问诊
   开始时花费像往常一样多的时间。

技能练习

1. 为了获得以患者为中心的简短互动的感觉，在 2～3 分钟内使用所有 5 个步骤进行练习（在角色扮演中）。使用所有 5 个步骤，但不要担心每个子步骤，步骤 4 除外。确保始终从引出症状故事开始，切换到个人背景，最后是情感背景和共情。

2. 当你对问题 1 感到满意时，试着省略一些子步骤。例如：

   a. 在情绪化的情况下忽略身体症状；在相同情况下忽略个人数据；在每种情况下，直接使用 N-U-R-S，并只依靠它进行以患者为中心的活动。

   b. 在情绪低落但有许多严重医疗问题的情况下，使用 N-U-R-S。

3. 当你掌握了角色扮演中的步骤 2 和步骤 3 后，对真实或模拟患者也要这样做。

4. 对有重大个人问题的患者进行深入的以患者为中心的问诊，持续 15～20 分钟。这里的关键是在步骤 4 中，你可以反复使用这些技能来扩展患者的故事。

5. 在角色扮演中与患者一起，在以下情况下练习步骤 1 至步骤 5：退休患者、健谈患者、失聪患者、需要借助翻译的患者、盲人患者、儿科患者、老年患者、终末期疾病的患者、亲属在场的患者、精神错乱的患者。

参 考 文 献

1. Tierney LM Henderson MC, eds. *The Patient History*：*Evidence-based Approach*. New York，NY：Lange Medical Books/McGraw Hill；2005.

2. Robinson JD, Tate A, Heritage J. Agenda-setting revisited：when and how do primarycare physicians solicit patients' additional concerns. *Patient Educ*

Couns. 2016；99：718 – 723.

3. Robinson JD, Heritage J. How patients understand physicians' solicitations of additional concerns：implications for up-front agenda setting in primary care. *Health Commun.* 2016；31（4）：434 – 444.

4. Heritage J, Robinson JD, Elliott MN, Beckett M, Wilkes M. Reducing patients' unmet concerns in primary care：the difference one word can make. *J Gen Intern Med.* 2007；22（10）：1429 – 1433.

5. Rost K, Frankel R. The introduction of the older patient's problems in the medical visit. *J Aging Health.* 1993；5（3）：387 – 401.

6. Pham JC, Trueger NS, Hilton J, Khare RK, Smith JP, Bernstein SL. Interventions to improve patient-centered care during times of emergency department crowding. *Acad Emerg Med.* 2011；18（12）：1289 – 1294.

7. Mauksch LB. Questioning a taboo. Physicians' interruptions during interactions with patients. *JAMA.* 2017；317：1021 – 1022.

8. Beckman HB, Frankel RM. The effect of physician behavior on the collection of data. *Ann Intern Med.* 1984；101（5）：692 – 696.

9. Herstoff J. Physicians interrupting patients. *JAMA.* 2017；318（1）：92 – 93.

10. Frankel RM, Beckman HB. Physicians interrupting patients. *JAMA.* 2017；318（1）：93.

11. Barnett S, Franks P. Deafness and mortality：analyses of linked data from the National Health Interview Survey and National Death Index. *Public Health Rep.* 1999；114：330 – 336.

12. Steinberg AG, Sullivan VJ, Loew RC. Cultural and linguistic barriers to mental health service access：the deaf consumer's perspective. *Am J Psychiatry.* 1998；155：982 – 984.

13. Barnett S. Communication with deaf and hard-of-hearing people：a guide for medical education. *Acad Med.* 2002；77（7）：694 – 700.

14. Ebert DA, Heckerling PS. Communication with deaf patients. Knowledge, beliefs, and practices of physicians. *JAMA.* 1995；273（3）：227 – 229.

15. O'Day BL, Killeen M, Iezzoni LI. Improving health care experiences of

persons who are blind or have low vision: suggestions from focus groups. *Am J Med Qual.* 2004; 19 (5): 193 – 200.

16. Leon RL, Bowden CL, Faber RA. The psychiatric interview, history, and mental status examination, In: Kaplan HI, Sadock BJ, eds. *Comprehensive Textbook of Psychiatry.* 5th ed. Baltimore, MD: Williams & Wilkins; 1989: 449 – 462.

17. Borson S, Scanlan JM, Chen PJGanguli M. The Mini-Cog as a screen for dementia: validation in a population based sample. *J Am Geriatr Soc.* 2003; 51: 1451 – 1454.

18. Longo DL, Fauci AS, Kasper DL, Hauser SL. Jameson JL, Loscalzo J. eds. *Harrison's Principles of Internal Medicine.* 18th ed. New York, NY: McGraw-Hill; 2012.

19. Rider E. Module 21: Communication and Relationships with Children and Parents. In: Novack D, Daetwyler C, Saizow R, Lewis B, Hewson M, Levy J, eds. *DocCom—an Online Communication Skills Curriculum* [Internet]. Lexington, KY: Academy of Communication in Healthcare and Drexel University College of Medicine; 2018. Available from: www. DocCom. org

20. Ginsberg K, Tomescu O. Module 22: The Adolescent Interview. In: Novack D, Daetwyler C, Saizow R, Lewis B, Hewson M, Levy J, eds. *DocCom— an Online Communication Skills Curriculum* [Internet]. Lexington, KY: Academy of Communication in Healthcare and Drexel University College of Medicine; 2018. Available from: www. DocCom. org

21. Wissow LS, Bar-Din Kimel M. Assessing provider-patient-parent communication in the pediatric emergency department. *Ambul Pediatr.* 2002; 2: 323 – 329.

22. Enzer NB. Interviewing children and parents. In: Enelow AJ, Swisher SN, eds. *Interviewing and Patient Care.* 3rd ed. New York, NY: Oxford University Press; 1986: 122 – 147.

23. Greenspan SI, Greenspan NT. *The Clinical Interview of the Child.* 3rd ed. Washington, DC: American Psychiatric Press, Inc. ; 2003.

24. Clemente I, Heritage J, Meldrum ML, Tsao JCI, Zeltzer LK. Preserving the child as a respondent: initiating patient-centered interviews in a US outpatient tertiary care pediatric pain clinic. *Commun Med*. 2012; 9 (3): 203 – 213.

25. Söerbäk M, Coyne I, Harder M. The importance of including both a child perspective and the child's perspective within health care settings to provide truly child-centred care. *J Child Health Care*. 2011; 15 (2): 99 – 106.

26. Rivara FP, Grossman DC, Cummings P. Injury prevention. First of two parts. [comment]. *N Engl J Med*. 1997; 337 (8): 543 – 548.

27. Bignall ON-R, Raglin Bignall WJ, Vaughn LM, Unaka NI. Fathers know best: innercity African American fathers' perceptions regarding their involvement in the pediatric medical home. *J Racial Ethn Health Disparities*. 2017. [Epub ahead of print].

28. Webster CR Jr., Telingator CJ. Lesbian, gay, bisexual, and transgender families. *Pediatr Clin North Am*. 2016; 63 (6): 1107 – 1119.

29. Williams BC, Manu E, Pacala JT. Module 23: The Geriatric Interview. In: Novack D, Daetwyler C, Saizow R, Lewis B, Hewson M, Levy J, eds. *DocCom—an Online Communication Skills Curriculum* [Internet]. Lexington, KY: Academy of Communication in Healthcare and Drexel University College of Medicine; 2018. Available from: www. DocCom. org

30. Mader SL, Ford AB. The geriatric interview. In: Lipkin M, Putnam SM, Lazare A, eds. *The Medical Interview*. New York, NY: Springer-Verlag; 1995: 221 – 234.

31. Schilling I, Gerhardus A. Methods for Involving Older People in Health Research-A Review of the Literature. . Int J Environ Res Public Health 2017; 14.

32. Simon GE, Ludman EJ. Outcome of new benzodiazepine prescriptions to older adults in primary care. *Gen Hosp Psychiatry*. 2006; 28 (5): 374 – 378.

33. Matthias RE, Lubben JE, Atchison KA, Schweitzer SO. Sexual activity and satisfaction among very old adults: results from a community-dwelling

Medicare population survey. *Gerontologist*. 1997；37（1）：6–14.

34. Adams WL, Magruder-Habib K, Trued S, Broome HL. Alcohol abuse in elderly emergency department patients. *J Am Geriatr Soc*. 1992；40（12）：1236–1240.

35. Omole FS, Sow CM, Fresh E, Babalola D, Strothers H3rd. Interacting with patients' family members during the office visit. *Am Fam Physician*. 2011；84（7）：780–784.

36. Wolff JL, Roter DL. Family presence in routine medical visits：a meta-analytical review. *Soc Sci Med*. 2011；72（6）：823–831.

37. Fortin AH 6th. Communication skills to improve patient satisfaction and quality of care. *Ethn Dis*. 2002；12（suppl 3）：58–61.

38. Ferguson WJ, Candib LM. Culture, language, and the doctor-patient relationship. *Fam Med*. 2002；34（5）：353–361.

39. National Council on Interpreting in Health Care. National standards of practice for interpreters in health care. Available at：http：//www. ncihc. org/assets/documents/publications/NCIHC% 20National% 20Standards% 20of% 20Practice. pdf. Published September 2005.

40. Lotke M. She won't look at me. *Ann Int Med*. 1995；123：54–57.

41. Chou C, Pearlman E, Risdon C. Module 15：Understanding Difference and Diversity in the Medical Encounter：Communication Across Cultures. In：Novack D, Daetwyler C, Saizow R, Lewis B, Hewson M, Levy J, eds. *DocCom—an Online Communication Skills Curriculum* [Internet]. Lexington, KY：Academy of Communication in Healthcare and Drexel University College of Medicine；2018. Available from：www. DocCom. org

42. Brislin R. *Understanding Culture's Influence on Behavior*. Orlando, FL：Harcourt Brace；1993.

43. Berg J. Measuring and managing bias. *Science*. 2017；357（6354）：849.

44. Kleinman A, Eisenberg L, Good B. Culture, illness, and care：clinical lessons from anthropologic and cross-cultural research. *Ann Intern Med*. 1978；88（2）：251–258.

45. Pachter LM. Culture and clinical care. Folk illness beliefs and behaviors and their implications for health care delivery. *JAMA*. 1994; 271 （9）: 690 – 694.

46. Flores G. Culture and the patient-physician relationship: achieving cultural competency in health care. *J Pediatr*. 2000; 136 （1）: 14 – 23.

47. Carrese JA, Pearlman RA. Western bioethics on the Navajo reservation. Benefit or harm? ［see comments.］. *Hastings Cent Rep*. 1995; 25 （1）: 6 – 14.

48. Kleinman A, Benson P. Anthropology in the clinic: the problem of cultural competency and how to fix it. *PLoS Med*. 2006; 3 （10）: e294.

49. Project Implicit. Available at: http://projectimplicit. net/index. html. Accessed October 19, 2017.

50. Office of Disease Prevention and Health Promotion. Foundation health measures: disparities. Healthy People 2020. Available at: https:// www. healthypeople. gov/2020/about/foundation-health-measures/Dispari-ties.

51. Balint M. *The Doctor, His Patient, and The Illness*; *Revised*. New York, NY: International Universities Press, Inc. ; 1957: 395.

第八章

医患关系

人类行为有三个主要来源：欲望、情绪和知识。

——柏拉图

在本章中，我们将介绍问诊的两个高级方面：如何提高个人意识，以及如何通过了解患者的人格特征使治疗效率最大化。这两种技能可以帮助深化所有的医患关系。我们将主要讨论能够影响医患关系的医生和患者的特征，而不考虑比较一般的决定因素，如社会文化矩阵、患者和医生两者的角色、亚文化[1]（参见 DocCom 模块 15[2]），也不会探讨医生和患者两者之外的医学关系。医患关系之外的关系属于一个更宽泛的领域了，通常称为以关系为中心或以团队为基础的医疗保健。[3-5]其中，包括医院或门诊环境中护士、行政人员、医生、教育工作者和社区代表之间的关系（医疗团队沟通的相关信息参见DocCom）网站的模块 38[6]。

医患关系是良好治疗的基础，应得到持续的监测，就像监测患者体温、血压和脉率一样。首先，询问患者他认为你们的关系如何，既要关注总体情况（如"你已经在医院待了几天了，我想确认一下我们医患合作的效果。"），也要关注即时互动（如"这是一个棘手的问题，不妨和我说说?"）。这样能够提供对医患关系的直接反馈，转而在必要的时候让你能够做出改变，让患者相信他的反应很重要。同时，也要观察患者的肢体语言、行为表现、说话内容及方式、情绪上的舒适感，以及进行互动和协商的能力。例如，如果患者的手臂没有防备性地抱在胸前、能适当地（间歇地）与你进行眼神接触、按时到达并遵守约定、公然表示对自己身体健康的关心（包括消极部分）、轻松地表达情绪并能够与你探讨解决方案，就说明你们已经建立了舒适、安全、健康的医患关系（更多有关非语言交流的信息参见 DocCom 模块 14[7]）。当这种关系是有效的时，患者和医生彼此之间就会感受到相似的尊重、信任并能相互交换信息。若双方都感到舒适，就可以把精力放在增强双方关系、满意度和开放度的谈判上。反之，则为无效关系。

要了解医生和患者如何努力建立这种关系，可以将医生和患者的交流风格和个性特征视为两个互锁齿轮。齿轮必须啮合以建立关系，以免在互动中缺乏融入感。在现实中，一方面，医生和患者的对话不仅很疏远，还各顾各的。另一方面，如果两个齿轮啮合得太紧，机制本身就可能被破坏，并导致医生与患者产生不正当的关系，如性关系（性的问题和专业界限[8,9]分别参考 DocCom 模块 18 和 模块 41）。医生需要分别了解患者和自己的交流风格和人格特征。充分的了解可以使你调整自己的行为，更好地与患者啮合。

先前的无意识反应会影响你与患者的关系

　　问诊的医生常会表现出导致和预期相反的结果的个人反应[10]，改变这些反应能够改善医患关系。大多数问题出现在医患关系开始建立时，即步骤 1 ~ 5（问诊之初），因为正是在此阶段，患者表达了大部分个人信息，这会给你带来一些压力。然而，你的个人反应会影响到整个医患关系。

　　个人反应可定义为内心感受及其情感/行为的表达。例如，一个临床实习生惧怕像她父亲一样专制的患者。这导致她在语言和非语言上的行为都处于被动，从而使患者主导了整个问诊过程，尽管这个学生对问诊更加熟悉。而另一名问诊医生在患者开始谈论死亡时变得焦虑，逐渐失去控制。这导致他过早地进入到问诊的中间部分，对问诊进行了过度的语言控制。在这两个例子里，问诊医生的感觉（害怕和焦虑）导致了没有效果的问诊行为。

　　患者的方方面面都可能引发医生的某些消极想法、感觉和情绪。例如，性格、工作、疾病、家庭，甚至是气味。一些医生对某些传染病患者有负面看法，或许他们是害怕自己染上疾病[10]；一些医生对酗酒或滥用药物的人有负面看法，他们认为这类人不愿为自己的行为承担责任；还有些医生对没有明确疾病来解释他们的症状的患者反应消极，通常是因为他们对无法做出疾病诊断而感到沮丧。而消极的感觉就会诱发回避、批评或不走心等消极行为。

异常的反应最初可能是积极的，例如医生对患者有性吸引力的例子。同样，医生可能会"喜欢"患者，因为患者使他想起另一个在他生命中有正面形象的人。然而，如果该医生在治疗过程中把患者当成了那个人，这种感觉就是有伤害性的。医生忽视了患者的真实自我和需要。又比如，医生可能会逃避与老年妇女讨论癌症，因为这名患者会使医生想起自己心爱的祖母。

问题

涉及医学生、住院医师和研究员的研究表明，医生对患者的消极反应非常普遍。在一次问诊中，15 名医学二年级学生中有 13 名[11]、19 名住院医生和 16 名研究员[12]表现出了潜在的有害反应。表 8 – 1 列举了潜在的异常结果和其背后的感觉。人们普遍感到害怕失去控制，害怕解决心理问题，害怕显得不愉快，这分别导致了过度控制、逃避心理话题和不上心的问诊行为。其潜在的伤害性可想而知。试想一下，不询问患者的自杀念头、不遵循治疗的原因以及一些特定症状，还有这些行为对收集数据和医患关系的影响，所有这些可能造成的后果是什么。

在另一项研究中，平均年龄 50 岁的认证医师对患者表现出过潜在的异常反应，特别是当他们认为良心或尊严受到威胁时。[13]虽然与医学生、住院医师和专业进修医师相比，这些经验丰富的从业者较少出现负面反应，但他们的负面反应的出现并没有随着年龄或经验的增加而减少。可见一旦思维和行为模式建立，就很难被改变。这表明，除非接受针对性的教育，否则单靠阅历增加并不能改变潜在的有害行为。

表8-1　在一次问诊中，医学生、住院医师和研究员无意识的
感觉和由此产生的行为

1. 在患者问诊后立刻引出的无意识的感觉	
普遍的	1. 害怕失去控制、处理心理话题、表现出不高兴和伤害患者 2. 独特的个人问题，如提醒某人离婚困难、害怕自己患上癌症 3. 表现出焦虑
不普遍的	1. 性相关的感觉、对生物医学数据的态度、愤怒、害怕被卷入问题、被患者恐吓、缺乏信心、蔑视 2. 与患者的认同
未发现的	极度焦虑、抑郁
2. 在患者问诊时观察到的无意识的行为	
普遍的	1. 对患者和问诊的过度控制，如不适当地打断或者改变话题 2. 避免心理话题，如死亡、孤独、残疾 3. 不走心的行为，如太给人信心、太社交化、鸡尾酒派对氛围 4. 消极表现，如不控制或不引导、不活跃、冷漠
不普遍的	1. 诱惑 2. 批评、亲密、消极对抗 3. 缺乏尊重和敏感性 4. 退缩、疏远 5. 尴尬的互动

注：这些数据是在培训问诊期间和之后获得的。[12,43] 作者亲自观察了学生对患者的问诊，并注意到了不良行为，它们是潜在的无意识的行为。教学评论紧随其后，总是以开放式询问开始。从中可以看出学生能否对患者的情绪做出有效的回应，也能看出学生是否充分意识到作者观察到的行为。如果问诊者充分认识到了作者所观察到的情绪或行为，则不被记录在内，即此处只记录未完全意识到的情绪或行为。

我们研究了正在学习以患者为中心的问诊技巧及相关心理技巧的内科医生。[14]其中，有 5350 位内科医生表示有过负面反应，并干扰到了他们学习患者问诊，甚至对患者造成过不利影响。可喜的是，在指导下，50 人中有 44 个都改变了他们的负面反应，改善了沟通及建立医患关系的技巧。

因为这些个人反应是人类本能的一部分，我们认为它们是正常的。[11,12,14]尽管如此，未被察觉的想法、感觉和情绪可能有害，应该加以解决。为什么？在大多数学科中，这种关系并不重要，但医学与它们不同，医患关系是有效医疗保健的关键，而一些人类本能反应会干扰到学习和治疗。无意识的反应会造成麻烦，经常会推翻或干扰学习和治疗。以患者为中心的问诊技巧要求医生降低控制欲，更多地解决患者的情绪问题。但由于很多个人反应，许多医生试图增强对问诊的控制而忽视了探索患者内心的情感世界。

对于无意识的个人反应，你可以做些什么

（参见 DocCom 模块 2[15]）

教师[16]的有效辅导最可能帮助你了解以前无法察觉的反应。不过，自行解决或与同事合作，也可以取得重大进步。

诊断自己的问题

要诊断自己的个人反应，需要让自己在反应中更有意识并能察觉到。你可以通过回忆患者、临床情况、同事和家人的负面或困难经历来重新体验情绪。通过自己思考或与同事交流，

你能更加有意识，也能开始理解自己的个人反应。首先，确认这种想法和感觉。然后，将其联系到一种特定的情绪或行为上。例如，一位医生因被轻视感觉生气，因而回避做出这种挑衅行为的人。考虑到许多困难的情景，这位医生发现了一种常见的模式：感知到的轻视使他感觉生气，其结果是，他回避了护士、朋友、配偶和教师。

自我提问可以帮你更好地觉察到产生干扰的想法及感受。在任何互动之后，首先要问自己的一个好问题是："我对患者的情绪反应是什么，它如何影响我的问诊行为？"分别找到一个对患者的积极反应和消极反应，确认其中的行为反应。既要考虑想象的行为也要关注实际行为。例如，想要劝醒一个滥用酒精的患者，可以用视频或音频记录你们的互动，重温时能重新体会当时的感受，也能够更仔细地观察自己的不适反应，如不必要地改变问诊方向或刻意回避某些话题。尚未见到患者的早期学习者可以通过考虑其他医学经历来提高他们的情感意识：在尸体上实践、给动物做手术、抽血、观看一个令人不舒服的步骤、了解严重疾病、与教师或同事互动，以及感受通常的教育氛围。

除了消极反应和情绪，寻找积极的经历也很有帮助。在患者问诊中取得突破，与同事、配偶或朋友一起解决难题，以及在需要大量准备的演示中表现出色，这些都是对环境和内部线索做出积极反应的例子。了解你的全部反应有助于你准备好成为一名职业工作人员，能够识别和适应各种情况。

读一读患者在遭遇痛苦时仍然充满勇气的故事，也可以提升对情绪的意识水平。其他策略包括记日记、阅读充满情感的传记和小说、观看情绪高昂的电影、回忆个人经历、欣赏音乐和艺术、与能够模仿情感瞬间的"演员"合作，或考虑未来可能发生的情感事件（如出生或死亡）。寻找积极和消极的情绪都很有帮助。对于勤奋的医学生和医生来说，自我帮助或者中心措施是有价值的。定期运动、放松[17]、冥想[18-21]，利用好个人时间，保持与智力无关的嗜好、兴趣爱好、创造性活动，与不同的人见面，帮助他人和进行精神层面的练习，都是提高情感意识和医学意识的有效途径。

解决以前的无意识的情绪问题

在思想、感觉和情绪上反复认识到某一问题，会使这个问题得到改善。例如，医生在每次问诊前都会回忆："讨论死亡和其他痛苦的问题对我是困难的，我要注意这会如何改变问诊的主题和走向。"选择一种特定的更健康的行为是非常有用的。例如，对于在教授或主治医师面前讲话有困难的人来说，一步一个脚印地进行，学习只做几句评论，是一个好的开始。在脑海中排练目标行为，然后与同伴进行角色扮演，将自己的角色置于关于某一问题的情景之中，然后使用计划好的新的行为再次扮演两个角色。这能增进对旧模式的理解，并促进新模式中令人满意的变化。

改变情感反应更加困难。有时候自我支持的表述能够有所帮助。例如，"他让我想起了我的爸爸。我开始想说一些重要的事情。"在自我帮助中，使用共情技巧。要有意识地认识到这项工作是不舒服的，你正在努力尝试新的行为，进步虽然很慢，但仍然在产生。你要积极地暗示自己，这项工作将让自己成为更好的医生，这能够增强自尊。换句话说，对自己宽容和耐心一点。

无论是新手还是老手，医生只要能够渐渐了解自己并且冒一点险自我发挥，就会取得可圈可点的改变。医生的天赋能力揭示了意想不到的优势和能力，可以让其与患者和其他人建立更有效的关系。[22,23]

与几位同事合作能够带来更好的效果。你们可以为彼此提供支持、开放和真诚的反馈以及对新行为的独到建议。表 8－2 列举了处于这种群体或组合[24]中的教师和医生的指导意见。（详见 DocCom 上的模块 40[25]）

如果你通过记日记来认真分析自己的想法、感觉和情绪反应，就会更有效了。[26-28]整合自我意识，确定未来需要处理的具体问题和行为。可以记在日记里的事情包括：一个难忘的但不一定是激动人心的事件；应用新知识、情绪（和由此产生的行为）的重要学习经历；行为是如何变化的；感受和情绪是如何变化的；具体的新学习目标，包括下一步、成功和不足；个人和小组工作是否达到了预期及原因。

一点点的焦虑和紧张在这个过程中可以起到帮助作用，但如果你有抑郁、明显的焦虑、工作或人际关系的中断或其他心理障碍，你应该寻求心理专家的帮助。值得注意的是，寻求自我意识不会"引发"问题，而是有时会帮助人们进行自我鉴定。

表 8 - 2 个人意识团队工作指导意见

1. 定期会面，唯一目的是提高个人意识。
2. 严格遵守保密协定。
3. 成员仅代表自己，仅在做好准备及感觉舒适时参与。
4. 针对行为而非个人给予反馈；确保反馈是描述性的、非评估性的，包含强化和纠正信息的平衡，并为下一步提供可管理的信息量。[24]
5. 关注感觉、情绪和"此时此地"的事件；理智的讨论是适当的，但不应占主导地位。
6. 要求成员不仅要解决自己的问题，还要尽量支持和同情同事。
7. 对每个成员采取非评判性的态度和无条件的积极尊重，使环境安全舒适，便于分享，从而使过程顺利进行。
8. 成员采用开放式提问，并保持以个人为中心。
9. 成员和教师协助解决问题并提供支持。相比建议分析、尝试修正或改变他人以及"铁的事实"，这些建议更有价值。
10. 培养耐心、理解能力，并认识到每个人的行为是目前最适合他的行为。这抵消了缓慢或明显缺乏进展带来的挫折感。许多人没有理解甚至没有认识到对他人而言非常明显的方面。即使已经解决，同样的问题往往会反复发生，且需要额外的探索。
11. 自我表露和回应自己的感受会鼓励其他人也这么做。
12. 认识到带着尊重和支持进行讨论个人问题不会伤害他人，他人可以自我照顾。这有助于解决"痛苦"问题。
13. 表达对团队其他成员的感受，尤其是发生冲突时。
14. 认识到个人和职业生活问题之间的联系。
15. 期望发现健康、积极的情绪往往是最谨慎和最压抑的情绪之一。
16. 认识到支持能够带来希望。
17. 适当的触摸有助于提高每个成员的舒适度。
18. 一位协助者有时能提高团队协作。在干扰团队协作的问题和冲突发生时寻求帮助。

最后，如步骤 3（第三章）所述，问诊中你对思想、感受和情绪的认识是自我意识实践的重要组成部分。医生对患者产生的感觉称为反移情。[29] 在个人反移情中，你与患者互动时的感觉源自你生活中的其他问题。例如，在询问患者时感到悲伤，因为她使你想到在你还小时就去世的祖母，这就是反移情。意识到这种反应实际上来自医生与患者之外的关系，将有助于你管理自己的反应并为患者提供最佳的治疗。

在诊断反应中，若你所感受到的情绪确实是来自患者，则可以帮助你做出诊断。例如，如果你在询问患者时感到失望或悲伤，这可能意味着患者是沮丧的。我们强烈建议你锻炼对患者情感反应的认知能力，并确定这些情绪是来自于患者本身，还是来自你生活的其他方面。

从患者维度来看影响关系的因素——患者的人格类型

大多数人都有几个基本性格特点，我们鼓励你试着去寻找这些特点。例如，许多医生被认为行事风格强硬专制。这些对确保职业成功非常有用，但是，如果超过限度，也可能会给个人和临床医患关系造成一些不良后果。[30]

患者的人格类型比医生的人格类型更难以改变，但这也不是医生的职责所在。无论如何，你一旦了解了患者的人格类型，就可以通过调整医生行为以适应该患者独特的行事风格，医患关系就能得到改善。人格类型被定义为一组持久的个人特征，这些特征描述了一个人在与他人和环境的关系中如何思考、感受、行为和互动。[31] 人格类型决定了人们如何应对生活中的各种压力，包括疾病。它决定了患者如何认识和表现自己的疾病、如何与医生联系、如何对治疗做出反应、如何处理不适，以及如何管理慢性病和生活不便的状态。了解患者的人格类型可以提醒你可能存在的压力环境是可以避免或改善的。正如上文所述，人格类型适用于医生和患者双方。我们可以识别和命名这些类型，但我们必须谨慎，不要轻蔑地使用这些术语。越来越多的证据表明，与医生具有相同人格类型和特征的患者对他们所接受的护理更为满意。[32] 人格类型多是混合的，例如，许多人既是表演型人格又是组织型人格。人格特征是心理的结构基础，是人们取得成功的基础：对于一个优秀的表演者来说，表演型的天赋是至关重要的；而组织型人格对于一个高效的职场人士或一个好的家庭主妇来说，则至关重要。

　　人格类型只有在适应不良和明显偏离正常范围的情况下才是异常的，被称为人格障碍 [31]。例如，一个从事演艺工作的患者过度关注外表，他可能会接受外科手术（整形）；一个有强迫型人格障碍的人可能会不停地数天花板上的瓦片或整天洗手。重要的是，疾病或压力会快速引发并且加重适应不良的人格障碍。这些行为方式可能会给医生带来困扰，成为治疗的阻碍，使医生们将这些患者标记为是"有问题的""可恶的"或是"难以治疗的"。

　　本节介绍如何利用对患者人格类型的了解来优化你们之间

的关系，要关注患者各方面的特征，而不是其中的一个或两个。你可以在步骤1～3中运用适当技巧来评估患者的人格类型。在步骤4中对患者的人格类型做出进一步判断。此时，要关注患者可以确认的性格特点，并考虑是适应良好的还是适应不良的。患者的人格类型越早适应良好，你们之间的互动就会越容易。

确定了患者的人格类型后，满足这一性格的最主要需求，就能最大地优化你们的关系。如果患者正常且适应良好，这一过程就只是简单地交织在每一次诊疗中。在医疗背景中，正常的患者不会表现出特殊的问题。然而，若是与适应不良的患者建立关系的话，这仅仅是一个开始。适应不良的患者通常需要由专业的精神专家进行持续照料，目的是帮助这些患者产生更多适应性特征，并逐渐减少他们的适应不良行为。不过，这个话题已经超出本书范围，这将在深入培训（如在精神科见习）时学习。请注意，人格类型都有其独特性，需要用不同的，甚至是截然相反的方式来对待。

我们将只介绍一些主要的人格类型，以及它们如何影响医患关系。[31,33]为便于说明，我们将强调适应不良模式（人格障碍）。但请记住，正如我们也将总结的那样，正常患者也会表现出这些模式的一些特征。另外，虽然这个综述对每种人格类型是单独叙述的，但你应该考虑不同人格模式会如何进行组合。毕竟，我们大多数人都会同时表现出几种不同的人格类型。

依赖型人格

基本需求。依赖型人格的基本需求是缓解童年时被抛弃、饥饿以及无助带来的恐惧。适应不良的依赖型患者希望获得他人的兴趣、关注和关心。

临床表现。那些适应较好的依赖型患者对建议有正常或更多的需求；需要有细致详细的指导；为了做"正确"的事，他们会检查自己的计划；有"格外独立"的过去——对依赖的过度补偿表现为独立而不需要帮助地做很多事情；成年后住在父母的家中（即使有经济条件）；服从另一半的决定；使用"我们"来暗示活动中有其他人（"我们吃了药，然后我们做了物理治疗"）；反复讲述其他人是如何帮助和支持他们的；存在不好的口腔习惯，比如暴饮暴食、吸烟、过度饮酒或其他嗜好。

适应不良的依赖型患者可能冲动地寻求医生的帮助。他们往往急切地渴望得到特殊关注，也可能表现得很自私。对于他们，最简单的指示通常也需要重复，例如如何去实验室进行检测。失去亲人和与亲人分离对这些患者来说压力特别大，可能导致疾病和精神崩溃。因为疾病导致他们需要更多的照顾，因此如果恢复健康，他们可能很难适应没有照顾的生活。

适应不良的患者在治疗中会带来很多有挑战性的问题。当需求不能被满足时，他们就会愤怒和沮丧。不断的需求可能会让医生感到精神疲惫或"被榨干"。被动、无助和权利意识往往会使患者不遵循医生的指示，拒绝支付账单或承担其他应尽的责任。

应对方法。你可以在初次接触时满足依赖需求，通过：在谈话和行动中加入大量支持；表现出积极的态度，对患者而不是疾病表现出兴趣；提供指导、建议、更详细的指示和特殊支持；安排更频繁的就诊。当你提供共情时，支持并赞扬患者的独立行为有时可以减少患者的依赖行为。因为患者渴望亲密，并且只知道如何通过依赖来寻求亲密关系，有时在不抛弃患者的情况下，为独立行为提供频繁的支持和赞扬，可以降低依赖性。

医生会遇到的问题。一般来说，专制的医生在最初与依赖型患者接触时会如鱼得水。这些医生喜欢接管患者，而患者恰巧也喜欢被人照料。不幸的是，这种方法会导致依赖型患者试图从医生那里获得更多的关注，而医生则从帮助中获得了满足感……最后这种模式不断稳固。医生将面临两种可能的关系问题。第一，他也许会试图满足无止境的依赖需求，这种关系会使他投入过多而陷入困境，而且又耗时又无效。医生在努力尝试而无果后会感到沮丧，而患者也会因为需求没有被完全满足而沮丧。第二，医生也许会拒绝或疏远患者，这样两者的关系就彻底破裂了。

强迫型人格

基本需求。强迫型患者最基本的需求是要有控制权，特别是对情感表达的控制权。控制力可以减轻患者对情绪、肮脏、无序、冲动攻击性和放纵（通常是儿时被过度惩罚的结果）等感受的恐惧。

临床表现。医生能在适应较好的强迫型患者身上观察到如下表现：正常水平以上的对秩序的要求、讲话准确、信息详尽、自我约束、整洁、守时、良知、做事有条理、责任心、保守、关心对错。

适应不良的患者会使用知识来控制自己的恐惧。思考代替了感觉和情绪。对于没认识到自己同样具有强迫型人格特征的医生来说，有一种危险，那就是在问诊的过程中，情感可能会完全消失。适应不良的患者的特点是使用仪式性的行为和强迫性的思考来代替行动，然后煞费苦心地将其合理化。为了缓解焦虑，他们会带来大量笔记作为参考，并提供详细的、无关痛痒的有关身体日常功能和症状的说明，而这些并无用处。尽管他们会询问很多问题，但实际上他们并没有真正去听，而是强迫性地关注一些特定细节，用这种方式来控制情绪（而不是为了获取知识）。生病就意味着失去控制，他们一般会试着对就医过程进行控制，而且常常成功。强迫型的患者控制着情绪。当被问到感觉如何或有什么样的情绪时，他们通常会根据自己的想法做出回应。

适应不良的强迫型患者在就医过程中需要大量时间，因为他们有很多问题，也会对其症状做出详细描述。当他们控制不力时，愤怒、抑郁、焦虑就会接踵而至。需要他们做出关于医疗方案的决定（特别是紧急决定）时，他们会自我怀疑、优柔寡断、踌躇不定。

应对方法。满足强迫型患者的需求意味着在提供信息时要把握合适的细节，信息可以手写，并包含诊断和治疗的具体方案。对信息的反复请求意味着潜在焦虑，此时你更应该去挖掘患者的焦虑，而不是仅仅将他所需的信息提供给他。最好使患者积极地投入到治疗中，给他一种做决定的控制感（如让他决定见哪个顾问）和对日常行为细节的控制感（如何时抽血、如何洗澡）。让患者来负责会有帮助，只要这让他感觉舒适，且得到良好的护理。此外，附和这些患者的知识、推论、自我满足和高标准也会有所帮助。

医生会遇到的问题。专制的医生在开始接触强迫型患者时，如果产生了对控制权的争夺，就会产生问题。结果常常就是一段流于表面的关系，患者不开心，甚至可能会到其他地方就医。如果专制型的医生放弃适量的掌控权，并给予一定指导，那么患者仅仅会对医生的强迫性特征印象深刻，比如彻底性、精确性和清晰的推理能力。

表演型人格

基本需求。表演型患者的基本需求是与他人感情融合，特别是异性。以强烈的情感方式与他人互动能够使他们满足、开心，而不管这是否会让自己或别人产生不适和痛苦。

临床表现。你也许会在适应较好的表演型人格患者身上发现以下特征：正常水平以上的魅力，生活丰富多彩，充满活力，吸引力特别是性吸引力，团结，浪漫主义，多愁善感，富有艺术兴趣和创造力。许多人表现出对生命和乐趣的热情，拥有丰富的幻想生活，且能引起他人对这些品质的羡慕和嫉妒。

适应不良的患者会用情绪、感觉和表演来沟通，而不是通过思考和行动。他们过于戏剧化、浮华、戏谑、诱人、轻浮和冲动。对于他们，关注外表和身体的完整性至关重要。尽管表演型人格的患者在最开始时会显得非常有风度、迷人又有趣，但你很快就会发现他们普遍都很肤浅、缺乏深度。他们通常在衣着、风格和语言上都很有吸引力。女性可能表现为毫无防备、脆弱或性挑逗。男性会重点强调他们的刚毅、勇气和"男子气概"。另一类男性也许会展示出女性气质和脆弱性。在知识领域，适应不良的表演型患者会给医生留下模棱两可、不精确、前后不一、见势而为、矛盾和夸张的印象。这样的患者注意力和集中度不足。

适应不良的表演型患者在就医过程中如果感觉别人不认为自己有吸引力和出色，就会生气、抑郁、嫉妒。就跟他们生活中的风格一样，对医患关系的不满会使这类患者匆忙离开去寻找下一个医生。他们的冲动和缺乏经验的推理，可能会给医生在决定开药、手术和其他治疗时造成困难。一些轻微的问题，特别是身体缺陷，会给表演型患者造成持续的焦虑。罹患变形性疾病时（如乳房手术、面部伤痕），这类患者会特别脆弱。

应对方法。满足表演型患者的需求就包括要对他们的外表做出简单的赞赏，并且用有益的、有格调的、非建议性的方式提出来。不过，要对这类患者本人表示出兴趣，而不是仅仅把他们当做注意的对象，这非常重要。当患者表现出诱惑性时，要做出平静且坚定的回复。要允许患者公开讨论他们的恐惧和担忧，但不要煽动或鼓励他们。做一些让他们安心的事，要好过知识性的解释。试着让他们参与到做决策的过程中来，但是医生必须提供指导、建议和支持。

医生会遇到的问题。如果你容易被诱惑影响或自己就有可能去诱惑，这类患者会给你带来灾难性的后果，性关系就是其中一种。类似地，对这种结果的恐惧会导致另一种极端的结果——疏远地互动。大多数与表演型患者合作的医生会遇到更困扰的事情，那就是患者缺乏健全的认知技能，这可能才是令那些睿智的医生感到沮丧的根源。观察中发现，面对这类患者时，医生可能会忽视他们的一些真实问题。例如，当患者出现与录像带上描述的冠状动脉疾病相同的临床表现时，与强迫型人格的患者相比，只有大约一半的表演型患者会得到医生的进一步调查。[34]

自虐型人格

基本需求。自虐型人格是一种质疑自我存在的人格类型[31,35]，其基本需求是遭受磨难——这是由于在被养育过程中的严重压抑（生理、性、心理上的虐待），尽管这些压抑和虐待象征着爱和关注。只有在经历磨难或家长在惩罚他们之后流露出悔恨时，这些孩子才会感觉到被爱着。

临床表现。适应较好的自虐型患者会表现出正常或更高程度的对其劣迹的内疚和补偿愿望，也会抱怨所遇到的麻烦。他们谦逊而顺从，对不利的结果有预期，感到自己不值得成功，认为自己在缺失依靠时是失败者，并且会不计较个人得失地去满足他人的需求。

适应不良的自虐型患者会反复失败。他们的典型表现是抱怨太多的苦难和霉运、太多的失望，以及无时无刻不在面对困难。他们表现得像无奈的受害者，认为自己根本不值得成功，一旦真的成功了，也会认为紧接着会发生坏事来抵消它。这类患者可能会导致自己的不幸，即使意识到自己的重复模式，也往往无法从先前的错误中学习。例如，一个酒鬼的配偶不断复婚，或在离婚后与另一个酒鬼成为伴侣。

在就医过程中，适应不良的自虐型患者会抱怨许多问题。此外，当一个问题得到解决时，他们并不高兴，反而会提到更多的问题。安慰通常会导致更多的抱怨。抵制鼓励，否认改善，强调尚未改善的健康状况，拒绝帮助。这些患者感到无助和徒劳，导致在护理者中产生同样的感觉。他们经常拒绝能够改善他们情况的建议，例如，不听别人劝告坚持骑摩托车，结果造成 5 处受伤。他们经常要求痛苦的治疗过程或手术，为此甚至反对医生的医疗建议。

应对方法。在满足这些患者的需求时，避免安慰、改善建议或治愈承诺。相反，只需承认并尊重他们的困境。共情对这类患者很有用。检查或治疗可能成为这类患者要忍受的另一个负担。当患者表现出突出的受难情绪时，应就如何帮助他们身边的人来制定干预措施（如"你的丈夫需要你保持健康，这样你才能继续照顾他。"）

医生会遇到的问题。自虐型患者创造出了一种潜在的，虽是不经意但仍很有害的交流。他们会引起同情，对此你可能会表现出愿意帮助他们、使他们安心和为他们治疗的愿望。然而，你的这些反应对于自虐型患者来说是适得其反的，会造成不和谐，最终导致这段医患关系解体。相反，你应该克制更积极的态度，承认患者的困境，并使用一种不那么乐观的、更严肃的方式。

自恋型人格

基本需求。自恋型患者的基本需求是克服较低的自尊心和保持认同自我身份的自信。他们认为，要想和别人变得亲密或接受别人的任何东西，就意味着要与他们进行融合，失去自己的个性。对此，自恋型患者会选择通过努力变得卓越和独特，最终过度补偿损失的个性。

临床表现。和适应较好的自恋型患者合作，你会在他们身上发现正常或更强的自我观点和感觉的表达能力。适应较好和适应一般的自恋型患者之间的差别在于是否有健康的自尊心，即尊重他人的需求和观点，而不是仅仅为了安抚自己的自尊心。

适应不良的自恋型患者以夸张的自信为主要特点，经常表现出自大、无耻、傲慢、超群、掌握玄妙知识、蔑视他人的观点、浮夸。与其他人在一起，他们可能会表现出高人一等、专横、傲慢或冷漠。毫不奇怪，他们没有亲密的关系，难以建立新的关系，也不让人觉得友好或热情。他们经常会激怒医生，特别是在长篇大论时。

在就医过程中，适应不良的自恋反应会随着病情的加重而加重，这种特征表现在对医生的优越态度上，总是试图"胜人一筹"，只对他们认为"最好的"医生感到满意（通常是主任医师），而且他们会以鄙视或自认高人一等的态度对待其他医生。他们不断挑剔医生的不足，这类患者会因为医生的细微错误而丧失信心，从而加剧压力和自恋行为。

应对方法。承认此类患者有独特成就以满足他们的需求，但与此同时还要注意以非威胁性的方式展示专业知识，以免他们失去信心。让他们从医学层面与你讨论最新的期刊文章并分享他们的想法，就像你和同事进行讨论一样，这会有利于你和他们的融合。最能使自恋型患者积极回应的态度是尊重和关注，而不是温暖和关心。

医生会遇到的问题。自恋型患者常会挑战或威胁到专制主义或其他类型的医生，他们通常自大、缺乏信任，会自行转诊并忽视现任医生的建议。如果你能培养出耐心，并忽视他们的威胁，你也许会更享受与这些患者的合作。

偏执型人格

基本需求。偏执型人格患者的基本需求是减轻他们对于自己错误、弱点、冲动（报复性的）和对他人伤害的恐惧。他们小时候经常受到严厉的批评，不信任他人，但通过将自己不想要的冲动投射到他人身上以获得缓解。例如，他们会在他人身上看到自己的攻击性冲动。他们的偏执是死板且强烈的，其特点是对任何不寻常的事物保持高度警惕。

临床表现。适应较好的偏执型患者可能会表现出正常或更强的怀疑性、批判性评估、对无序事物的警惕性、怀疑、爱抱怨、未雨绸缪、自以为是的言论、强硬的限制设定、反思消极问题、预测问题。

适应不良的偏执型患者，时刻保持警惕、爱吵架、过度怀疑、恐惧。他们常常憎恨和抱怨他人对自己的虐待和忽视，责怪他人的问题。这类人身上很常见的特征是，对他人轻视的过度敏感和对他人消极情绪的警觉。他们经常自我感觉受到迫害，并且对其觉察到的批评，以程度不符、自以为是进行反击。

在就医过程中，适应不良的偏执型患者通过抱怨来获取更多的注意、更好的食物、更少的噪声、更快的护士服务以及更好的医疗服务，但这种行为是扰乱别人、浪费时间的。这类患者通过威胁采取法律行动和指责他人来吓唬和激怒医生。愤怒和侵略性的控制会造成不愉快的氛围，会恶化其抑郁和焦躁。

应对方法。要满足这类患者的需求，就要将治疗计划和方案讲给他们听，要比平时更加详细，审查得更加严格。要避免无意的轻视，包括来自其他同事的。一种友好、礼貌和避免亲密的关系最为有效。如果医生试图建立更为正常、更为密切的关系，这类患者会将其视为侵犯并产生极大怀疑。不要强化、质疑或忽视患者的偏执主张。相反，要创造出一种安全感，并认识到，对于敏感的患者来说在生病期间忍受这些问题是多么困难。你也可以用共情技巧来赞扬患者对于事实的掌握、自我控制和自主意识。承认患者的感受，不要争论或强化它们，患者就会愿意表现出更大的容忍度。

医生会遇到的问题。如果专制的医生或其他医生与偏执型患者抗争或忽视他们，他们会造成相当大的麻烦。即使这些可以理解的倾向得到控制，他们也很难管理，更不会表达感激。

精神分裂型人格

基本需求。精神分裂型人格的患者的基本需求是，不要让他们感觉到别人对他们失望。这些患者可能早年多次经历过情感剥夺和缺乏长期的情感关系（缺少看护者、缺乏有规律的照料、被寄养在多个家庭或由机构养育），受到精神分裂症困扰或与父母相隔较远。这些早年经历在后来的生活中让他们感到自己不受欢迎、被疏远。他们从来没有学会如何爱人或被爱。冷漠是他们对自己的一种保护，也是对众多痛苦、失败关系的否认。

临床表现。医生可以在适应较好的精神分裂型患者中观察到如下表现：正常程度以上的疏远关系、对独处感到舒适、与健康人有不同程度的亲密和参与关系。适应不良的精神分裂型患者却自我封闭。他们不合群、疏远、关系不好、兴趣孤僻。尽管他们看起来很独立而且不容易被打动，但实际上他们是过度敏感的、脆弱、缺乏自我恢复能力的。由于这种个人风格和他们的孤立性，他们不太适合在大多数需要互动的场所工作，所以他们的社会经济地位经常较低，甚至需要外界的经济支持。精神分裂型患者虽然没有兴趣，但他们经常有关于食物、健康措施、宗教活动、社会改善计划和着装的古怪想法和行为。

疾病威胁着适应不良的精神分裂型患者的独居生活，并可能引发严重的否认和轻视。尽管存在非常严重的问题，精神分裂型患者却可能会表现出令人惊讶的平静。通常，善意的亲属或邻居会帮助这些患者引起医疗专业人员的注意。单独饮酒作为自我治疗的一种手段很常见，但可能会被忽视。精神分裂型患者可能无法遵循建议，尤其是在治疗开始时。中期和长期的依从性也可能很差。

应对方法。满足精神分裂型患者的需求意味着应该接受他们的不爱交际的事实，而不应该通过建立亲密感或要求增加接触来胁迫他们。但也不能允许放弃建立关系。试着让这种类型的患者尽可能地参与到与你的互动中来。不过尽管你已尽力，你们的关系可能大部分时间还是疏远的、难以驾驭的。

医生会遇到的问题。许多医生发现这些患者缺乏吸引力，因为他们无法沟通，但他们古怪的想法和信念可能会引起兴趣。回顾这些患者长期以来的情感剥夺，也许会帮你保持对他们的持久稳定的兴趣。

总结与启示

按照前面章节中概述的指导原则（步骤 1~5）开始问诊。此外，在步骤 1~5 中，确定患者的人格类型，然后通过将您的方法与确定的患者的主要人格类型相匹配来满足独特需求。这种匹配通过满足患者的心理（人格）需求来改善医患关系。这一过程适用于适应良好的患者，而适应不良的患者需要咨询心理治疗师进行治疗，以形成更健康的模式。

医患关系的非语言维度（参见 DocCom 模块 14[7]）

到目前为止，我们讨论的所有内容几乎都涉及问诊的语言方面。非语言沟通对医患关系的影响同样重要，甚至更为重要。[36,37]非语言沟通已被证明会影响患者满意度、对医疗建议的坚持，甚至对治疗的临床反应。[37,38]这对女性医生来说可能特别重要。[39]在语言习得之前，我们都只是通过非语言手段做出反应：用哭泣表示饥饿或痛苦，用微笑表示满足。[40]通过语言，我们获得了一种新的表达感情的方式。[40]然而，在非语言层面体验情感和表达情绪的原始能力仍然存在。尽管正常的成长和发展要求我们将语言和非语言的表达进行整合，但仍有很多非语言的行为不能被语言完全融合[41]，而且非语言的表达可能完全没有被意识到。这种分裂导致了典型的混合信息[36]。例如，当要求一个患者戒烟时，他一边说着"好"，一边又摇头表示"不"。聪明的医生会意识到这是矛盾的表现，这时非语言行为表达了更真实的意愿。[7]

非语言的反应给你呈现了一副"超越语言"的画面，例如诱人的、生气的或沮丧的。通过整合问诊中的语言和非语言信息，你就可以更完整地了解患者，更好地理解患者及其痛苦，并在这个过程中建立起最有意义的联系。

一共有四种非语言交流：身势学（动作）、空间关系学（医生与患者之间的空间）、类语言学（音调、音色和音量）以及自主改变（自主神经系统造成的生理变化）。[7]

身势学是指运动，如面部表情、凝视、身体紧张、手势、躁动、触摸和身体姿势。这些非语言行为在某种程度上是自发的。[7]

空间关系学是指医生和患者之间的空间，包括垂直高度、人际距离、面对角度的差异、手臂和腿的交叉以及图表、计算机和桌子造成的物理障碍。[7]例如，为了尽量减少对权力和控制的感觉，你不应该坐得或站得比患者高。如果患者躺在床上，你可以通过坐在床上或蹲在床边来减少高度差。这也适用于和儿童互动。你要努力控制而不是压制。

类语言学是关于音质的学问，包括音调、语速、节奏、音量和重音。如果你的声音温暖宜人，你的患者会感觉更舒服，也会更放得开。[7]

自主改变是指人的内部状态的改变，如面部潮红或苍白、脸部或手心出汗等。此外，呼吸快慢和瞳孔大小也可以反映出患者的强烈感情。[7]

观察患者的非语言交流

为了观察患者的非语言表达，可以暂时不理会患者的语言，就像看一部没有声音的电影一样。如前文所述，四类非语言交际交流相互作用，形成了附录 C 中的许多情绪特征。

作为练习，思考常见的情绪都需要哪些非语言特征，也就是说，哪些独特的躯体或非语言特征代表焦虑、悲伤、绝望、喜悦、爱情、奉献和决心？从另一个角度来看，以下普遍观察到的非语言反应所代表的情感意义可能是什么：远离医生，经常轻拍或抚摸医生的手、手臂或膝盖，下唇颤抖，手在胸前紧紧交叉，皱眉，沉肩，蹙额，站着讲话，眼神闪烁（哭）或微笑。如第 3 章所述，在步骤 3 中，你还需要整合关于身体特征（憔悴）、自主变化（手心流汗）、衣着（破旧的服装）和环境（住院三周的患者的病房内没有贺卡）等其他非语言信息。

在初始阶段，你就应该有意识地观察患者的情绪反应。这将使你了解患者的非语言反应模式，让你以后识别它们更容易。

迄今为止，我们已经讨论了对非语言行为的观察和说明，但关于如何处理非语言表达的策略很少，下面将就此进行介绍。

匹配

匹配是一种神经语言程序概念，医生巧妙地"复制"患者的非语言表达，以建立融洽的关系。[42,43]这是缓慢进行的，以避免分散患者的注意力或引起患者的恐慌。例如，当观察到患者的头偏向一侧时，医生会慢慢采取类似的姿势；对于经常做手势的患者，医生会慢慢开始做类似的手势；与经常噘嘴的患者交谈时，医生可能会悄悄地模仿这一动作。匹配可以应用于一系列的动作中，特别是上文谈到的那些肢体语言或类语言。匹配不一定非常复杂，可能简单得就像模仿患者交叉双腿、折叠手臂或摩擦下巴的方式一样。这对于建立融洽关系非常有效，也可以看作是 N-U-R-S 的非语言版本。

引导

处于非语言同步状态的人可能希望保持这种状态，但也有可能利用非语言行为从一种状态转移到另一种状态。一个成员的引导行为会诱导另一个成员的交互行为，只要它被缓慢而微妙地引入。[42,43]这为医生提供了两个机会[40]：①如果患者遵循引导，它会确认非语言的关联。②引导患者放弃一些无意义的不利行为。例如，匹配患者持续的皱眉行为后，问诊者要渐渐引导患者接纳微笑这个行为，希望患者能够模仿这个动作，以此帮助他感觉舒服一些。

你可能担心匹配和引导似乎在某种程度上具有操纵性和抑

制性，其目的是使你意识到引导和匹配的技巧，而这本来是完全自然且无意识的。同样，学习以患者为中心的问诊技巧可以帮助你更有效地为患者服务，关注非语言层面的交流可以帮助你与患者更有效地建立并维系一种密切联系。[7]

对于非语言行为的处理

和通过语言表达感受一样，对于明显的以非语言方式表达的情绪也要使用共情技巧（N-U-R-S）。例如，对于正在哭泣的患者，可以说："我知道你很伤心，我很理解你的感受……"对于并不明显的非语言方式的情绪表达，你需要使用情感寻求技巧，并且着重问一些开放性的问题，来帮助你更好地理解患者的非语言方式的情绪表达。例如，"你看起来有些心情低落，告诉我怎么了好吗？"或者"你看起来有点紧张。"弄清了患者的情绪之后，再使用共情技巧（N-U-R-S），以此深化医患关系。如果你认为现在处理患者非语言方式的情绪是不合时宜的或者是冒犯性的，那么你可以先把它记下来。例如，当患者双臂交叉于胸前摆出一个防御的姿势时，你可以选择暂时先不管。

不一致的语言和非语言的混合信息代表着冲突，可能是和医生的冲突，也可能代表着缺乏直接表达的安全感。[7]下面的应对方法可能会有帮助：[40]①委婉地表达出患者表达的不一致。例如，一名患者说工作中的一切都很好，但同时还在很消极地摇头，就和他说："虽然你说挺好的，但我仍然觉得事情不太顺利。"如果这样提示很合适，那就不需要说得更细了。如果不合适，对自己的误解进行简单的道歉很有用。你也可以用一个悖论来描述这种不一致。例如，"我认识一些人，他们在工作中说一切都很好，同时又在担心他们自己的工作。"②有时候，直接解决不一致问题是最好的。例如，"我注意到你说'一切都好'，但却摇着头，好像在说'不好'。为什么呢?"有时候只有在你对患者有很好的了解的情况下，才可能不会对此感觉异样，也不会把患者的这种表达当作嘲笑。医生通常也会表达一些混杂的信息，例如，医生说："我想知道更多关于这个的内容。"但当患者说的时候，医生却站起来走开了或者把视线转移到图表或计算机屏幕上。这对于医患关系很不利，并且会让患者想传达的信息变得很少。

总结

掌握前面第一章至第六章介绍的综合问诊方面的内容非常重要，但是还不够。最大限度的灵活性和适应能力需要更高级的技巧，包括第七章和本章所述的互动方面的问诊。问诊的过程与患者的经历通常会产生一些消极的反应，以至于损害医患关系。你可以通过积极地寻求自我认知和改变你的一些不好的反应来改善医患关系。另外，因为独特的个性，每个患者的表达和回应都可能不太一样。为了让你更有效地帮助患者，你必须要识别患者的人格类型并且采用对应的方式。最后，你可以通过把握患者非语言层面的行为和情绪表达并且做出相应回应，以此改善医患交流和医患关系。使用这些相关技能会让你更有效率，并且在诊断病情的过程中得到更加满意的结果。

知识练习

医患关系

1. 定义医患关系及其二元组成。什么是对医患关系的非二元影响？

2. 为什么需要以及如何监管医患关系？良好的医患关系有什么特征？

3. 讨论许多医生的强迫型特征[27]及其发生的原因、强迫型人格的有用之处、潜在危害，以及可以采取哪些措施来减少其对患者的负面影响。

4. 什么是无意识的反应？做出无意识反应的医学生和医生是不正常的吗？为什么医生是改善医患关系的最佳关注点？

5. 区分医生无意识感觉和无意识行为。对医生来说，无意识感觉和行为是好是坏？

6. 无意识反应会造成什么问题？对患者做出无意识反应有多常见？医生积累经验之后是否能够抛弃这种反应？列举常见的无意识感觉和无意识行为。

7. 列举几种医生能够提高个人情感意识的自我分析方法。

8. 为什么医生不能很容易地认识到他们自身潜在的有害问题，但如果一旦认识到，就很容易改变它们？让医生不显露自己的感觉是否可能？

9. 为什么培养对他人和患者无意识个人反应的自我意识是有价值的？

10. 如果想要做出改变，应当侧重行为还是情绪，或是两者都要？列举几种能够帮助医生做出改变的技巧。

11. 与同事一起提高自我意识要遵循什么原则？

人格类型

1. 对人格类型下定义，将其与人格障碍做比较。为什么患者的人格类型对医生很重要。医生何时以及如何读取患者的人格类型？

2. 对于所描述的每种人格类型（依赖型、强迫型、表演型、自虐型、自恋型、偏执型和精神分裂型），回答以下问题：为什么会出现这种人格类型？适应不良和适应良好的患者的一般特征是什么？在医疗环境中适应不良和适应良好的患者有什么表现？他们会带来哪些独特的问题？能够采用哪些独特的治疗措施来加强医患关系？这些患者可能会给专制和其他类型的医生带来什么样的问题？同时，描述控制力、理智性、情绪性和能力如何影响不同人格类型的医患关系。

3. 改变患者或其行为以加强医患关系是可能的吗？如果可能，是如何起作用的？

4. 在应对患者的人格类型时，主要人格特征的"随波逐流"是什么意思？

5. 考虑到你自己的人格类型，你与对每种人格类型适应不良和适应良好患者之间的互动可能是什么？你对这种互动"感觉"是好是坏？

非语言行为

1. 为什么非语言行为很重要？在理解患者方面，非语言行为是否比语言行为更重要？当比较语言和非语言行为时，"混合信息"或身心分离是什么意思？

2. 为了确保医生自身的非语言行为不造成负面影响，医生可以做什么？

3. 给出不同类别的非语言行为，如"医患关系的非语言维度"一节所示，并列出至少 10 种情绪的不同肢体（非语言）表现。见附录 C。以下非语言行为的可能含义是什么：远离医生，经常拍打或抚摸医生的手、手臂或膝盖，下唇颤抖，手在胸前紧紧交叉，皱眉，沉肩，蹙额，站着说话，眼神闪烁（哭）或微笑。非语言行为在动物群体中的相似度或差异有多大？

4. 定义匹配，并就如何匹配举例说明。

5. 定义引导，并就如何引导举例说明。为什么这些行为能起作用，以及其潜在作用有哪些？

6. 当情绪被过度表达、流于表面或者存在混合信息时，医生应该如何处理非语言行为？

技能练习

医患关系

1. 除了通常的评判之外，确定一种你经历过的对患者的积极或消极的感觉。例如，喜欢他们、不喜欢他们、热心地互动、冷漠地互动。

2. 在和同事、教师合作的过程中，确定一种或以上对患者或他人有害的个人反应。例如，过度"友善"、逃避心理问题、害怕讨论如死亡之类的特定问题。同时，确定有益的反应。例如，关心、尊重、共情和希望得到帮助。

3. 如果你决定改变一种以前无意识的、潜在的有害反应，那么就发展一种新的、对健康医患关系有益的反应。表演旧的反应和新的反应。

4. 坚持记录个人意识的变化。

人格类型

1. 表演不同人格类型。医生练习步骤1~5以及附加确定患者模拟人格类型的任务。模仿对适应不良模式最有效，因为更容易演示和认识到改变。让陌生的人模拟不同人格类型，这样每个人都能在问诊过程中做出诊断。

2. 表演如何满足不同人格类型患者的主要需求（如"随波逐流"）。

非语言行为

1. 在静音的情况下观看医生问诊的视频，识别医生和患者的非语言行为、它们对互动的意义，以及医生和患者是否匹配。

2. 仅使用非语言交流来表演不同的情绪。

3. 观看任何外语视频，识别类语言（非内容方面）交流及其含义。例如，音调和速度。

4. 表演各种常见的非言语行为的积极和消极影响。例如，太近、太远、过度的眼神接触、没有眼神接触、双臂交叉、辅助性触摸和适当的微笑。

5. 表演适当的和不适当的匹配。

6. 表演适当的和不适当的非语言引导。

7. 表演临床医生如何处理情绪明显时的非语言行为（使用共情技巧）、情绪不明显时的非语言行为（使用情感寻求技巧或聚焦性的开放式技巧）以及存在混合信息时的非语言行为（聚焦性的开放式问题）。

参 考 文 献

1. Fortin AH 6th. Communication skills to improve patient satisfaction and quality of care. *Ethn Dis*. 2002；12（4）：S3-58 – S3-61.

2. Chou C, Pearlman E, Risdon C. Module 15: Understanding Difference and Diversity in the Medical Encounter: Communication Across Cultures. In: Novack D, Daetwyler C, Saizow R, Lewis B, Hewson M, Levy J, eds. *DocCom—an Online Communication Skills Curriculum* [Internet]. Lexington, KY: Academy of Communication in Healthcare and Drexel University College of Medicine; 2018. Available from: www. DocCom. org

3. Williams GC, Frankel RM, Campbell TL, Deci EL. Research on relationship-centered care and healthcare outcomes from the Rochester Biopsychosocial Program: a self-determination theory integration. *Fam Syst Health.* 2000; 18: 79 – 90.

4. Adams CL, Frankel RM. It may be a dog's life but the relationship with her owners is also key to her health and well-being: communication in veterinary medicine. *Vet Clin North Am Small Anim Pract.* 2007; 37 (1): 1 – 17; abstract vii.

5. Frankel RM, Morse DS, Suchman AL, Beckman HB. Can I really improve my listening skills with only 15 minutes to see my patients? *HMO Pract.* 1991; 5: 114 – 120.

6. Mostow C, Gorosh MR, Crosson J, White MK, Suchman AL, Risdon C, Neuwirth Z. Module 38: High Performance Teams: Diversity and RESPECT. In: Novack D, Daetwyler C, Saizow R, Lewis B, Hewson M, Levy J, eds. *DocCom—an Online Communication Skills Curriculum* [Internet]. Lexington, KY: Academy of Communication in Healthcare & Drexel University College of Medicine; 2018. Available from: www. DocCom. org

7. Shorey JMII Nonverbal Communication: It Goes without Saying. Computers & EHRs—Jeannette M. In: Novack D, Daetwyler C, Saizow R, Lewis B, Hewson M, Levy J, eds. *DocCom—an Online Communication Skills Curriculum* [Internet]. Lexington, KY: Academy of Communication in Healthcare & Drexel University College of Medicine; 2018. Available from: www. DocCom. org

8. Frankel R, Edwardsen E, Williams S. Module 18: Exploring Sexual Issues.

In: Novack D, Daetwyler C, Saizow R, Lewis B, Hewson M, Levy J, eds. *DocCom—an Online Communication Skills Curriculum* [Internet]. Lexington, KY: Academy of Communication in Healthcare & Drexel University College of Medicine; 2018. Available from: www. DocCom. org

9. Gaufberg E. Module 41: Professionalism: Boundary Issues. In: Novack D, Daetwyler C, Saizow R, Lewis B, Hewson M, Levy J, eds. *DocCom—an Online Communication Skills Curriculum* [Internet]. Lexington, KY: Academy of Communication in Healthcare & Drexel University College of Medicine; 2018. Available from: www. DocCom. org

10. Epstein RM, Christie M, Frankel R, Rousseau S, Shields C, Suchman AL. Understanding fear of contagion among physicians who care for HIV patients. *Fam Med.* 1993; 25: 264 – 268.

11. Smith RC. Teaching interviewing skills to medical students: the issue of ' countertransference'. *J Med Educ.* 1984; 59: 582 – 588.

12. Smith RC. Unrecognized responses by physicians during the interview. *J Med Educ.* 1986; 61: 982 – 984.

13. Smith RC, Zimny G. Physicians' emotional reactions to patients. *Psychosomatics.* 1988; 29: 392 – 397.

14. Smith RC, Dorsey AM, Lyles JS, Frankel RM. Teaching self-awareness enhances learning about patient-centered interviewing. *Acad Med.* 1999; 74: 1242 – 1248.

15. Epstein R. Module 2: Mindfulness and Reflection in Clinical Training and Practice. In: Novack D, Daetwyler C, Saizow R, Lewis B, Hewson M, Levy J, eds. *DocCom—an Online Communication Skills Curriculum* [Internet]. Lexington, KY: Academy of Communication in Healthcare & Drexel University College of Medicine; 2018. Available from: www. DocCom. org

16. Smith RC, Dwamena FC, Fortin A VI. Teaching personal awareness. *J Gen Intern Med.* 2005; 20: 201 – 207.

17. Benson H. *The Relaxation Response.* New York, NY: William Morrow and Company, Inc. ; 1975: 158.

18. Kabat-Zinn J. *Wherever You Go, There You Are: Mindfulness Meditation in Everyday Life*. New York, NY: Hyperion; 1994: 278.

19. Davidson RJ, Kabat-Zinn J, Schumacher J, et al. Alterations in brain and immune function produced by mindfulness meditation. *Psychosom Med*. 2003; 65 (4): 564 – 570.

20. Epstein RM. Mindful practice. *JAMA*. 1999; 282: 833 – 839.

21. Shapiro SL, Schwartz GE. Intentional systemic mindfulness: an integrative model for self-regulation and health. *Advances*. 2000; 16: 128 – 134.

22. Erikson EH. *Childhood and Society*. 2nd ed. New York, NY: WW Norton & Company; 1963: 445.

23. Vaillant GE. *Adaptation to Life*. Boston, MA: Little, Brown and Company; 1977: 396.

24. Yalom ID, Leszcz M. *The Theory and Practice of Group Psychotherapy*. 5th ed. New York, NY: Basic Books, Inc. ; 2005.

25. Landau B. Module 40: Giving Effective Feedback. In: Novack D, Daetwyler C, Saizow R, Lewis B, Hewson M, Levy J, eds. *DocCom—an Online Communication Skills Curriculum* [Internet]. Lexington, KY: Academy of Communication in Healthcare & Drexel University College of Medicine; 2018. Available from: www. DocCom. org

26. Pennebaker JW. *Opening up: The Healing Power of Expressing Emotions*. New York, NY: The Guilford Press; 1997: 249.

27. Smyth JM. Written emotional expression: effect sizes, outcome types, and moderating variables. *J Consult Clin Psychol*. 1998; 66: 174 – 184.

28. Smyth JM, Stone AA, Hurewitz A, Kaell A. Effects of writing about stressful experiences on symptom reduction in patients with asthma or rheumatoid arthritis—a randomized trial. *JAMA*. 1999; 281: 1304 – 1309.

29. Casement P. *On Learning from the Patient*. New York, NY: Guilford Press; 1991: 192 – 193.

30. Gabbard GO. The role of compulsiveness in the normal physician. *JAMA*. 1985; 254: 2926 – 2929.

31. APA. *Diagnostic and Statistical Manual of Mental Disorders*. 5th ed. Washington, DC: American Psychiatric Association; 2013.

32. Krupat E, Bell RA, Kravitz RL, Thom D, Azari R. When physicians and patients think alike: patient-centered beliefs and their impact on satisfaction and trust. *J Fam Pract*. 2001; 50: 1057 – 1062.

33. Putnam SM, Lipkin MJr, Lazare A, Kaplan C, Drossman DA. Personality styles. In: Lipkin M Jr, Putnam S, Lazare A, eds. *The Medical Interview*. New York, NY: Springer- Verlag; 1995: 251 – 274.

34. Birdwell BG, Herbers JE, Kroenke K. Evaluating chest pain: the patient's presentation style alters the physician's diagnostic approach. *Arch Intern Med*. 1993; 153: 1991 – 1995.

35. Skodol AE, Oldham JM, Gallaher PE, Bezirganian S. Validity of self-defeating personality disorder. *Am J Psychiatry*. 1994; 151: 560 – 567.

36. Feldman SS. *Mannerisms of Speech and Gestures in Everyday Life*. New York, NY: International Universities Press, Inc. ; 1959: 301.

37. Roter DL, Frankel RM, Hall JA, Sluyter D. The expression of emotion through nonverbal behavior in medical visits. Mechanisms and outcomes. *J Gen Intern Med*. 2006; 21 (suppl 1): S28 – S34.

38. Griffith CH, Wilson JF, Langer S, Haist SA. House staff nonverbal communication skills and standardized patient satisfaction. *J Gen Intern Med*. 2003; 18 (3): 170 – 174.

39. Mast MS, Hall JA, Klöckner C, Choi E. Physician gender affects how physician nonverbal behavior is related to patient satisfaction. *Med Care*. 2008; 46 (12): 1212 – 1218.

40. Stern DN. *Diary of a Baby*. New York, NY: Basic Books; 1990.

41. Carson CA. Nonverbal communication in the clinical setting. *Cortlandt Consultant*. 1990; 129 – 134.

42. Bandler R, Grinder J. *Frogs into Princes: Neuro Linguistic Programming*. Moab, UT: Real People Press; 1979: 194.

43. Christensen JF, Levinson W, Grinder M. Applications of neurolinguistic programming to medicine. *J Gen Intern Med*. 1990; 5: 522 – 527.

第九章

总结和讲述患者的故事

_____

最深刻的真理隐藏在简单的故事中。

——安东尼·德·梅勒

到目前为止，你已经建立起了一个有效的医患关系，获得了患者症状和个人情感相关的背景信息，并将这些信息转换成了关于一个人及其疾病的生物－心理－社会学故事。现在你应该如何总结并将这些信息传达给他人呢？

总结患者的故事

你已经收集到患者的大量信息并进行了合理的整合，但是仍需进行有意义的总结以反映患者的本质，即生物－心理－社会学故事，其中包括了疾病诊断。[1]虽然在你的口述或书面陈述中并不总是都囊括了这些细节，但是你应该整合思想（社会心理）和身体（生物医学），好让自己能够描述患者整体及其动态交互的部分，以提供最佳的医疗保健建议。

关系故事

和患者接触期间的全部经历组成了医患关系故事。[2,3]

医生反应

你的第一项任务是整理并意识到自己对于患者或其境遇的个人情感以及因此产生的行为。例如，如果你害怕对患者造成伤害，你可能会回避讨论死亡；如果你害怕染上疾病，你可能会回避接触病人。这些情感或反应不一定需要显示在书面报告或口头陈述中，只需要透露你觉得可以让其他人了解的信息。你可以与导师讨论更多的个人情感和反应，这将有助于发展你的个人意识。[4]

患者的人格类型

人格类型体现在关系中，因此它是关系故事的一部分。在整个问诊中，应该观察并将患者的主要人格类型分为第八章所述的依赖型、表演型、强迫型、自虐型、自恋型、偏执型或精神分裂型（或其他类型）。对于大多数人来说，这描述了在正常情况下他们和他人互动的类型。一旦人格类型对正常功能造成干扰，就称为人格障碍。[5]

医生与患者的互动

最后，考虑互动过程本身并记录下遇到的任何困难。问诊紧张吗？谈话中有没有意见交换？是否缺乏或过度使用了眼神接触？问诊是正式的、学院教诲式的、亲子教育式的还是控制式的？

个人故事

将整个问诊中收集的各种个人数据合并成生理心理社会故事或主题。这一步骤通常很简单。确定主要问题，并以两三句话总结。虽然每个患者都是独特的，但你会发现一些共性问题[6-8]：①害怕死亡、残缺和残疾；②不喜欢、不信任和不相信医疗制度；③担心（身体和性）功能、完整性、角色、地位和独立性的丧失；④否认问题的存在；⑤分离、悲伤和多种类型的损失；⑥离家独立；⑦担心退休问题；⑧婚姻和工作问题；⑨经济、住房和安全问题；⑩患者的其他个人特殊问题；⑪与疾病诊断相关的行政问题（例如残疾认证）。

疾病故事

类似于个人故事，整合各种主要和次要信息以进行疾病诊断，或至少对疾病问题进行高级概率假设。问题或诊断的列表代表疾病故事。列表通常包括 3 到 4 个问题或诊断，但对病情复杂的患者可能会有多达 15 到 20 个问题或诊断。问题或诊断的数据来源于问诊开始时患者对于症状的个人描述，以及问诊中间和体格检查期间的进一步阐述。当然，你获得的关于疾病模式的知识越多，你就越容易做出诊断，如心绞痛或感染性肝炎等。但是，新手医生不会做出诊断。你应该简单地描述和列出已确定的问题并尽可能地对其进行描述。例如，运动时发生的胸骨下胸痛且休息可缓解，近期发生的呕吐和黄疸且其他家庭成员也有相同问题。

即使经过全面的临床和实验室评估，许多医生仍然不能就患者的症状给出令人满意的疾病解释。有时症状缓解，但我们可能永远都不知道是什么原因造成的。有时症状持续存在，后来发现患者患有疾病。许多患者被标记为具有医学上无法解释的症状——我们没有对于通过身体症状表现出来的情绪压力的疾病解释。[9-12]

你不能将患者的故事当作固定事件或不变的"现实"扔到一边。患者故事是动态变化的。随着诊断解决、治疗实施、新的个人反应发生、医患关系加深，故事也将发生变化。事实上，讲故事这一行为将会启发你对自己产生新的想法和情感，反过来引发新的行为和态度，从而使一个新的不同的故事成为叙述过程的一部分。[13-15]

病历——患者故事的书面报告

患者故事的书面描述通常被称为"书面报告"或"H 和 P"（即病史和身体）。H 和 P 遵循表 9-1 中的大纲。附录 D 中包含了琼斯女士初步评估的完整书面报告。一般长度规则请参阅第五章。

与大多数科学活动一样，结构清晰严谨的总结并不描述发现过程本身。事实上，书面报告整合了问诊中不同部分的个人、主要信息和次要信息。数据的发现顺序通常对它在书面版本中的记录没有什么影响。

表 9-1　记录新的患者评估——书面报告

A. 确认数据：年龄、性别、工作、民族、亲密关系状况、地址、紧急联系人电话、转介来源（如果有）

B. 信息的来源和可靠性：患者、亲属或陪同翻译人员（请说明）、外部记录（说明完整性）、对所有来源信息可靠性的判断

C. 主诉和议程：最困扰患者的问题和所有现存问题的简述（列表）

D. 现病史（HPI）和其他现存问题（OAP）

1. 症状和发病时间概述
2. 每个症状维度的完整描述。例如，发作和病程，位置和辐射范围，症状的性质和量化数据，相关症状，背景和转化因素
3. 相关阴性症状
4. 相关阳性和阴性数据
5. 上述主题的个人语境维度。例如，故事的内容、患者的情绪、患者的理解和解释、疾病对日常生活的影响、问诊的触发因素、人际关系、支持系统和压力的作用

E. 既往史

1. 一般健康状况和有无既往疾病：儿童疾病（麻疹、腮腺炎、风疹、水痘、猩红热和风湿热）；成人疾病（高血压、心脏病、中风、心脏杂音、糖尿病、肺结核、性传播感染、癌症）；过去的主要治疗方法（类固醇治疗、输血、胰岛素、抗凝剂）；过去一年就诊；受伤；事故；无法解释的问题；手续；检查；心理治疗；其他
2. 住院史：内科、外科、精神科、产科、康复科和其他
3. 免疫史
4. 适龄预防筛查的状况
5. 妇女健康史：初潮年龄、月经周期、经期持续时间、每天使用的卫生棉条/卫生巾数量；怀孕次数、并发症；活产、自然阴道分娩/剖宫产的次数；自然流产和治疗性流产的次数；绝经年龄

（续）

6. 药物和其他治疗：处方药、吸入器、非处方药、替代疗法、口服避孕药、维生素、泻药
7. 过敏和药物不良反应：过敏性疾病（如哮喘、花粉病）、药物（描述反应症状）、食物、环境

F. 社会史

1. 职业、工作场所、职责、日常工作和日程安排、职业危害和暴露、工作压力、财务压力、满意度
2. 促进健康和维持健康的活动

   a. 饮食
   b. 体育活动/运动史
   c. 功能状态：穿衣、洗澡、喂食、移动、步行、购物、使用厕所、使用电话、烹饪、清扫、驾驶、服药、管理财务和认知功能；对正常生活的影响程度
   d. 安全：使用安全带；骑自行车或摩托车时使用头盔；烟雾探测器；

   保护自己和他人免受有毒物质（包括药物）以及家庭和工作中的危险环境的伤害
   e. 健康筛查（如果未列入既往史）：宫颈癌、乳腺癌、前列腺癌、结肠癌、血脂、高血压、糖尿病、艾滋病毒、性传播感染、肺结核、青光眼、牙科疾病、自我检查

3. 暴露：宠物；旅行；在家里、工作场所患病；性传播病
4. 物质使用：咖啡因、烟草、酒精、市售药物、处方药物
5. 个人史

   a. 生活安排
   b. 个人关系和支持系统
   c. 性
      取向
      实践
      困难
   d. 亲密伴侣暴力/虐待
   e. 生活压力
   f. 情绪
   g. 精神生活/信仰
   h. 健康素养

   i. 习惯和娱乐
   j. 重要的生活经历
      抚养和家庭关系
      学校教育
      重大损失/困难
      服兵役情况
      财务状况
      逐渐年长
      退休
      生活满意度
      文化/民族背景

（续）

6. 法律问题

    a. 生前遗嘱或预立指示   c. 紧急联络人

    b. 委托书

G. 家族史

1. 祖父母、父母、兄弟姐妹和子女的年龄和健康（或死因）

2. 有肺结核、糖尿病、癌症、中风、高血压、高胆固醇、心脏病、出血问题、贫血、肾衰竭或透析、酗酒、吸烟、体重问题、哮喘和精神病（抑郁症、精神分裂症、多发性躯体疾病）等与患者相似的症状

3. 家系图

    a. 患者前后的两代人，涉及每一代的父母、兄弟姐妹、子女和血统之外的重要成员

    b. 记录每人的年龄、性别、精神和身体健康情况以及当前状况；记录死亡年龄和死因

    c. 记录家庭成员之间的心理和生理问题互动

        ① 心理

            a. 主要家庭成员及其性格（如可爱的、易怒的）

            b. 主要互动模式（如竞争、虐待、开放、疏远、关心、操纵、互相依赖）

        c. 家庭整体（如幸福的、成功的、失败的）

        ② 身体/疾病：

            a. 疾病模式（如显性、隐性、性别相关、无特殊模式）

            b. 无器质性疾病的身体症状模式（如肠病、动作不协调、头痛）

            c. 询问具有类似症状的其他人（如感染、中毒、焦虑、周年反应）

H. 尚未考虑的系统回顾问题——系统回顾（ROS）[1]

1. 一般情况

    a. 通常健康状况   f. 体重变化

    b. 发热   g. 虚弱

    c. 畏寒   h. 疲惫

    d. 盗汗   i. 疼痛

    e. 食欲

（续）

2. 皮肤
   - a. 疮/皮肤溃疡
   - b. 皮疹
   - c. 瘙痒
   - d. 荨麻疹
   - e. 容易瘀伤
   - f. 痣的大小或颜色变化
   - g. 肿块
   - h. 色素缺失
   - i. 毛发变化
   - j. 指甲变化

3. 造血功能
   - a. 淋巴结肿大（淋巴结病）
   - b. 渴望吃泥土或冰（异食癖）
   - c. 异常出血或过度擦伤
   - d. 频繁或不正常的感染

4. 头
   - a. 头晕
   - b. 头痛
   - c. 昏厥或失去意识
   - d. 头部损伤

5. 眼睛
   - a. 佩戴眼镜
   - b. 视力变化
   - c. 复视
   - d. 疼痛
   - e. 发红
   - f. 分泌物
   - g. 青光眼病史
   - h. 白内障
   - i. 眼干

6. 耳朵
   - a. 听觉衰退
   - b. 使用助听器
   - c. 分泌物
   - d. 疼痛
   - e. 耳鸣

7. 鼻子
   - a. 鼻血
   - b. 分泌物
   - c. 嗅觉丧失

8. 口腔和喉部
   - a. 牙龈出血
   - b. 咽喉痛
   - c. 吞咽痛
   - d. 吞咽困难
   - e. 嘶哑
   - f. 舌痛
   - g. 牙痛

9. 颈部
   - a. 肿块
   - b. 甲状腺肿
   - c. 僵硬

10. 乳房
   - a. 肿块
   - b. 溢乳
   - c. 乳头出血
   - d. 疼痛

（续）

11. 心和肺

　　a. 咳嗽

　　b. 呼吸浅短（呼吸困难）

　　c. 呼吸短促（活动性呼吸困难）

　　d. 卧位呼吸困难，须端坐呼吸

　　e. 阵发性夜间呼吸困难

　　f. 有痰

　　g. 咯血

　　h. 哮喘

　　i. 胸痛

　　j. 胸部有被撞击或颤动的感觉（心悸）

　　k. 劳累性气促

　　l. 脚或其他部位肿胀（水肿）

12. 血管

　　a. 行走时，腿部、小腿、大腿、臀部疼痛（跛行）

　　b. 腿部肿胀

　　c. 血栓（血栓性静脉炎）

　　d. 腿部溃疡

13. 胃肠道

　　a. 食欲不振

　　b. 体重变化

　　c. 恶心

　　d. 呕吐

　　e. 呕血

　　f. 吞咽困难

　　g. 吞咽痛

　　h. 胃灼热（消化不良）

　　i. 腹痛

　　j. 排便困难或排便少（便秘）

　　k. 大便稀薄、频繁（腹泻）

　　l. 渗进粘液

　　m. 粪便颜色和量的变化

　　n. 黑色、煤焦油样粪便（黑便）

　　o. 直肠出血（便血）

　　p. 痔疮

　　q. 直肠疼痛（肛部痛）

　　r. 直肠分泌物

　　s. 直肠瘙痒（肛门瘙痒）

　　t. 巩膜和皮肤发黄（黄疸）

　　u. 深色尿液——茶色或可乐色

　　v. 过多上肠气（嗳气或打嗝）或下肠气（胃肠气）

　　w. 腹股沟或阴囊肿块

14. 泌尿

　　a. 尿频（多尿）

　　b. 夜尿症

　　c. 少尿

　　d. 突然想排尿（尿急）

　　e. 开始排尿困难（排尿延迟）

　　f. 排尿失控（失禁）

　　g. 尿中带血（血尿）

　　h. 排尿疼痛或灼痛（排尿困难）

　　i. 尿液中有颗粒物（尿砾石）

（续）

15. 女性生殖器官
    a. 病变/分泌物/瘙痒
    b. 初潮年龄
    c. 月经周期
    d. 月经期
    e. 月经量
    f. 上次月经
    g. 痛经
    h. 没有月经（闭经）
    i. 月经不调，月经量多（月经过多）
    j. 月经期间出血
    k. 怀孕
    l. 流产
    m. 性欲
    n. 性交疼痛（性交困难）
    o. 性高潮功能
    p. 绝经年龄
    q. 绝经症状
    r. 绝经后出血

16. 男性生殖器官
    a. 病变/分泌物
    b. 勃起功能
    c. 性高潮功能
    d. 射精带血（血精）
    e. 睾丸肿胀/疼痛
    f. 性欲
    g. 疝气

17. 神经精神系统（脑神经见头、眼、耳、鼻、口咽喉部分；运动神经功能见骨骼肌肉系统）
    a. 昏厥
    b. 瘫痪
    c. 刺痛（感觉异常）
    d. 感觉衰退
    e. 感觉丧失
    f. 震颤
    g. 失忆
    h. 抑郁
    i. 狂躁
    j. 淡漠或失去兴趣
    k. 失去生活乐趣（快感缺乏）
    l. 自杀的念头
    m. 嗜睡
    n. 焦虑/紧张
    o. 言语障碍
    p. 头晕或眩晕
    q. 平衡感差（共济失调）
    r. 无法入睡（失眠）
    s. 过度睡眠（嗜睡），噩梦
    t. 无法解释的症状（躯体化）
    u. 奇怪或不切实际的想法（侵入式思维）
    v. 奇怪或不切实际的感觉（幻觉）
    w. 癫痫发作

18. 骨骼肌肉系统
    a. 虚弱
    b. 肌肉疼痛
    c. 僵硬

（续）

19. 内分泌系统

a. 烦渴	i. 心悸或心跳加速
b. 尿频	j. 震颤
c. 手脚麻木或刺痛	k. 脱发
d. 体重增加或减少	l. 皮肤干燥
e. 情绪混乱、出汗、头晕（低血糖反应）	m. 热或冷不耐受性水肿（低血糖反应）
f. 视力模糊	n. 皮肤色素流失（白癜风）
g. 最近一次眼科检查的日期	o. 便秘或腹泻
h. 颈部肿胀	

I. 体格检查[②]

J. 初步诊断方案和治疗干预措施（如果有）[②]

K. 评估

L. 调查和治疗方案[②]

[①] 这些症状中有许多可能发生在未列出的系统中。

[②] 本书未论述。

以上格式通常用于记录病史（项目 A 至 H）、体格检查、初步诊断方案和治疗干预措施、评估、治疗和调查计划。本书的范围只涉及病史，但还包括其他方面，以说明问诊与正式患者评估的其他基本组成部分的整合。这些部分将在临床轮换期间得到广泛讨论。

识别数据

通过简单地观察和查询，从住院记录和其他与患者有关的数据中获取识别数据（见表 9 - 1）。

信息来源和可靠性

数据来源及其可靠性反映了所获得的数据质量。应记录一切关于可靠性的问题。

主诉和议程

患者的主诉和议程是患者看病的原因，主要来自步骤2。议程设定阶段患者可能没有将其列为第一项，主诉或最困扰患者的问题作为一个强大的工具，引导了患者故事的重点。如果可能，尽量用患者自己的话语记录主诉。然后，总结完整的议程列表。

现病史（HPI）和其他现存问题（OAP）

表9-1中列出了现病史（或其他现存问题）的五个具体方面：

1. 相关症状（结合在一起最能描述潜在疾病的过程）的概述及其发病时间
2. 具体症状描述
3. 没有相关症状（称为"相关阴性"）
4. 相关次要信息
5. 这些信息的个人背景

利用现病史的这五个方面，你可以对患者的情况有一个动态的知晓，从而了解患者随后提供的完整的生物-心理-社会学描述（评估）。对于新手医生，将每个类别放在一个单独的段落中是有帮助的，如这里所概述的。随着经验的积累，这些类别将会大大减少，重叠程度也会降低。

第 1 段，提供所有相关症状的概述，反映主诉和其他当前问题，确定每个问题的开始时间。你很有可能在步骤 3~4 或步骤 6 开始时获得此信息（如果患者个人或情绪上的疑虑使你不能在问诊开始时了解症状）。

第 2 段，记录与问题相关的所有症状（主要信息），并将每个症状扩展为具有 9 个描述符的完整记录 [发作和病程、位置、诱发因素、性质、量化数据、辐射范围、相关症状、环境背景和转化因素（加重/缓解）]。主题词可以按照这个顺序进行记录，如附录 D 中琼斯女士的例子，必须明确地按照先后顺序和时间维度进行记录。经验丰富的医生往往只记录那些具有诊断意义的描述，有时也被称为"相关阳性"，而不是记录全部描述。但是，我们建议医学生完整地记录全部描述，直到他们的技能已经足够完善。随着你的技能和对疾病理解的增加，你会认识到越来越多的在本文中列出的症状，也就是，描述的"相关症状"类别增加。在问诊的步骤 6 中，你将获得本段大部分信息。

第 3 段，接下来记录没有出现的相关症状，称为"相关阴性"。你将在步骤 6 中获得大部分此类信息。本段包括没有出现的、主诉中相同系统涉及的症状。随着你对假设检验越来越熟悉，并且对疾病有了更好的理解，这段还将包括没有出现的其他相关症状，特别是那些具有病因意义的症状以及已知相关身体系统之外的症状。例如，面对一位胸痛患者，如果考虑可能诊断为系统性红斑狼疮，新手医生可能会在本段记录不存在咯血和呼吸困难，而更有经验的医生则会记录没有关节疼痛和皮疹（这些有时是有用的诊断症状）。本段的数据通常来自步骤6。

第4段，本段包括相关阳性、阴性非症状（次要）数据。其中包括有关临床医生和医疗机构的诊疗、诊断检查和结果、治疗和结果、特定习惯、职业和其他对理解患者疾病问题很重要的非症状数据，特别是病因和发病机制。例如，咳嗽和呼吸急促的患者有吸烟史，胸痛患者最近住院接受常规冠状动脉造影检查，头痛妇女服用过避孕药，或腿剧痛的非裔美国男孩有镰刀型细胞贫血家族史。这些信息通常在步骤6中获得，但经验较少的医生可能在步骤7～10才能获得这些信息。

第5段，虽然通常在问诊开始时（主要是在步骤4）就已经获得了个人数据，但是个人数据经常最后记录，以增强对个人因素与症状相互影响的方式的理解。在这里，你将明确地整合症状、个人和情感或心理维度，建立身心联系。尽管琼斯女士的情况很明显，但我们并不总能在个人因素与疾病问题之间找到明确的因果关系。然而，我们可以描述所有现存问题的个人和情感背景。

现病史是病史中最重要的部分，综合了患者的个人和症状维度。新人医生只记录主要信息（包括症状描述）、次要信息及个人维度的先后顺序。随着你在临床培训中对疾病模式的理解加深，你将开始记录患者的数据，以使另一位医生得出相同的诊断结论（在评估中给出）。你将开始利用这五个维度选择性地突出部分故事，提供数据支持或推翻之前做出的诊断假设。你费尽心思地叙述诊断和合理地替代诊断，因此另一位专业人士（通常是导师）可以对诊断的准确性做出明智的决定。在附录 D 中，琼斯女士的现病史体现了这一诊断过程。

现病史中仅包含主要信息和次要信息。评估中讨论并解释患者问题。但是当数据的清晰度有问题时，可以做出解释性评论。例如，"患者说她在 2003 年住院时接受了某种心脏手术，但不知道是什么手术，我们也没有相关记录。"

其他活跃问题是指你记录的与现病史无关的问题，但这些问题仍是有效的，并且与患者目前的健康状况有关。这些领域中的每一个问题都可以使用类似于现病史的五部分方法，但范围通常不及现病史广泛。每个问题通常都具有基本特征的症状以及个人和情感背景。

尽管现病史以叙述形式记录，但书面报告的其他部分可以采取叙述形式、概述形式或同时使用这两种形式。后者请见附录 D 琼斯女士的书面报告。

既往史

既往史（PMH）的记录如表 9 - 1 所示，通常按照表中的顺序记录。你需要了解患者健康状况时，既往史就需要详细记录，而相关性较小的事件只需简略记录。例如，对于接受疝气修补术的患者，你可以在既往史中记录患者一年以来的冠状动脉支架植入数据；如果患者出现胸痛，则在现病史中记录冠状动脉支架置入术。尽管既往史通常以大纲形式记录，但相关细节对于所有主要问题都至关重要。例如，症状、次要信息、日期、治疗、药物剂量、药物不良反应的类型和结果，以及任何复杂问题的细节。

社会史

如表 9-1 所示，社会史（SH）通常组合使用概述和叙事的形式来记录。社会史中只记录背景和日常数据。问诊时，在社会史部分获得的与患者当前问题有关的细节被记录在书面记录的现病史部分。例如，如果评估一位呼吸短促的患者，现病史中会记录吸烟习惯。类似地，某些社会史数据可能已经作为其他现存问题或识别数据的一部分被记录下来。你可以按照第五章中的指导原则来记录所有相关数据，例如日期、相关人员、上次宫颈涂片检查的时间、每天吸烟数量、累计吸烟量以及戒烟尝试。

家族史

家族史（FH）应记录表 9-1 中详细列出的信息，包括家系图，如附录 D 中琼斯女士所示。

最重要的是知道哪些人可能对患者有支持作用，哪些人患有或曾经患有患者罹患或担心罹患的疾病。如上所述，与患者的诊断相关的一些数据可能需要包含在现病史或其他现存问题中。

系统回顾

在该部分，你只需记录在系统回顾（ROS）中发现的且在现病史、其他活跃问题或既往史中尚未提及的症状。新手医生经常在这一部分记录很多信息，将在每个系统中的阳性和阴性症状组合在一起。在学习过程中，这一细节是十分必要的。更有经验的医生只记录相关阳性症状，只关注重要症状。

体格检查

体格检查的结果[16]除本书范围外，还包括常规生命体征（体温、脉搏率、呼吸频率、血压、身高、体重）和每个系统检查的细节。例如，胸部听诊时听到心脏杂音、盆腔检查时发现子宫增大或耳朵检查时发现耳垢。

初步诊断和治疗干预措施（如果有）

这里也记录了你或其他人的初步诊断或治疗干预措施，主要发生在急性疾病时。这可能包括对右下腹痛一天的患者的全血细胞计数和腹部 CT 扫描。这些数据不应与患者就诊之前的次要信息混淆，也不应与已经记录在现病史或既往史中的数据混淆。

评估：生物－心理－社会学描述——患者的故事

有时，在进行完整的生物－心理－社会学描述之前，还需要额外的观察或诊断检查。当描述足够明确，可以诊断疾病时，疾病本身就被记录在合适的类别中。当描述不够明确从而不能做出疾病诊断时，简明地描述问题并记录，将其称为"问题"，而不是称为"诊断"。在临床实践中，不需要卧床的成人患者平均会有4到6个问题或诊断。[17]

进一步的调查和治疗方案

经上述评估之后，就能得出进一步的调查和治疗方案（本文未提及）。例如，对于可能患有阑尾炎的患者使用止痛药物和手术探查。

讲述患者的故事（也可见 DocCom 上的模块 37[18]）

新手医生和有经验的医生经常将患者的故事告诉其他专业人士。这类口述对于学习和教学是很有价值的，它们是专业人士之间的交流媒介。虽然在一开始你很难讲述这些故事，但是你可以快速掌握如何讲述故事。讲述患者故事表明你具有获得和综合大量数据的能力、与他人交流的技能，以及你将患者作为一个人来看待并理解。口头陈述可以是查房时的简短总结，也可以是会议中更正式的陈述。[19]

　　讲述故事有一些一般准则（见表 9-2）。①必须事先知道你的目标是什么（听众期望什么）以及需要多长时间。②全面了解患者。③利用你确定的问题列表或诊断来为讲述做准备。如果有不明确的问题或诊断，需要知道鉴别诊断可能是什么，以及应该做些什么以明确未来的诊断。整个讲述的重点在于为你对问题的定义提供正反两方面的证据（尽管有时讲述可能侧重于针对已知诊断的疑难治疗问题）。④通常关注问题列表，只介绍相关数据。可以参照律师向法官和陪审团提交案件证据的方式。你正试图让听众相信你的问题列表或诊断，对于有争议的或不确定的问题，需要提供正反两方面的相关信息。换句话说，你将讲述患者的故事。⑤严格遵守标准格式，从主诉/现病史开始，整合问诊其他部分的相关数据，然后进行体格检查，最终进行诊断检查。如果患者有之前的检查和实验室数据（在该疾病发生之前），这些数据将被记入现病史中。呈现体格检查或实验室结果时，你只能使用本次的数据。⑥总结讲述并邀请听众提问。⑦尽量做到吸引人并有趣味性，使你的听众产生并保持兴趣。⑧使用提示卡片提示实际数据，讲述故事而不要读稿。⑨练习并获得同事反馈。⑩观察其他好的讲述，并效仿。⑪避免逻辑和其他方面的问题，它们与诊断或问题列表无关，而你却投入了过多时间。例如，"特定研究中由于缺少造影剂，因此不得不推后了放射诊断。""几小时后才找到亲属并获得腰椎穿刺的同意。"⑫避免个人化和重复发生过的特定对话。

表 9-2　讲述故事的一般准则

1. 目标（听众期望）和所需时间
2. 了解患者
3. 侧重于问题列表或诊断
4. 仅显示相关数据，解释部分留待评估
5. 使用标准格式：主诉/现病史、体格检查和诊断检查
6. 总结并邀请听众提问
7. 有吸引力和趣味性
8. 使用提示卡片提示实际数据
9. 练习并获得同事反馈
10. 观察其他好的讲述，并模仿
11. 避免逻辑和其他问题
12. 避免个人化和重复特定对话

　　有三种类型的讲述：非常简短的讲述、标准讲述和长讲述。非常简短的讲述通常不会超过 1 分钟，在非紧急情况下，可以为另一位专业人士确定关键问题。例如，"我今天下午要去门诊。345 号病房的约翰逊先生患有肺炎，使用阿奇霉素后恢复良好。下午四点查看他的血培养结果。那时他妻子应该在，让她知道一切都好，大约晚餐时间我会回来和他详谈。谢谢。"

　　标准讲述时长约为 3~10 分钟，给不熟悉患者的听众讲述完整的相关信息。这种讲述是有用的教学活动，向其他医生传递关键信息时也常用这种方式。比如，学生和初级住院医师在晨会、查房和出门诊时向导师和高级住院医师做讲述。新手医生将个人、主要和次要信息汇总成逻辑诊断，然后以合乎逻辑并有趣的方式呈现出来。讲述遵照书面报告的格式，包括临床推理的逻辑，但是讲述更加简洁，并且只包含最重要的数据。

以下是标准讲述的一个例子，以琼斯女士为例。以下是门诊中一位医生向导师做的关于琼斯女士初级评估讲述的文字记录。尽管一些导师可能想要更多细节，但大部分导师更倾向于简明扼要的讲述。事先询问你导师的偏好。

识别数据、来源和数据可靠性、主诉和其他主要议程项目

医生用一两句话介绍了主要情况：

乔安妮·琼斯，女，38 岁，职业是律师，与丈夫一起生活。可靠的病史叙述人，自述头痛 3 个月，并由家庭医生确诊。工作压力大，既往溃疡性结肠炎，近期患过感冒。

现病史

如果你可以按时间顺序组织现病史，听众就能更好地了解后续的诊断或问题识别。这并不意味着导师一定会同意你的分析，但可以帮助他评判你使用的数据和理由。要避免偏见，强调诊断数据的利弊。医生继续介绍琼斯女士的故事：

3 个月前突发阵发性、非辐射性右侧颞部头痛，伴有恶心和畏光。症状逐渐恶化，尤其是上个月，每周发生 2~3 次，持续时间 2~12 小时不等，头痛严重程度增加，疼痛剧烈（甚于分娩），使其不能工作。冰袋和黑暗的环境有助于缓解症状。

头痛症状有所缓解，无其他症状，无视觉先兆性偏头痛或

其他神经系统疾病、脑膜炎、头部损伤的症状。关节炎或其他胶原血管病史不详。

该患者有一位姨母可能患有偏头痛，患者使用避孕药6年。一周前，她去急诊接受了麻醉注射，只进行了血检和尿检，但尚未获得检查结果。

她的上司经常批评和鄙视她，她对此感觉愤怒，头痛症状明显与之相关，上司不在时就不会头痛。她正在逐渐取代他成为GHI公司的首席律师，上司抵触这一结果。她也对董事会感到愤怒。幼时，她母亲不公正地反复批评她时，她也会头痛。问诊中提到这些问题时，她就会头痛。尽管支持系统良好，情况还是越来越糟，如果没有改善，她可能会离职。无抑郁，过去也没有类似问题。

请注意，医生在书面报告中已经涵盖了我们讨论的现病史的五个组成部分：时间顺序概述、每个症状的维度、相关阳性和阴性、问题的过程和相关次要信息、个人背景。医生下一步仅需报告相关的其他现存问题、既往史、社会史、家族史和系统回顾数据。

除了工作上的慢性压力和自我描述的"工作狂"之外，她很注重自身保健：开车时系安全带，几乎每天都进行有氧运动，低脂低盐饮食，没有物质成瘾，没有危险习惯。她时刻跟进自己的健康情况，包括做宫颈涂片。

既往史显示，她在2002年患有轻度溃疡性结肠炎，并在家乡的大学附属医院住院。间歇性血性腹泻3个月，病情检查后接受了 3 个月的泼尼松和 1 年的柳氮磺吡啶治疗。看似她已接受结肠镜检查、钡灌肠以及其他一些检查，我已经请求查看检查记录。杰根斯博士定期随访，患者一直无症状，直到 2011 年 11 月出现非血性腹泻。结肠镜检查和钡灌肠显示在她称作"远端乙状结肠"的部位出现微小变化。医生未建议手术，进行柳氮磺吡啶疗程 6 个月，不再有症状。6 个月前的结肠镜检查显示正常。

患者曾有两次顺利的自然阴道分娩。除近期曾患轻度呼吸道感染且现已痊愈，以及 2017 年 7 月的一次尿路感染之外，身体状况良好。

唯一服用的药物是每天 6～8 片的阿司匹林。无药物敏感或过敏史。

社会史显示，患者工作正步入新的阶段。无吸烟史，每周饮酒不超过一杯。家族史无相关有效信息。系统回顾未提供更多信息。

体格检查

只提供正常和异常的相关数据，一开始就重点介绍患者的整体描述和相关生命体征（因为体格检查不在本文范围之内，此处仅提供了一份简单的检查报告。大部分导师倾向于完整和具体的报告）。

体格检查显示患者血压正常、外表友善且健康。头颈正常，无肿块，无压痛。双侧瞳孔等大等圆，对光反射灵敏。椎间盘轮廓清晰，血管正常。神经功能评价显示，颅神经、反射、小脑功能、锥体外系功能、运动/感觉功能均正常。胸骨左缘闻及收缩中期咔嗒音，但无杂音或其他异常。

初步诊断和治疗干预措施（如果有）

和书面报告一样，这些紧急行动遵照医生及其团队的指导：

未做出诊断或治疗干预措施，未获得一周以前的实验室数据。

评估：生物－心理－社会学描述——患者的故事

评估同样合乎逻辑，请见琼斯女士的故事：

1. 琼斯女士因为新职位和上司产生冲突，她为此感到压力巨大。

2. 患者有偏头痛，具有间歇性阵痛、畏光的典型临床表现以及家族史。避孕药也可能是一个因素。不太可能是压力性头痛：我认为不该发生如此间歇性、严重的阵痛。脑膜炎、硬膜下血肿和血管炎都是极不可能的。

3. 她患有溃疡性结肠炎，需要进一步评估。

4. 近期感冒症状已经缓解。

5. 未发现有二尖瓣脱垂症状。

检查和治疗方案

这部分简明扼要，正如琼斯女士的故事所示。病例越复杂，这部分和评估的篇幅就越大。

我建议使用布洛芬或舒马曲坦片剂治疗急性头痛。可能需要使用 β 受体阻滞剂或钙通道阻滞剂进行预防性治疗，但我想先看一下其他措施的效果。此外，如果症状无缓解，患者可能还需要停用避孕药。我们已经讨论了如何与上司工作的行为策略，我想在大约一个星期后随访，看看事情的发展，也许还需要一些新的策略。我认为了解一些放松技巧也可能对患者有所帮助，我可以介绍给她。我认为现阶段不需要进行实验室检查，但如果病情没有改善，可能需要考虑进行检查。我们将收到急诊和杰根斯博士的记录，我认为她需要转诊到肠胃科，并进行评估和结肠镜检查；溃疡性结肠炎患者有转为癌症的风险。她可以一周后进行回访。

长讲述更像书面报告。通常用于在教学时向学生介绍有趣的患者问题（10~15 分钟），或评估学生或初级住院医师对患者的了解（30~45 分钟）。讲述的时长决定了囊括多少内容。在这种讲述中，你会在评估和讨论部分花费更多时间，提出要讨论的问题，或者表现你对患者的了解。

初学者可以通过录音并获得其他医生反馈的方式练习如何进行讲述。尽量减少使用提示卡片，简短的呈现尽量不要使用卡片。较长的讲述通常需要提示卡片，但不要读卡片，卡片的作用是使呈现更有组织性。总结结论是很有帮助的。

总结

本章讨论了大多数医生非常实际的需求：总结患者的故事，并以书面记录和口头讲述的方式传达给他人。

知识练习

1. 在患者现病史的书面报告中，五个段落各有什么内容？

2. 举几条对病例讲述有用的指导建议。

3. 定义病例讲述的类型。

4. 对于胸痛患者，糖尿病的家族史应该处于你的讲述或书面报告的哪一部分？根据疼痛的性质，可能有不止一个部位吗？请给出说明。

技能练习

1. 与同事、模拟患者或真实患者练习书写完整的新患者病史，然后书面记录你的发现。

2. 分别在30分钟、5~7分钟、1~2分钟之内讲述同一病例。

参 考 文 献

1. Barrows HS, Pickell GC. *Developing Clinical Problem-Solving Skills： A Guide to More Effective Diagnosis and Treatment.* New York, NY： Norton Medical Books; 1991： 226.

2. Inui TS. What are the sciences of relationship-centered primary care. *J Fam Pract.* 1996; 42 （2）： 171 – 177.

3. Tresolini CP; Pew-Fetzer Task Force. *Health Professions Education and Relationship-Centered Care.* San Francisco, CA： Pew Health Professions Commission; 1994： 72.

4. Smith RC, Dwamena FC, Fortin AH VI. Teaching personal awareness. *J Gen Intern Med.* 2005; 20： 201 – 207.

5. APA. *Diagnostic and Statistical Manual of Mental Disorders.* 5th ed. Washington, DC： American Psychiatric Association; 2013.

6. Kravitz RL, Callahan EJ. Patients' perceptions of omitted examinations and tests—a qualitative analysis. *J Gen Int Med.* 2000; 15： 38 – 45.

7. Marple RL, Kroenke K, Lucey CR, Wilder J, Lucas CA. Concerns and expectations in patients presenting with physical complaints—frequency, physician perceptions and actions, and 2-week outcome. *Arch Intern Med.* 1997; 157： 1482 – 1488.

8. Smith RC, Hoppe RB. The patient's story： integrating the patient- and physician-centered approaches to interviewing. *Ann Intern Med.* 1991; 115： 470 – 477.

9. Smith RC, Lein C, Collins C, et al. Treating patients with medically unexplained symptoms in primary care. *J Gen Intern Med.* 2003; 18： 478 – 489.

10. Smith RC, Lyles JS, Gardiner JC, et al. Primary care clinicians treat patients with medically unexplained symptoms—a randomized controlled trial. *J Gen Intern Med.* 2006; 21： 671 – 677.

11. Smith RC, Dwamena FC. Classification and diagnosis of patients with medically unexplained symptoms. *J Gen Intern Med.* 2007; 22 （5）： 685 – 691.

12. Smith RC, Gardiner JC, Luo Z, Schooley S, Lamerato L, Rost K. Primary care physicians treat somatization. *J Gen Int Med*. 2009; 24: 829 –832.

13. Chatwin J. Patient narratives: a micro-interactional analysis. *Commun Med*. 2006; 3 (2): 113 –123.

14. Eggly S. Physician-patient co-construction of illness narratives in the medical interview. *Health Commun*. 2002; 14 (3): 339 –360.

15. Haidet P, Kroll TL, Sharf BF. The complexity of patient participation: lessons learned from patients' illness narratives. *Patient Educ Couns*. 2006; 62 (3): 323 –329.

16. LeBlond R, Brown D, DeGowin R. *DeGowin's Diagnostic Examination*. 9th ed. New York, NY: McGraw-Hill; 2009.

17. Williams BC, Philbrick JT, Becker DM, McDermott A, Davis RC, Buncher PC. A patientbased system for describing ambulatory medicine practices using diagnosis clusters. *J Gen Int Med*. 1991; 6: 57 –63.

18. Monroe A. Module 37: The Oral Presentation. In: Novack D, Daetwyler C, Saizow R, Lewis B, Hewson M, Levy J, eds. *DocCom—an Online Communication Skills Curriculum* [Internet]. Lexington, KY: Academy of Communication in Healthcare and Drexel University College of Medicine; 2018. Available from: www. DocCom. org

19. Tierney LM Jr. The case presentation. In: Henderson MC, Tierney LM, Smetana GW, eds. *The Patient History*. 2nd ed. New York, NY: McGraw-Hill; 2012: 675 –676.

第十章

_____ 数字时代仍要以患者为中心

背景：病历保存简史

现代病历保存始于 19 世纪末到 20 世纪初。那个时期的病历在很大程度上是不系统的，医学教育亦是如此——不受政府监管，并且在私立医学院教授。书面的病历记录仅被视为是"给自己的笔记"，只对个人从业者有用。1911 年，波士顿医生理查德·卡博特（Richard Cabot）出版了一本名为《鉴别诊断：通过对 383 个病例的分析进行呈现》（*Differential Diagnosis*：*Presented Through an Analysis of* 383 *Cases*）[1]的书，其中展示了如何使用个人记录来根据症状和体征对患者进行分类。这是一种早期形式的群体医学。

书面记录方面的第二个重大创新出现在 20 世纪 60 年代末，由劳伦斯·韦德（Lawrence Weed）提出。韦德是一名内科医生和医学教育家，他对评估医学生临床思维技能的方法很感兴趣。[2]以问题为导向的病历（POMR）是围绕 SOAP 记录（主观资料、客观资料、评估和处理计划）展开的。SOAP 记录是一种标准化方法，可用于评估学生以及执业医师的思维过程和行为。韦德的创新也为第三方（教师、同行以及后来的保险公司和联邦政府）利用书面病历判断所提供护理的准确性、完整性和质量铺平了道路。

　　病历保存的另一个重要转变发生在 20 世纪 90 年代初"数字革命"之后。纸质病历的一个主要限制是其物理存储和可携带性。病历通常仅存放于单一地点和设施，必须手动检索。计算机改变了这一切，并允许个人、机构、研究人员和监管机构即时访问、共享和存储病历，而没有传统纸张的限制。到 20 世纪 90 年代初，美国国家医学院建议，到 2000 年，所有医生都应该在执业过程中使用计算机。³ 截至 2015 年 1 月，美国 83% 的办公室医生在办公室采用了电子健康档案（EHR）⊖。

　　现代病历保存的最后一步是将计算机支持的健康记录从后台（除了输入临床记录和测试结果外，还用于编码和计费）传送到诊疗室（用于记录就诊内容）。正是在护理患者（保持以患者为中心）和编辑电子健康档案（用于编码、计费和法律目的）的交叉点上，医生的注意力发生了分散和冲突。不幸的是，没有国家标准规定应在何处放置计算机和显示器来实现以患者为中心的最佳护理，也没有关于如何将电子健康档案作为诊疗室中积极的"第三方"来处理医患关系的指导。

　　在下文中，我们将探讨数字化时代的这些挑战，并希望从研究文献中提炼出在临床诊疗中使用电子健康档案的最佳指南。

⊖　http://dashboard. healthit. gov/quickstats/pages/physician-ehr-adoption-trends. php.

探索医生与患者和计算机之间的关系

　　研究人员和教育工作者已经确定了三个离散时间点，在这些时间点，使用电子健康档案可能导致压力，并对医生的护理质量和适应力产生负面影响。这三个时间点是：①为诊疗做准备；②制订诊疗计划；③在诊疗结束后将其他信息输入电子健康档案。压力的来源可能是个人/组织，当压力随着时间的推移而发生时，通常会影响到护理的过程和结果。表 10 - 1 总结了压力的来源及其发生的程度。

表 10 - 1　与电子病历系统相关的压力来源

为诊疗做准备	诊疗过程	诊疗后的记录
压力来源	**压力来源**	**压力来源**
个体	**个体**	**个体**
● 一些医生在他们的诊疗过程中天然地比其他人慢，这通常会对准时开展诊疗和为后续的诊疗做好准备造成挑战	● 有限的打字技能可能会使访问期间的文档记录变得困难	● 医生下班后花在电子病历上的时间可能会占用家庭时间
微系统	● 电脑的物理位置可能会使医生在问诊期间很难以患者为中心	● 时间越长记录的准确性越低
● 工作流程可能是低效和非正式的员工规范，例如系统中断可能会限制为即将进行的诊疗做准备的时间	● 人际沟通技巧可能无法很好地同时满足既以患者为中心又使用计算机	● 医生业余爱好和身体健康等自我保健活动的时间，可能会浪费在下班后的电子病历记录中
组织	**组织**	**组织**
● 双重和三重预约等安排在实践中可能会限制医生的准备时间	● 对效率的正式或非正式的期望，可能会给诊疗造成长期的压力环境	● 电子病历完成的时限要求，例如要求在24～48小时内完成，可能会给医生带来额外的压力

为问诊做准备

随着医生提高效率的压力越来越大，记录任务成倍增加，传统的护理规范受到了挑战。特别是医生在进入诊室之前要审查患者的记录。在手写记录的时代，物理图表被放在诊室门上的一个支架中，医生只需在进入诊室之前取下并快速查看即可。

使用电子病历必须在有计算机的地方（通常是后台，可能离诊室有一段距离），登录系统（这可能需要 2～3 分钟），找到患者的记录并点击进入单独的病程，以查找问题列表、药物、预约的检查、结果和护理计划。所有这些都需要时间，并且受到议程安排和病历需求的限制。结果往往是医生跳过准备阶段，在诊室当着患者的面进行。在其他行业，比如航空业，在起飞后才做飞行检查（相当于患者护理的准备阶段）是非常不寻常的，会导致斥责甚至解雇，而在医疗行业，这正迅速成为非正式的工作规范。如以下实际案例研究所示，进入房间之前的准备工作有几个相关代价（为了确保匿名，更改了姓名）。

案例1

保罗·安东诺夫是一名三年级的住院医师，他今天的第四名门诊患者阿尔伯特·西姆斯是一名 71 岁的退休机械师，患有多种疾病，包括高血压、糖尿病和慢性阻塞性肺炎。西姆斯先生的社会史除了他的妻子在长期患病后于 4 个月前去世这一事实之外，其他方面没有特殊之处。安东诺夫医生在上次诊疗时增加了氢氯噻嗪的剂量，并且给西姆斯测量了血压，这次是西姆斯的复诊。护理计划还要求检查西姆斯先生的血糖水平，因为上次就诊时血糖水平比平时高，并补充他开的沙丁胺醇处方。安东诺夫医生已经迟到了 20 分钟，并且还没来得及查看西姆斯先生的电子病历。诊疗由以下交流开始：

医生：西姆斯先生你好，你今天怎么样？

患者：还不错。

医生：我现在要登录电子病历系统看看你的检查报告（时间静止了 7 分钟）

医生：你今天来干什么？

患者：嗯，你让我回来检查血压，但我在三天前的晚上哮喘发作，最后进了急诊室。

医生：哦，我在检查你的病历时没有看到。我回去再看看检查（时间又静止了 3 分钟）

医生：哦，我看到了。除了血压和哮喘，还有别的症状吗？

患者：嗯，我最近一直感到很沮丧。

医生：具体是什么？

患者：是这样的，在我们上次面诊时，我和你分享过我结婚 49 年的妻子在我们结婚 50 周年纪念日前不久去世了。你还记得吗？

医生：是的，我想起来了。听到这个消息我感到非常难过。您还有其他问题吗？

患者：我想……

在进入房间之前没有查看西姆斯先生的电子病历的"代价"，可以用时间、关系和"面子"来总结。[4]在时间方面，安东诺夫医生在西姆斯先生在场的情况下默默地审阅电子病历，试图"赶上进度"，用了7分钟；在得知患者因哮喘加重而去急诊后，他又用了3分钟查看信息。在30分钟的就诊中，安东诺夫医生至少用了10分钟的时间与计算机互动，他试图确定患者是谁、就诊的原因以及跟踪患者的问题。西姆斯先生坐在他面前，提醒着他上一次问诊的情况，如果有准备的话，这段时间本可以用来讨论更有意义的话题，比如抑郁和如何应对重要亲人的逝去。

在医患关系方面，西姆斯先生不得不提醒安东诺夫医生是他要求患者前来就诊的，而且他之前已经被告知西姆斯先生的妻子去世了，这对他们的关系是一个威胁。在这个案例中，如果安东诺夫医生在进入诊室之前没有看他的笔记，他必须依靠电子病历实时回顾西姆斯先生的诊疗细节，这表明他缺乏准备，也可能缺乏关心。引用生物－心理－社会/以患者为中心的护理模式之父乔治·恩格尔的话（见附录A），"显然，了解和理解是科学的一个维度，被了解和被理解是关心和被关心的一个维度。"[5]就诊前的准备工作，清楚地说明了了解和理解在医患关系中的重要性。

或许更具挑战性的是，安东诺夫医生在未能回忆起关键事实并将其与西姆斯先生的担忧联系起来时所经历的丢脸和尴尬。几乎可以肯定的是，没有任何一个医生希望自己在护理患者时忘记关键信息，而当他们遇见这样的情况时，尴尬和羞愧往往会随之而来。医生通常依靠患者提供的历史信息，如他们对以前就诊建议的回忆。这是测试理解能力的一种方式，也可以加强医患关系。你可能无法回忆起患者治疗的所有细节，但只要你知道主要的细节，就可以依靠患者的描述来填补小的空白。当经常需要依赖患者获取相关信息时，或者当非常重要的事实被遗忘或被忽视时（如患者的配偶死亡），刚建立起的医患关系就会受损，信任和尊重的问题就会凸显。缺乏信任和尊重会使患者及其家属在面临不利结果时起诉医院，造成医疗纠纷。[6]

在这种情况下，安东诺夫医生的一些经历是无法改变的。他给每个患者安排的诊疗时间是 30 分钟，每个患者之间几乎无缝衔接，这些安排他很难改变。同样，在给不同患者问诊的间隙，往返于后台办公室、登录和检查病程记录也不太可行。最后，电子病历本身也有一些明显的限制，包括多次提醒、警报和代码，更不用说必须点击多个屏幕来检索在纸质记录时代触手可及的信息。暂且不说存在这些障碍，由于缺乏诊疗前的准备，本已困难的任务变得更加复杂，使得医患关系也变得更具挑战性。

实施诊疗

对人性的关心是医生的基本素质之一，因为护理患者的秘密就在于把患者当作一个人来护理。[7]

——弗朗西斯·皮博迪

医生和患者如何共享时间、空间和语言，可以衡量医疗的质量。这包括但不限于语言和非语言行为、空间接触（共享空间）、活动或行动系统（如访谈、做身体检查或注射）。随着问诊期间电子病历系统的额外负担增加，（人际）护理和（工具）文档之间的紧张关系可以归结为争夺医生对患者或诊室计算机的注意力。当它运作良好时，共同关注会传达医生的参与感；当它不能很好地工作时，就会产生一种分心的感觉，这可能会成为医生痛苦、患者与医生脱离、医生适应力丧失的根源。

在临床实践中，分心的护理已被证明对医患关系具有负面影响。[8]例如，一项研究发现，医生花在计算机上的时间从20%到80%不等，据统计，在计算机上花费时间较长的医生在患者护理经验上的得分较低。[9]在诊疗室和病房中，在将数据输入电子病历的同时保持良好的医患关系将继续是一个挑战。尽管这一领域的研究仍处于起步阶段，但一些研究提出了可能的解决方案。例如，一篇综述针对43项关于在办公室环境中采用电子病历的研究进行了回顾，发现：积极地让患者作为合作伙伴共同参加撰写诊疗记录对成功实施治疗非常重要。[10]研究还发现，具有良好沟通技巧的医生在就诊时经常有效地使用诊室的计算机。[11]最近一篇系统综述对52篇文章进行了回顾，确定了几种在诊室里使用计算机的同时和患者进行沟通的最佳实践。[12]可以将经验总结为以下几点（POISED）：准备（Prepare）、定位（Orient）、信息收集（ Information gathering）、分享（Share），教育（Educate）和汇报（Debrief）。[13]

准备——如前所述，诊疗前的准备工作是后续进行有效的以患者为中心的诊疗的关键。准备工作有利于积极倾听和回应患者的关切和情绪，同时有利于建立信任和联系，并加强患者而非计算机的核心地位。

定位——在诊疗开始时创造一种欢迎的气氛是建立信任的重要步骤，特别是诊室有计算机时。花点时间来欢迎患者，直接面对他，不要把手放在键盘上，眼睛也不要盯着显示器，这样可以告诉患者，他是问诊中最重要的焦点。需要特别注意的是，要为患者和陪同人员介绍计算机，告知他们就诊信息会严格保密，并描述其在诊疗中的作用。这通常可以在 15 到 30 秒内完成。使用一些友好的说明，比如，"我会时不时地使用计算机来帮助我记录一些事情。这是我所知道的准确描述我们所讨论的内容的最好方法。"这将提醒患者你使用计算机的意图和理由。大多数患者都很高兴知道包括电子病历在内的技术将如何在诊室中使用。在一项对医生的研究中，有一半的医生曾因医疗事故被起诉，而另一半则没有。如上所述，充分地向患者进行告知是一种保护措施，从统计学上讲，没有被起诉的医生在告知这一点上做得更好。[14]针对性的陈述不仅在介绍电子病历及其在诊疗中的使用方面很有用，而且更普遍地，在后续指导患者方面也很有用。

信息收集——这本书的几个章节建议，问诊的一些部分应该以患者为中心，而其他部分应该以医生为中心。明确说明这种区别和计算机的作用，将有助于患者及时了解你可能会花更多时间与计算机屏幕交互而不是直接与患者互动。例如，在步骤10开始时，你可以说："我要问你很多是或否的问题，我们称之为系统回顾，我将把你的答案输入计算机。当然，如果在我们的谈话中你有任何问题，都可以随时问我。"在收集信息需要注意计算机屏幕的时候，经常查看患者是一个很好的做法。在一项关于男性和女性医生使用电子病历的研究中，发现女性医生会通过每30秒左右瞥一眼患者来避免长时间注视屏幕。相比之下，男性医生倾向于一直盯着屏幕，不会频繁地瞟一眼他们的患者。频繁的眼神交流有助于沟通，在撰写病历等其他任务中具有重要作用。

分享——计算机可以成为信息和教育的重要来源。它还建立了伙伴关系，将患者直接带入护理过程。许多诊室的计算机都放在房间的一个角落里，当医生往电子病历系统里输入信息时，他背对着患者。这是不合理的，因为它在医生和计算机之间建立了一种关系，却将患者排除在外了（见图10-1）。通过可移动的支架或可伸缩的手臂，使患者能够看到屏幕，这就可以让患者参与诊疗（见图10-2）。这种方法对医患双方都有好处，有两双眼睛在屏幕上检查电子病历中记录的信息，可以更好地确保其准确性和完整性。

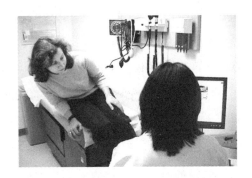

图 10 – 1　在使用电脑时将患者排除在外

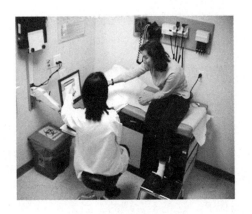

图 10 – 2　患者参与诊疗

　　教育——计算机屏幕是一种很好的教学工具。例如，只要点击鼠标，患者的体重、血压、血糖等就会在屏幕上以图像的形式显示出来，这会成为加强健康习惯或讨论改善方法的基础。使用计算机屏幕在教育健康素养低的患者方面可能特别有效，因为书面的健康教育材料他们可能不会看。[15]同时，在教育患者时花费太多时间盯着屏幕，已被证明会对健康素养低的患者的预后产生负面影响。[16]

汇报——据估计，患者在门诊就诊中保留了大约 50% 的信息。[17,18] 由于他们主要根据他们对就医经历的记忆行事，因此确保他们回忆起并理解他们被鼓励、被指示去做的事情尤为重要。一种行之有效的方法是使用"回溯法"，即医生要求患者重复他在治疗过程中给出的指示（见第六章）。这种方法有助于确定患者对医生建议的行动的理解与实际的差距。[19] 使用计算机屏幕的视觉效果可以帮助强化与健康相关的行为、关于生活方式改变的建议、药物依从性以及患者可能必须做出的关于治疗的重要决定。

执行 POISED 这样的操作并不需要花费额外的时间，用得好反而会节省时间。

访谈后的记录

在最近的一项全美性研究中，辛斯基和他的同事[20]估计，美国医生在门诊时间外，每晚平均花在行政事务上的时间是 1 到 2 小时，这些行政事务主要是记录电子病历。从工作投入的时间来看，花费在文献整理上的额外努力相当于每周在诊所多花一天半的时间，或每年增加 2 个月以上的工作量。下班后的记录工作是医生和他们的家庭长期的压力来源。下面这个案例说明了这一点（为了确保匿名，细节和姓名进行了修改）。

案例2

玛丽·德克尔是一名 36 岁的医生助理，过去 5 年来，她一直在中西部医院系统的一家妇女诊所从事护理工作。她有一个 4 岁的儿子，最近生了二胎，是个女儿。她的丈夫是一个小企业主，分担了许多养育子女的责任，但经常出差，出差时就无法照顾孩子。在过去的几个月里，德克尔女士的工作效率有所下降，在与她的主管沟通后，他们发现使用电子病历进行记录是问题的主要来源。他们都同意，培训可能是提高她的文档使用技能和效率的一种有效方法。

在第一次会面中，教练在计算机方面表现得非常专业，他请玛丽描述一个典型的门诊日。她回答说，她一开始就感到精疲力竭，很快就发现自己跟不上患者了。在那之后，她一直在"追赶"，直到门诊结束，并在门诊结束后一个小时左右尽快记录好病历文件。当被问及她到家后做了什么时，她泪流满面，说她会为孩子们准备饭菜，给他们洗澡，晚上 8 点左右让他们上床睡觉，之后她会每晚花 2 到 3 个小时完成尽可能多的图表。她说，大多数晚上，她坐在电脑前做图表文档时都会睡着，第二天就像上一天一样。"就像坐在仓鼠轮子上。"她泪流满面地说。

尽管德克尔女士工作的故事有点极端，但听到医生抱怨记录电子病历对他们工作和生活造成负担并不罕见。作为接受指导的一部分，德克尔女士允许一名观察员与她一起在诊所里待上半天，并让他记录她是如何将电脑应用到就诊中的。回顾这些记录时，很明显，德克尔女士为每一位就诊的患者都制作了完整的"临时记录"，她随后会在最终版本的病历中将它们删除并替换为新的句子。此外，最后的记录包含了大量信息，其中只有一部分与她提供的护理相关。德克尔女士对这些观察结果感到惊讶。在几节课的过程中，教练向她展示了更有效的输入和速记病历的方法，这使她在检查室、门诊日结束时和在家中都更有效率。

除了直接观察和反馈外，还发现她的机构中有几个"超级医生"——他们能够在工作中完成高质量的记录，并且也有很高的患者满意度。这些医生在使用电子病历时开发了许多捷径并提高了效率，他们非常愿意教德克尔女士。尽管大多数计算机用户开发了新的功能方法，但他们很少聚在一起交流他们的策略和经验。在德克尔女士的案例中，分享技巧和策略非常有效，以至于实践小组每月都会创建一个论坛，讨论使用电子病历的新捷径和技巧。最后，教练与德克尔女士一起学习放松和正念练习技巧，这样她到家后就可以安心地照顾她的孩子和丈夫，而不必总是为需要完成她的图表而感到内疚和焦虑。在 6 个月的时间里，德克尔女士的工作效率提高了，她的精力水平和工作满意度也提高了。她仍然带着要完成的图表回家，但正如她所说，"我不再觉得自己被拴在海量的图表上了。"

显然，并非所有医疗系统都提供了有效地使用电子病历系统的指导。然而，有很多改进工作的方法。另请参阅标题为"使用电子健康记录"（Using the Electronic Health Record）的 AccessMedicine 视频（www. accessmedicine. com/SmithsPCI）。

主要包括以下几点：

1. 在诊疗完成后，留意你记录电子病历的时间、地点和持续了多长时间。用结果来确定哪里可以完善。
2. 邀请他人观察你的文档风格并提供反馈。
3. 发现能高效使用电子病历并能保持以患者为中心的医生，向他们学习和请教经验。
4. 与同事一起分享成功记录的技巧和策略。
5. 注意平衡好家庭和工作。

结论

不管你喜不喜欢，诊室的计算机仍然存在，试图忽视它或希望回到纸质记录时代的方式可能是徒劳的。有人说，技术没有好坏之分，而是取决于它的使用方式，这决定了它对个人、社区和社会的影响。19 世纪初，听诊器的发明预示着医学进入了一个新时代，将新技术引入了检查室，并创造了新的使用规范。今天，听诊器早已被常规使用，并且在实践中是一种诊疗规范。电子健康记录是诊疗方面一项相对较晚出现的创新，因此，目前在患者就诊期间，对它们的理想预期和实际使用存在很大差异。关于电子病历的研究也越来越多。[21,22]表 10-2 提供了在问诊的不同阶段使用电子病历的行为清单。

表 10 - 2 为优化电子病历使用、以患者为中心的行为清单

1. 为问诊做准备

查看患者的记录
- 检查问题列表、电话留言、员工留言和上次就诊的进度记录，以熟悉患者的当前状况和先前提出的建议
- 查看最新的检验检查结果
- 检查药物清单，了解处方有没有变化
- 在必要时，将相关数据和总体计划简要地记录下来，以便必要时带入问诊中

2. 诊疗过程

- 与患者面对面坐着打招呼，双手不放在键盘上或不看屏幕
- 简短地进行社交问候
- 对于新的患者，向患者介绍计算机并简单告知他们如何使用它，例如："有时我会问你很多是或否的问题，称为系统回顾，并会将你的答案记录到电子病历系统中。"
- 在可能的情况下，调整屏幕的方向，使医生、患者和计算机屏幕形成一个三角形。（这可能需要重新布置房间内的陈设）
- 解决任何保密问题
- 直接观察患者，尽量输入最少的数据
- 使用从面对面交流到数据输入的过渡语句，例如，"我将把你刚刚告诉我的一些内容输入到电子病历中。"
- 在长时间的数据记录期间，从电脑屏幕/键盘上抬起头来，与患者进行眼神交流
- 使用电子病历来告诉患者疾病在一段时间内的进展情况，例如，体重减轻、糖尿病控制、实验室结果、影像学结果
- 邀请患者审查记录的内容，如开具的检查、记录的处方和病史，以确保数据输入的准确性和完整性

3. 诊疗后的记录

- 避免剪切和粘贴相关信息
- 如有必要，在诊疗期间做速记，以便在诊疗后记录电子病历时使用
- 在做诊后记录时，特别是在家里或其他非诊所地点，要减少干扰
- 要特别注意记录社会心理问题，因为这些问题可能比生物医学问题更难以进入电子病历
- 检查记录的准确性和完整性

在 2000 多年的时间里，治疗患者并缓解他们的痛苦这一医学任务并没有从根本上改变。新发明和新技术使 20 世纪中期我们无法想象的事情在今天成为可能。尽管如此，在技术的帮助下，医生和患者每天都在进行面对面的对话，主题仍然是减轻人类的痛苦。

参 考 文 献

1. Cabot RC. *Differential Diagnosis as Presented Through an Analysis of* 383 *Cases*. Philadelphia, PA: W. B. Saunders; 1911.

2. Weed LL. Medical records that guide and teach. *N Engl J Med*. 1968; 278: 593 – 600.

3. Dick RS, Steen EB. *The Computer-Based Patient Record: An Essential Technology for Health Care*. Washington, DC: Institute of Medicine National Academies Press; 1991.

4. Goffman E. *The Presentation of Self in Everyday Life*. New York, NY: Doubleday; 1959.

5. Engel GL. How much longer must medicine's science be bounded by a seventeenth century world view? In: White KL, ed. *The Task of Medicine: Dialogue at Wickenburg*. Menlo Park, CA: The Henry Kaiser Family Foundation; 1988: 113 – 136.

6. Beckman HB, Markakis KM, Suchman AL, Frankel RM. The doctor-patient relationship and malpractice. Lessons from plaintiff depositions. *Arch Intern Med*. 1994; 154: 1365 – 1370.

7. Peabody F. The care of the patient. *JAMA*. 1927; 88: 877 – 882.

8. Frankel RM. When it comes to the physician-patient-computer relationship, the "eyes" have it. In: Papadokos P, Bertman S, eds. *Distracted Doctoring: Returning to Patient-Centered Care in the Digital Age*. New York, NY: Springer; 2017.

9. Frankel RM. The effects of exam room computing on the doctor patient relationship: a human factors approach to electronic health records and physician-patient communication. In: Agrawal A, ed. *Safety of Health IT: Clinical Case Studies.* New York, NY: Springer; 2016: 129 – 141.

10. Lau F, Price M, Boyd J, Partridge C, Bell H, Raworth R. Impact of electronic medical record on physician practice in office settings: a systematic review. *BMC Med Inform Decis Mak.* 2012; 12: 10.

11. Frankel R, Altschuler A, George S, et al. Effects of exam-room computing on clinician- patient communication: a longitudinal qualitative study. *J Gen Intern Med.* 2005; 20: 677 – 682.

12. Patel MR, Vichich J, Lang I, Lin J, Zheng K. Developing an evidence base of best practices for integrating computerized systems into the exam room: a systematic review. *J Am Med Inform Assoc.* 2017; 24 (e1): e207 – e215.

13. Frankel RM. Computers in the examination room. *JAMA Intern Med.* 2016; 176: 128 – 129.

14. Levinson W, Roter DL, Mullooly JP, Dull VT, Frankel RM. Physician-patient communication. The relationship with malpractice claims among primary care physicians and surgeons. *JAMA.* 1997; 277: 553 – 559.

15. Schillinger D, Barton LR, Karter AJ, Wang F, Adler N. Does literacy mediate the relationship between education and health outcomes? A study of a low-income population with diabetes. *Public Health Rep.* 2006; 121: 245 – 254.

16. Ratanawongsa N, Barton JL, Lyles CR, et al. Association between clinician computer use and communication with patients in safety-net clinics. *JAMA Intern Med.* 2016; 176: 125 – 128.

17. Rost K, Roter D. Predictors of recall of medication regimens and recommendations for lifestyle change in elderly patients. *Gerontologist.* 1987; 27: 510 – 515.

18. Kessels RP. Patients' memory for medical information. *J R Soc Med.* 2003; 96: 219 – 222.

19. Agency for Healthcare Research and Quality. *AHRQ Implementation Quick Start Guide: Teach-Back. The Guide to Improving Patient Safety in Primary Care Settings by Engaging Patients and Families*. Washington, DC: Agency for Healthcare Research and Quality; 2016: 7.

20. Sinsky CA, Willard-Grace R, Schutzbank AM, Sinsky TA, Margolius D, Bodenheimer T. In search of joy in practice: a report of 23 high-functioning primary care practices. *Ann Fam Med*. 2013; 11: 272 –278.

21. Alkureishi MA, Lee WW, Lyons M, et al. Impact of electronic medical record use on the patient-doctor relationship and communication: a systematic review. *J Gen Intern Med*. 2016; 31: 548 –560.

22. Alkureishi MA, Lee WW, Frankel RM. Patient-centered technology use: best practices and curricular strategies. In: Shachak A, Borycki EM, Reis SP, eds. *Health Professionals' Education in the Age of Clinical Information Systems, Mobile Computing and Social Networks*. London, England: Elsevier; 2017: 201 –232.

附录 A

第1版前言

——乔治·L.恩格尔，医学博士

人类领域的科学性：从生物医学向生物–心理–社会医学过渡。

我们所说的生物学不仅包括观察其他人和事物所获得的数据，还包括通过我们自己的内在生活体验所获得的数据。生物学家及其所研究的生物都是由相同的材料构成的。

——赫伯特·斯宾塞·詹宁斯，1933 年

1937 年，当我还是个大学生的时候，我偶然读到了生物学家赫伯特·斯宾塞·詹宁斯的著作《低等生物的行为》（*Behavior of the Lower Organisms*）[1]在书中，詹宁斯提到了一个观点，他认为内在体验是生物学研究合适的数据来源。这是我第一次接触到这样的观点：使用主观数据并不一定会违反传统的科学准则。作为一名生物学家，詹宁斯将其内在体验看作一个有机体。他认为，他的内在体验对于理解生命系统的重要性并不亚于他的外在观察。外在观察通常是获取有关物理（无生命）世界的信息的重要手段。然而，大约 20 年之后，外在观察和内在体验的互补性才让我成为一名真正的医生，并帮助我定义了什么是人类领域的科学性。[2-9]

作为一种专业和制度，医学来源于三种独特的人类属性：第一，我们人类能够意识到死亡的必然性，并且知道感觉不舒服或者气色差（"生病了"）可能是疾病的征兆；第二，当我们的人际关系破裂时，我们会感到痛苦，而当人际关系重新建立时，我们会感到安慰；第三，我们能够审视自己的内心生活和内在体验，并以口头或书面语言的形式与他人交流。对于这三个属性和医生的工作来说，最关键的是人类使用语言互相交流自己观察所得和内在体验的独特能力。对于我们每个人来说，生病和健康之间最重要的区别表现在我们的内在体验上，而内在体验则需要通过特有的口头交流方式才能为人所知。当然，作为致力于组织人类经验和规范观察的科学家，我们应该谨慎地定义科学，以便将口头报告归为合法数据。从生物医学到生物 – 心理 – 社会医学的过渡是科学思想的一次历史变迁，发生在过去的一个半世纪内。[6] 其中，与医学紧密相关的是其对人性的明确关注。仅此一项就使得生物 – 心理 – 社会医学模型成为指导医生日常工作的一个更完整、更具包容性的概念框架。医生总是需要依赖患者所说的就医经历，这说明，医患之间的口头交流是医生诊断所需的主要数据来源。研究动植物疾病及死亡的科学家没有可对比的数据来源，他们受限于所能观察到的东西。研究物理或非人类系统的科学家也面临着同样的问题。

我们人类可以通过内心的自我观察，提供原本无法获得的信息，从而积极地参与到对我们自己的研究中。这应该是一个巨大的科学优势。然而，矛盾的是，作为 17 世纪自然科学的衍生物，20 世纪的生物医学思想却断然把患者必须告诉我们的信息排除在科学之外，理由是它在形式上是非物质的、不可测量的、主观的。在这种情况下，提出这种问题甚至都是不允许的。相反，整个人类领域被视为医学的艺术，不受系统探究和教学可行性的影响。

然而，在医学史上，五千年前古埃及的纸莎草文献中就提到，患者口头提供的信息和落成文字的叙述一样有价值，所以医生应该学会如何引导患者讲述其内在体验。[10] 矛盾的是，尽管口头表达被医学科学排除在外，但很少有医生会认真地争辩说，病人告诉我们的信息可以忽略。这个问题受到西方社会的一种文化需求的影响。也就是说，17 世纪定义的科学准则仍延用至今。这个前提本身可能是错的，但这种可能性被忽略了。而这就是我们要检验的问题。

我们所观察到的不是自然本身，而是自然根据我们的提问方法所呈现的样子。

——维尔纳·海森堡[11]

物理学家海森堡的名言说明了 20 世纪和 17 世纪科学思想的一个根本区别。20 世纪的科学思想受到进化论、相对论、量子力学、一般系统理论、远离平衡态热力学以及最近的混沌理论与复杂性理论的影响。笼统地讲，我们是把生物医学和生物–心理–社会医学当作标签来对比这两种立场。[8]

实际上，海森堡的观点早在远古时代就被医生认同。也就是说，患者给你的回答取决于你问的问题和你问问题的方式。从更广义的角度讲，这暴露了 17 世纪的自然科学立场的谬误。17 世纪的科学思想认为科学家的发现完全存在于外部，独立于他们自身。事实上，科学家们不是简单地查看或观察"外部的"事物，而是设计出他们对外部事物的体验的心理构造，以此表达他们对事物的性质和行为的理解。这种观点的改变始于物理学中的相对论。相对论强调不能忽略观察者相对于被观察物体的位置。在这次转变中，人们又重新认识到了一个明显的道理，即科学本身就是一项人类活动。由此得知，人性和人类现象不能排除在科学之外。在医学悠久的历史长河中，患者对疾病经历的口头表述得到成功的运用，足以说明早期的观点是有道理的，我们应该发展出更系统、更科学的方法来延续这种做法。

问患者问题是很重要的，因为在这些问题的帮助下，你会更确切地知道一些与疾病有关的东西，并且能够提供更好的治疗。

——鲁弗斯，公元 1000 年[10]

古希腊解剖学家鲁弗斯第一次以正式的文件说明患者提供的信息的价值。当然，他所说的"会更确切地知道"巧妙地暗示了他提倡的方法比那些完全依赖巧合、命运、魔法或神秘主义的方法更为科学。那些方法在当时很盛行，在今天仍然常常出现在一些所谓的替代医学的例子中。鲁弗斯由此披露了他直觉上的一个观点，他认为疾病和死亡是一种普遍存在的人类经验，因此患者是原始数据的逻辑来源。

患者对帮助的请求和由此引发的帮助回应反映了一种具有悠久进化历史的生物社会的依存关系，这在人类早期对婴儿哭泣的反应中就已经很明显了。这种生物社会的依存关系不仅说明了患者行为的起源，还说明了医学这种专业和制度对此的回应的起源。起源于婴儿时期的非特定的痛苦哭泣最终被划分为一种特殊的痛苦类别，包括个人和社会对疾病的意识。类似地，最初仅仅作为帮助回应的行为，最后却使医生不得不把疾病和其他痛苦类型区分开来。例如，母亲会问孩子"怎么了?"或者"你感觉还好吧?"这种询问除了源于自己的生活经历外，基本上也没有其他来源。母亲成长的时候也经历过这个阶段，我们也都经历过。

直觉上，医生们往往会认真地对待这种外行的观点。即使没有其他原因，也是因为这种观点往往是正确的。但医生们的这种判断也仍然只是我们所有人成长过程中都有的自然反应的延伸，同样没有科学根据。生物 - 心理 - 社会模式的目的是提供一个合适的概念框架，发展出一套科学的方法，引导患者说出其疾病经历。但是，为了适应人类领域，必须重新定义科学和科学性。

科学的目标是尽可能地提出可靠的知识……这个目标需通过合理的努力来实现，努力的程度取决于得到一致认可的证据。

——查尔斯·奥德高，1986 年[12]

从历史学家奥德高简洁的语句中可以看出，他试图为科学和科学性提供一个更通用的定义，使之独立于任何领域或方法。患者对疾病经历的口头报告和医生的描述组成了医生对所发生的事情和患者经历的了解。这些知识构成了医生进一步研究和决策所依赖的数据。要科学地实施该做法需要医学这一学科提高数据收集过程本身的可靠性。

为了探究如何科学地获取口头数据，我们可以借助每位读者都经历过的生病这个事实。我建议读者停下来，想象自己是一个正要去看医生的人，思考一下最近发生的身体不舒服的情况，多轻微的症状都可以。我也会这样做。请先不要看我的描述，直到你觉得你汇总起来的内容就是你想要跟医生分享的内容后再看。我们各自提供的内容会被拿来检验奥德高的通用定义能否科学地处理患者告诉我们的疾病经历。你可能会觉得，像我一样把自己的想法写下来是有用的。

昨晚我又遇到了一件不愉快的事情。我醒得很早，大约凌晨 5 点就醒了，觉得有点不舒服。渐渐地，我意识到喉咙里有一种持续的、不舒服的感觉。这是一种熟悉的、反复将我从睡眠中唤醒的经历。那种感觉很难描述。疼痛是位于胸骨上切迹的地方，我可以用手指出来。有一种"充满"的感觉，好像被拉长了一样。疼痛很轻微，但是一直持续。有一个小肿块，喉咙有点痛。

我特别想多睡会儿，所以我试图忽视它，但没有用。然后，我意识到我已经慢慢从半直立的位置往下滑了，平躺着。

我的头立起来，稍微靠在枕头上。从过去的经历中我学会了半直立位睡觉，以减轻对睡眠的影响。我立刻坐起来，转过身来，微微前倾，把腿放在地板上。大约一分钟后，我打了个嗝，然后迅速缓解。我背靠着枕头，以大约 70 度的角度支撑着，希望自己能睡着。但这种不舒服的感觉很快又回来了。我想要多睡一会儿，然后做了另一件通常会有帮助的事：我站起来，四处走动，喝了几口热水。很快我就打了三个嗝，症状又迅速得到了缓解。

我确信我能享受几个小时的睡眠，于是我又回到床上靠着。我醒来时已经没有任何症状，但感觉有点伤心。我想起以前，我的妻子会注意到我已经滑了下来，她会在症状出现之前帮我回到半直立位。但现在她已经在疗养院待了一年多了。

这是一段很有代表性的人类数据样本（由患者提供），那么如何尽可能科学地从中收集和处理数据呢？

科学家设计出他对自然体验的心理构建，以此来表达他对自然的性质和行为的理解……这些体验是通过语言沟通的。只有通过口头才能沟通，用其他方式都很难。

——马克斯·德尔布鲁克，1986 年[13]

科学的全部不过是对日常思维的提炼。

——阿尔伯特·爱因斯坦，1950 年[14]

患者提供的原始数据的形式是语音、手势和姿势，而不是其他的形式。也就是说，这些是人类特有的行为，包括语言的和非语言的。德尔布鲁克和爱因斯坦提醒我们两点：第一，20世纪的概念转变证明科学和科学性都依赖口头和书面的语言；第二，当人们的幸福感面临威胁时，他们通常会采取一些心理操作，而当一个身体不适的人努力想弄清楚发生了什么时，他也需要同样的心理操作。但与带有威胁性的外部事件或环境所引起的痛苦相比，身体不适和生病往往更多地始于对其他人来说并不显而易见的私人经历。因此，真正懂得科学性的医生不仅要能进入患者的私人世界，还必须合理地保证患者提供的信息（数据）是可靠的。关键是要认识到，在这个过程中，患者既是发起者又是合作者，而不仅仅是研究的对象。反过来说，医生是参与观察者，在整个过程中，聆听患者报告内心世界的数据，并将这些数据输入医生自己的内部观察系统进行比较和确认。双方的媒介是对话，包括谈心（分享经历）和交流（交换信息）。因此，观察（外部观察）、反思（内部观察）和对话（问诊）这三种基本方法被用于临床研究，以使患者的数据更为科学。[9]

我对疾病的书面描述提供了一个审视患者的内在看法的机会，这种看法尚未受到医生的实际存在或与医生的对话的影响。它源于我从字面上努力想记住的东西，源于我对几个小时前的经历的重构，以及在此过程中涌入我脑海中的其他东西。然而，读者实际能读到的书面资料只是其中一部分，因为我不仅要以语言的形式，还要以书面的形式传递这些信息。此外，你没有办法确定我的最终话语是在什么基础上选出来的，因为我在写作过程中冒出了无数的联想。如果我坐在候诊室，想着我要跟医生说的话，我的脑海中就会浮现出一些画面。显然，写作的过程与在候诊室联想到的画面不尽相同。

这种状态说明，在科学地处理人类临床数据（由患者提供）方面长期存在阻碍。令人痛心的是，此类数据可以传达给其他人的内容受到两方面的限制：第一，人的记忆是容易消逝的；第二，用语言传达实际经验也有困难，因为可能找不到合适的语言。不可避免的是，患者经历的故事和能有效传达给医生的信息之间存在差距；患者说的话和医生能记住并认为可能有用的信息之间存在差距；最后，上述信息和医生口头报告或书面记录的信息之间也存在差距，而后者才是可以用于临床推理的公开数据。

然而，事实是，尽管有这些难以克服的障碍，有经验的临床医生还是可以使用观察、反思、对话的方式，成功记录明确的病理生理过程，并能根据患者所说的话推断出相关的非疾病问题。因此，熟悉生理学的医生肯定会很快地想到我描述的这个病情有可能和食道有关，并进行适当的询问来检验这种假设。[15]而且，有经验的医生会意识到我的疾病过程与我个人生活的关系。例如，我因妻子卧病在床而感到悲伤，医生会思考这种情绪如何影响我的食道症状，也会想到，在我妻子被送进疗养院之后，我可能会变得更悲伤。

生物医学教育有一个先验的假设，即认为由患者提供的数据以及获得此类数据的方法既不可教授，也无法进行系统研究。这个假设有待验证。为了验证假设，我们再次使用我的案例来思考此类数据的两个维度。

医生和患者之间的关系具有一种特殊的亲密性。这种亲密性是以医生为前提的，医生不仅具备对人的知识，还有同情心……这被称为医学的艺术……亲密性才是医学的本质。

——沃菲尔德·朗科普，1932 年[16]

叙事所提供的广泛的、间接的体验之所以令人难忘，正是因为它必然与过去和未来、与因和果联系在一起。

患者的生命故事之所以有趣，正是因为它们有的离奇，有的普通，有的两者兼具。

每一个叙事都属于作为科学研究对象的那个人，也属于那个人生活经验和信仰的世界……叙事仍然是医学知识的核心，因为病人是医学的焦点。

——凯瑟琳·亨特，1991 年[17]

奥德高提议将科学界定在领域之外。[12]但是，科学性的一个普遍要求是，我们要理解和尊重我们所关心的任何领域的自然状态。因此，正如海洋生物学家必须掌握潜水技能以便科学地研究海洋生物一样，临床医生也必须适应人类环境和病人环境的独特之处。人类最独特的地方在于我们交流和互动的方式。

实际上，朗科普所说的"亲密性"指的是医患关系的一种特殊性。他认为这种特殊性必不可少，没有了它，医学就"算不上"医学了。那么，在我的案例中，亲密性体现在哪里呢？在设想跟医生见面后该说的话时，我故意加了这么一项，我要提起我的妻子在疗养院这件事。从表面上看，这件事似乎不太能够帮助医生理解我所描述的复杂症状，但它确实起了点作用。我希望，医生听到这件极其心酸的私事后所作出的反应能够给我一个线索，让我知道我们彼此离得有多近，他是否和我一样相信我们之间有一种亲密性。

同样地，当我想象自己正告诉医生我刚刚经历的事情时，我的回忆自然而然地呈现出一种叙述形式，就像我的故事一样。毕竟，我们人类通常就是这样把自己的经历告诉别人的，尤其是我们会去求助的人。正如亨特提醒我们的那样，叙事风格有助于医生参与患者已经经历或正在经历的事情。这本身意味着两者之间有一种亲密性，有助于医生直接关注患者的独特之处。

读者只需回顾自己跟医生讲述病史的经历，即可了解鼓励式叙述和命令式报告之间的区别。后一种方法像是刻意的盘问，医生占据了主动权，设定好了议程，而患者只是一个研究对象，并非自身研究的积极参与者。据报道，从患者开始回答问题到医生打断患者的第一次回答，中间的平均时长为 18 秒。[18]难怪患者会抱怨医生根本不听他们的回答。盘问会让患者产生戒备心理，而叙述则会促进医患之间的亲密关系。

"亲密"和"叙述"这两个词是否指就标准达成共识的现象？这个问题的答案是决定这两个词所表达的概念是否属于科

学范畴的关键。科学史就是一个不断地使隐晦的东西显露，使困难的事情变得容易，使不可能变成可能的过程。我们都认为这个问题很难回答，原因有很多，之前也提到过。也有人坚持认为，在医学领域不可能考虑这样的问题。但令人惊奇也是科学的一个特点。一个领域里出人意料的、突然的发现或技术发展会促进另一个领域的进步。

……我为发现了一种伟大的、终极的戏剧工具而欢欣鼓舞。这是自古以来所有的艺术都拥有的工具，而最古老的艺术形式戏剧直到今天才拥有了它……这个工具赋予了戏剧精确和科学的宁静。

——理查德·波列斯拉夫斯基，1933 年[19]

对于一个著名的舞台剧导演和表演老师来说，什么样的发现会如此重要，以至于让他宣布这个发现给戏剧带来了"精确和科学的宁静"呢？令人惊讶的是，波列斯拉夫斯基将这个崇高的荣誉授予了新推出的有声电影。在当时，有声电影被传统剧院嘲笑为纯粹出于商业目的而使舞台艺术堕落的东西。对波列斯拉夫斯基而言，最终是电影使演员和戏剧艺术得以留存。"你意识到了吗？"他激动地喊道，"自从发明了自动记录影像、动作和声音的技术，演员的个性和灵魂也能被记录，戏剧不再是转瞬即逝的事情，而是永恒的记录了。"

在这篇 60 多年前写下的文章中，波列斯拉夫斯基揭示了科学性的一个要点——要对自然现象有公开、永久的记录，否则这些自然现象就会转瞬即逝，无法被人类直接感知。有声电影的出现标志着视听技术发展的早期阶段，标志着人类历史上首次能够反复地、公开地观察自己和他人的行为。尽管我已经将试听技术用于教学和研究近 50 年，但只有在阅读了波列斯拉夫斯基的《演技六讲》（*Acting：The First Six Lessons*）之后，我才意识到人类的这一重大变化。⊖

结论似乎是不可避免的。无论 17 世纪的科学革命所产生的文化需求多么强大，医学反对，或者更准确地说，无视解决人类数据科学性问题的必要性，其原因不仅在于这样做的固有困难，还在于缺乏可靠的方法。这在科学史上很常见。视听技术填补了这一空白，正如望远镜为天文学、显微镜为生物学填补了空白一样。

患者与医生之间的成功对话，是科学地与患者合作的关键。

——乔治·L.恩格尔，1995 年[20]

这些话是我对约翰·罗马诺（1908—1994）最后的致敬，也是这本书的主旨。这些话让我想起了我在 1941 年见到罗马诺时的情景。当时他在查房，他坐下来与患者亲切交谈，就好像在他自己的办公室中一样。那次经历让我和罗马诺之间产生了某种关联。罗马诺后来提出了人类生物学[21]的概念，而我则

⊖ 1992 年，当我第一次看到波列斯拉夫斯基与虚构的"生物"的"小对话"时，他还是一个缺乏经验、痴迷于舞台的小青年。在我看来，他和我都在为同样的问题苦苦挣扎。他关心的是怎么教演员，我和我的同事关心的是怎么教医学生。这是人类现象的一个共同领域，无须再重新审视。

从生物医学转向了生物－心理－社会医学。我还发现，罗切斯特大学医学中心的课程里提到的综合和生存是一个整合的、有驱动力的现实。史密斯的这本书探讨了这种现实在医患沟通的核心过程中是如何运作的，代表了为延伸现实所做出的努力。

尽管我们需要看到这本书如何影响学生和其他读者之后才敢下结论，但它确实在几个重要领域取得了进展。归根结底，关键是要研究读者如何有效地学习这种方法[22]，以及以患者为中心的思想对患者能产生什么影响。[23]例如，当医生使用这种方法进行问诊时，患者是否会感觉更好或表现得更好?[23]

对于医学这门科学来说，确定问诊的基本架构有很多潜在的好处。当然，其中一个好处是，一个基本的问诊方法可以让一名问诊者在多个场合或是让多名问诊者都能以更系统的方式获取患者数据。在某种程度上，这种方法是成功的，因为它解决了奥德高担心的问题。奥德高曾经提出，作为获取数据的一种手段，问诊的过程应尽可能可靠。史密斯强调，过去的问诊教学方法非常奇特和混乱。这个评价是很中肯的。缺乏基本的问诊方法论，本身就会导致学生以不规范、不系统的方式获取患者数据。虽然这种方法为初学者提供了充分的架构和必要的细节指导，但总体仍具有足够的灵活性，可以同时保障医生的人文性和患者的个性。

正如史密斯所提醒的那样，问诊方法不能视为问诊者的最终目的地，而应该作为出发点。这一前景得益于以下几个方面：第一，本书中融入了专门针对加强医患关系的教学，尤其是通过发挥医患之间亲密性的效力来增强双方的关系；第二，本书还考虑到了在更好地了解自己的基础上进行反思，以及向患者开放这种自我意识的重要性；第三，本书积极地融入了问诊教学中的关系维度，将其与问诊的信息维度放在同等重要的位置。

本书有一个重要的观点往往被忽视或误解，那就是，虽然生物 - 心理 - 社会模型为描述患者和患者的问题提供了一个基础，但有效问诊的能力对于该模式的有效运作仍然不可或缺。所以，我之前也提到了"成功对话"的重要性。

参 考 文 献

1. Jennings HS. *Behavior of the Lower Organisms*. New York, NY: Columbia University Press; 1923.

2. Engel GL. Homeostasis, behavioral adjustment, and the concept of health and disease. In: Grinker R, ed. *Mid-century Psychiatry*. Springfield, IL: Charles C. Thomas; 1953: 33 – 59.

3. Engel GL. Selection of clinical material in psychosomatic medicine: the need for a new physiology (special article). *Psychosom Med*. 1954; 16: 368 – 373.

4. Engel GL. A unified concept of health and disease. *Perspect Biol Med*. 1960; 3: 459 – 485.

5. Engel GL. *Psychological Development in Health and Disease*. Philadelphia, PA: WB Saunders; 1962.

6. Engel GL. The need for a new medical model: a challenge for biomedicine. *Science*. 1977; 196: 129 – 136.

7. Engel GL. The clinical application of the biopsychosocial model. *Am J Psychiatry*. 1980; 137: 535 – 544.

8. Engel GL. How much longer must medicine's science be bound by a seventeenth century world view? In: White KL, ed. *The Task of Medicine: Dialogue at Wickenburg*. Menlo Park, CA: Henry J. Kaiser Family

Foundation；1988：113 – 136.

9. Engel GL. On looking inward and being scientific. A tribute to Arthur H. Schmale, M. D. *Psychother Psychosom*. 1990；54：63 – 69.

10. Sigerist HE. *A History of Medicine*：*Vol. I*：*Primitive and Archaic Medicine*. New York, NY：Oxford University Press；1951.

11. Heisenberg W. *Physics and Philosophy*：*The Revolution in Modern Science*. New York, NY：Harper；1958.

12. Odegaard CE. *Dear Doctor. A Personal Letter to a Physician*. Menlo Park, CA：The Henry J. Kaiser Family Foundation；1986.

13. Delbruck M. *Mind from Matter? An Essay on Evolutionary Epistemology*. Palo Alto, CA：Blackwell；1986.

14. Einstein A. *Out of My Later Years*. New York, NY：Philosophical Library；1950.

15. Gignoux C, Bost R, Hostein J, et al. Role of upper esophageal reflex and belch reflex dysfunctions in noncardiac chest pain. *Dig Dis Sci*. 1993；38：1909 – 1914.

16. Longcope WI. Methods and medicine. *Bull Johns Hopkins Hosp*. 1932；50：420.

17. Hunter KM. *Doctors' Stories, the Narrative Structure of Medical Knowledge*. Princeton, NJ：Princeton University Press；1991.

18. Beckman HB, Frankel RM. The effect of physician behavior on the collection of data. *Ann Int Med*. 1984；101：692 – 696.

19. Boleslavsky R. *Acting*：*The First Six Lessons*. New York, NY：Theatre Arts Books；1962.

20. Engel GL. For whom the bells toll a second time. John Romano, physician and psychiatrist（1908 – 1994）. *Rochester Medicine*. 1995；1012：36.

21. Romano J. When I first came upon Boleslavsky's little basic orientation and education of the medical student. *J Am Med Assoc*. 1950；143：409 – 412.

22. Smith RC, Mettler JA, Stoffelmayr BE, et al. Improving residents' confidence in using psychosocial skills. *J Gen Intern Med*. 1995；10：315 – 320.

23. Smith RC, Lyles JS, Mettler JA, et al. A strategy for improving patient satisfaction by the intensive training of residents in psychosocial medicine：a controlled, randomized study. *Acad Med*. 1995；70：729 – 732.

附录 B

以患者为中心问诊的研究及人文依据

40多年的研究已证实了以患者为中心和以医生为中心的完整问诊在大多数就诊中的价值，这里对一些研究进行了总结。

老师、学者及研究人员大大推动了此领域的发展，他们确定了问诊的三个功能[1,2]；改善了以患者为中心的定义[3]；认识到了非语言沟通的作用[4,5]；指明了孤立地使用以疾病为导向的问诊的缺陷[6]；展现了医患交流的主要成分[7,8]；确定了问诊者对患者的负面回应[9,10]；描述了生物－心理－社会及以患者为中心的医学教学原则[11-14]及其有效性[15-19]；将以患者为中心的原则整合到治疗[20-22]和预防中[23]；探索特定的以患者为中心的方法[24,25]及替代理论[26]；批判性地回顾了生物－心理－社会模式[27,28]；超越了二维互动至医疗服务的其他有关方面[29-31]；认识到定性方法在临床研究[32,33]及语言学研究中的重要作用[34]及循证问诊的必要性[35,36]；将以患者为中心的理念与健康联系起来，尽管结果不一[37-40]。

在本章中，我们会综合讨论用以患者为中心的生物－心理－社会实践来代替严格的生物医学方法的有关观点。

更加人文

鉴于以患者为中心的原则可以给予医生回应患者生物 – 心理 – 社会需求的工具，大多数学生都认识到了将其整合的重要人文根据。以这种方式做出回应可以让我们倾听、理解患者，将其作为人类个体而非研究对象[41]。

我们加强了患者的参与度、增强了其自给自足的意识和责任感，这样他们才更有可能自我实现[42]，而这恰恰是获得积极治疗结果的重要特征[30]。因此，有效的沟通既需要患者充分了解自己的需求，也需要医生善于解读这些需求，从而做出有利于身心疾病的诊疗[42-44]。

医生也可获益于生物 – 心理 – 社会/以患者为中心的方法。医生们指出，此方法可以让他们更充分地体现尊重、共情、谦逊、敏感等人类的品质。在过去医生们接受培训的时候，这些品质似乎没那么重要，因此，当他们展现出这些品质的时候就会感到羞愧，并且会告诉同事"不要告诉任何人"。直到 20 世纪后半叶，与患者建立起有意义、有连接感的关系一直不被鼓励，而现在研究已证明这样的关系对医患双方[39,46,47]都有多种益处[45,47]。

更加科学

整合以患者为中心的问诊技巧比单独使用以医生为中心的问诊技巧更科学。

1. 单独使用以医生为中心的问诊技巧的缺点。

   ①在 69% 的就诊病例中，平均在 18 秒后，医生就会打断患者对其症状和忧虑的描述[6]。

   ②对于那些最终被确定为心理社会原因的主要问题，以医生为中心的问诊仅能问出 6% 的内容[48]。

2. 与单独使用以医生为中心的问诊技巧相比，整合以患者为中心的问诊技巧效果更好。

   ① 许多研究表明，与单独使用以医生为中心的问诊技巧相比，整合以患者为中心的问诊技巧时，患者的满意度更高[7,39,47,49]。

   ② 以患者为中心的问诊技巧可以提高患者依从性[7,47,50]、知识及复诊情况[7,39,47]。

   ③ 使用以患者为中心的问诊技巧后，患者的健康结果有所改善。例如，以患者为中心的问诊技巧可以更好地控制血压、血糖[51-52]，改善围产期预后[53]，缩短、简化术后护理疗程[54-56]，改善癌症预后[57-64]。有时改善的结果也并不能直接显现[65]，但这通常是由于以患者为中心的定义[38]、研究设计和研究能力等问题。多篇综述均总结了其对医患双方的益处[30,37,49,66]。一项随机对照实验发现，医患关系对健康结果的影响虽小，但意义重大，比服用阿司匹林对预防心肌梗死或男性戒烟对降低死亡率的作用更大[67]。

   ④ 此外，以患者为中心的问诊技巧可以有效地问出先前以

医生为中心时可以问出的患者身体症状的大部分信息[68]，还可以补充以医生为中心的问诊技巧不能问出的身体症状信息[69]。在 1910 年，威廉·奥斯勒爵士很好地诠释了这一观点："聆听你的患者，他在告诉你诊断。"[70]

⑤ 研究表明，整合以患者为中心的问诊技巧后，医疗事故诉讼[71-73]、逛医行为[74]均有所降低。

3. 整合以患者为中心的问诊技巧与一般科学原理更相容。

① 孤立地使用以医生为中心的问诊技巧会让医生对患者产生偏见。这不符合基本的科学要求，即所有科学研究对象的数据都应该是可靠的（一致的，无偏见的）。[75-77]经验表明，以患者为中心的问诊技巧一致性更好、偏见更小，因为它受问诊者的影响更小。[44]

② 以患者为中心的问诊技巧可以问出在以医生为中心的问诊中不可得的个人和情感信息[78-80]，满足科学研究对象的数据的有效性（完整且具有充分代表性）要求。[75-77]完整的问诊方法纳入了患者心理社会方面的内容，而这显然可以得到更全面、更有效的患者信息——此时患者就是医学科学研究的对象。[6,44,48,81-84]

③ 使用以患者为中心的问诊技巧不仅可以得到更可靠、更有效的信息，还可以对患者进行生物-心理-社会的描述，而非简单地对疾病做出描述。生物-心理-社会医学模式源于一般系统理论，取代了以疾病为导向的、简单地采用因果模型[85-87]的生物医学模式。

以患者为中心的问诊技巧的另一个特点就是，它可以帮助医生有效地确定患者在某一特定时间内最重要的问题。[44,88]同样重要的是，在生产量占主导地位的现代医学中[89]，研究表明，整合以患者为中心的问诊技巧并不会比单独使用以医生为中心的问诊技巧花费更多时间。

参 考 文 献

1. Cohen SA, Bird J. *The Medical Interview: The Three Function Approach*. 3rd ed. Philadelphia, PA: Elsevier; 2014.

2. Lazare A, Putnam SM, Lipkin M Jr. Three functions of the medical interview. In: Lipkin M, Putnam S, Lazare A, eds. *The Medical Interview*. New York, NY: Springer-Verlag; 1995: 3 – 19.

3. Epstein RM, Franks P, Fiscella K, et al. Measuring patient-centered communication in patient-physician consultations: theoretical and practical issues. *Soc Sci Med*. 2005; 61 (7): 1516 – 1528.

4. Carson CA. Nonverbal communication in the clinical setting. *Cortlandt Consultant*. 1990: 129 – 134.

5. Roter DL, Frankel RM, Hall JA, Sluyter D. The expression of emotion through nonverbal behavior in medical visits. Mechanisms and outcomes. *J Gen Intern Med*. 2006; 21 (suppl 1): S28 – S34.

6. Beckman HB, Frankel RM. The effect of physician behavior on the collection of data. *Ann Intern Med*. 1984; 101: 692 – 696.

7. Roter D. Which facets of communication have strong effects on outcome—a meta-analysis. In: Stewart M, Roter D, eds. *Communicating with Medical Patients*. London: Sage Publications; 1989: 183 – 196.

8. Quill TE. Partnerships in patient care: a contractual approach. *Ann Intern Med*. 1983; 98: 228 – 234.

9. Novack DH, Suchman AL, Clark W, Epstein RM, Najberg E, Kaplan C. Calibrating the physician: personal awareness and effective patient care. *JAMA*. 1997; 278: 502 – 509.

10. Hall JA, Roter DL, Milburn MA, Daltroy LH. Patients' health as a predictor of physician and patient behavior in medical visits—a synthesis of four studies. *Med Care*. 1996; 34: 1205 – 1218.

11. Branch WT, Arky RA, Woo B, Stoeckle JD, Levy DB, Taylor WC. Teaching medicine as a human experience: a patient-doctor relationship course for faculty and first-year medical students. *Ann Intern Med*. 1991; 114: 482 – 489.

12. Fortin AHVI, Haeseler FD, Angoff N, et al. Teaching pre-clinical medical students an integrated approach to medical interviewing—half-day workshops using actors. *J Gen Intern Med*. 2002; 17: 704 – 708.

13. Lipkin MJr, Quill TE, Napodano RJ. The medical interview: a core curriculum for residencies in internal medicine. *Ann Intern Med*. 1984; 100 (2): 277 – 284.

14. Thomas PA, Kern DE, Hughes MT, Chen BY. *Curriculum Development for Medical Education— A Six-Step Approach*. 3rd ed. Baltimore, MD: The Johns Hopkins University Press; 2016.

15. Williamson PR, Smith RC, Kern DE, et al. The medical interview and psychosocial aspects of medicine: block curricula for residents. *J Gen Intern Med*. 1992; 7 (2): 235 – 242.

16. Maguire P, Fairbairn S, Fletcher C. Consultation skills of young doctors: I—benefits of feedback training in interviewing as students persist. *Br Med J*. 1986; 292: 1573 – 1578.

17. Langewitz WA, Eich P, Kiss A, Wossmer B. Improving communication skills—a randomized controlled behaviorally oriented intervention study for residents in internal medicine. *Psychosom Med*. 1998; 60: 268 – 276.

18. Fallowfield L, Jenkins V, Farewell V, Solis-Trapala I. Enduring impact of communication skills training: results of a 12-month follow-up. *Br J Cancer*. 2003; 89: 1445 – 1449.

19. Frankel RM, Quill TE, McDaniel SH, eds. *The Biopsychosocial Approach: Past, Present, Future*. Rochester, NY: University of Rochester Press; 2003.

20. Drossman DA, ed. *The Functional Gastrointestinal Disorders: Diagnosis*,

Pathophysiology, and Treatment—A Multinational Consensus. Boston, MA: Little, Brown and Co.; 1994: 379.

21. Clark WD. Alcoholism: blocks to diagnosis and treatment. *Am J Med*. 1981; 71: 275 – 286.

22. Ockene JK, Adams A, Hurley TG, Wheeler EV, Hebert JR. Brief physician- and nurse practitioner-delivered counseling for high-risk drinkers: does it work? *Arch Intern Med*. 1999; 159 (18): 2198 – 2205.

23. Williams GC, Deci EL. Activating patients for smoking cessation through physician autonomy support. *Med Care*. 2001; 39 (8): 813 – 823.

24. Frankel RM, Stein TS. *The Four Habits of Highly Effective Clinicians: A Practical Guide*. Menlo Park, CA: Kaiser Permanente Northern California Region; 1996: 24.

25. Makoul G. The SEGUE framework for teaching and assessing communication skills. *Patient Educ Couns*. 2001; 45: 23 – 34.

26. Suchman A. A new theoretical foundation for relationship-centered care—complex responsive processes of relating. *J Gen Int Med*. 2006; 21: S40 – S44.

27. Frankel R, Quill T. Integrating biopsychosocial and relationship-centered care into mainstream medical practice: a challenge that continues to produce positive results. *Fam Syst Health*. 2005; 23 (4): 413 – 421.

28. Borrell-Carrio F, Suchman AL, Epstein RM. The biopsychosocial model 25 years later: principles, practice, and scientific inquiry. *Ann Fam Med*. 2004; 2 (6): 576 – 582.

29. Tresolini CP, Pew-Fetzer Task F. *Health Professions Education and Relationship-Centered Care*. San Francisco, CA: Pew Health Professions Commission; 1994: 72.

30. Williams GC, Deci EL. Research on relationship-centered care and healthcare outcomes from the Rochester Biopsychosocial Program: a self-determination theory integration. *Fam Syst Health*. 2000; 18: 79 – 90.

31. Haidet P, Fecile ML, West HF, Teal CR. Reconsidering the team concept: educational implications for patient-centered cancer care. *Patient Educ Couns*. 2009; 77 (3): 450 – 455.

32. Inui TS, Frankel RM. Evaluating the quality of qualitative research: a proposal pro tem. *J Gen Intern Med.* 1991; 6 (5): 485 – 486.

33. Dwamena FC, Lyles JS, Frankel RM, Smith RC. In their own words: qualitative study of high-utilising primary care patients with medically unexplained symptoms. *BMC Fam Pract.* 2009; 10 (1): 67.

34. Eggly S. Physician-patient co-construction of illness narratives in the medical interview. *Health Commun.* 2002; 14 (3): 339 – 360.

35. Bensing J, van Dulmen S, Tates K. Communication in context: new directions in communication research. *Patient Educ Couns.* 2003; 50 (1): 27 – 32.

36. Inui TS, Carter WB. Problems and prospects for health services research on providerpatient communication. *Med Care.* 1985; 23 (5): 521 – 538.

37. Stewart M, Brown JB, Donner A, et al. The impact of patient-centered care on outcomes. *J Fam Pract.* 2000; 49 (9): 796 – 804.

38. Smith RC, Dwamena FC, Grover M, Coffey J, Frankel RM. Behaviorally defined patient-centered communication—a narrative review of the literature. *J Gen Int Med.* 2010; 26: 185 – 191.

39. Roter DL, Hall JA, Katz NR. Relations between physicians' behaviors and analogue patients' satisfaction, recall, and impressions. *Med Care.* 1987; 25: 437 – 451.

40. Hall JA, Dornan MC. Meta-analysis of satisfaction with medical care: description of research domain and analysis of overall satisfaction levels. *Soc Sci Med.* 1988; 27: 637 – 644.

41. Mishler EG. *The Discourse of Medicine.* Norwood, NJ: Ablex Publishing Corp; 1984.

42. Brody H. *The Healer's Power.* New Haven, CT: Yale University Press; 1992: 311.

43. Watzlawick P, Bavelas JB, Jackson DD. *Pragmatics of Human Communication: A Study of Interactional Patterns, Pathologies, and Paradoxes.* New York, NY: W. W. Norton & Company; 1967: 294.

44. Smith RC, Hoppe RB. The patient's story: integrating the patient- and physician-centered approaches to interviewing. *Ann Intern Med.* 1991;

115: 470 – 477.

45. Tanner BL. *The Open Door*. Orange City, FL: RL Kruse Publishing Co.; 2001: 34.

46. Suchman AL, Matthews DA. What makes the patient-doctor relationship therapeutic? Exploring the connexional dimension of medical care. *Ann Intern Med*. 1988; 108: 125 – 130.

47. Hall JA, Roter DL, Katz NR. Meta-analysis of correlates of provider behavior in medical encounters. *Med Care*. 1988; 26: 657 – 675.

48. Burack RC, Carpenter RR. The predictive value of the presenting complaint. *J Fam Pract*. 1983; 16: 749 – 754.

49. Bertakis KD, Callahan EJ, Helms LJ, Azari R, Robbins JA, Miller J. Physician practice styles and patient outcomes—differences between family practice and general internal medicine. *Med Care*. 1998; 36: 879 – 891.

50. Lazare A. Hidden conceptual models in clinical psychiatry. *N Engl J Med*. 1973; 288: 345 – 351.

51. Kaplan SH, Greenfield S, Ware JE. Impact of the doctor-patient relationship on the outcomes of chronic disease, In: Stewart M, Roter D, eds. *Communicating with Medical Patients*. London: Sage Publications; 1989: 228 – 245.

52. Hojat M, Louis DZ, Markham FW, Wender R, Rabinowitz C, Gonnella JS. Physicians' empathy and clinical outcomes for diabetic patients. *Acad Med*. 2011; 86 (3): 359 – 364.

53. Shear CL, Gipe BT, Mattheis JK, Levy MR. Provider continuity and quality of medical care—a retrospective analysis of prenatal and perinatal outcome. *Med Care*. 1983; 21: 1204 – 1210.

54. Kielcolt-Glaser JK, Page GG. Psychological influences on surgical recovery: perspectives from psychoneuroimmunology. *Am Psychol*. 1998; 53: 1209 – 1218.

55. de Groot KI. The influence of psychological variables on postoperative anxiety and physical complaints in patients undergoing lumbar surgery. *Pain*. 1997; 69: 19 – 25.

56. Egbert LD, Battit GE, Welch CE, Bartlett MK. Reduction of postoperative

pain by encouragement and instruction of patients—a study of doctor-patient rapport. *N Engl J Med*. 1964; 270: 825 – 827.

57. Temel JS, Greer JA, Muzikansky A, et al. Early palliative care for patients with metastatic non-small-cell lung cancer. *N Engl J Med*. 2010; 363 (8): 733 – 742.

58. Andersen BL, Yang HC, Farrar WB, et al. Psychologic intervention improves survival for breast cancer patients: a randomized clinical trial. *Cancer*. 2008; 113 (12): 3450 – 3458.

59. Spiegel D, Butler LD, Giese-Davis J, et al. Effects of supportive-expressive group therapy on survival of patients with metastatic breast cancer: a randomized prospective trial. *Cancer*. 2007; 110 (5): 1130 – 1138.

60. Spiegel D. Mind matters in cancer survival. *JAMA*. 2011; 305 (5): 502 – 503.

61. Fawzy FI, Fawzy NW, Hyun CS, et al. Malignant melanoma—effects of an early structured psychiatric intervention, coping, and affective state on recurrence and survival 6 years later. *Arch Gen Psychiatry*. 1993; 50: 681 – 689.

62. Fawzy FI, Fawzy NW, Arndt LA, Pasnau RO. Critical review of psychosocial interventions in cancer care. *Arch Gen Psychiatry*. 1995; 52: 100 – 113.

63. Spiegel D, Bloom JR, Kraemer HC, Gottheil E. Effect of psychosocial treatments on survival of patients with metastatic breast cancer. *Lancet*. 1989; 2: 888 – 891.

64. Spiegel D, Bloom JR, Yalom I. Group support for patients with metastatic cancer. *Arch Gen Psychiatry*. 1981; 38: 527 – 533.

65. Kinmonth AL, Woodcock A, Griffin S, Spiegal N, Campbell MJ. Randomised controlled trial of patient centred care of diabetes in general practice: impact on current wellbeing and future disease risk. The Diabetes Care from Diagnosis Research Team. *BMJ*. 1998; 317: 1202 – 1208.

66. Stewart MA. Effective physician-patient communication and health outcomes: a review. *Can Med Assoc J*. 1995; 152 (9): 1423 – 1433.

67. Kelley JM, Kraft-Todd G, Schipira L, Kossowsky J, Riess H. The influence of the patientclinician relationship on healthcare outcomes: a

systematic review and meta-analysis of randomized controlled trials. *PLoS ONE*. 2014；9：e94207

68. Linfors EW, Neelon FA. Interrogation and interview: strategies for obtaining clinical data. *J R Coll Gen Pract*. 1981；31：426 –428.

69. Cox A, Rutter M, Holbrook D. Psychiatric interviewing techniques V. Experimental study: eliciting factual information. *Br J Psychiatry*. 1981；139：29 –37.

70. Jackson SW. The listening healer in the history of psychological healing. *Am J Psychiatry*. 1992；149：1623 –1632.

71. Levinson W, Roter DL, Mullooly JP, Dull VT, Frankel RM. Physician-patient communication— the relationship with malpractice claims among primary care physicians and surgeons. *JAMA*. 1997；277：553 –559.

72. Huycke LI, Huycke MM. Characteristics of potential plaintiffs in malpractice litigation. *Ann Intern Med*. 1994；120：792 –798.

73. Vacarinno JM. Malpractice—the problem in perspective. *JAMA* 1977；238：861 –863.

74. Kasteler J, Kane RL, Olsen DM, Thetford C. Issues underlying prevalence of " doctorshopping" behavior. *J Health Soc Behav*. 1976；17：328 –339.

75. Streiner DL, Norman GR. *Health Measurement Scales—A Practical Guide to Their Development and Use*. 2nd ed. Oxford: Oxford University Press；1995；231.

76. Spilker B. *Guide to Clinical Trials*. Philadelphia, PA: Lippincott-Raven；1996；1156.

77. Hennekens CH, Buring JE. *Epidemiology in Medicine*. Boston, MA: Little, Brown and Company；1987：383.

78. Cox A, Rutter M, Holbrook D. Psychiatric interviewing techniques—a second experimental study: eliciting feelings. *Br J Psychiatry*. 1988；152：64 –72.

79. Hopkinson K, Cox A, Rutter M. Psychiatric interviewing techniques III. Naturalistic study: eliciting feelings. *Br J Psychiatry*. 1981；138：406 –415.

80. Cox A, Holbrook D, Rutter M. Psychiatric interviewing techniques VI. Experimental study: eliciting feelings. *Br J Psychiatry*. 1981; 139: 144 – 152.

81. Odegaard CE. *Dear Doctor: A Personal Letter to a Physician*. Menlo Park, CA: Henry J. Kaiser Family Foundation; 1986: 172.

82. Feinstein AR. An additional basic science for clinical medicine: I. The constraining fundamental paradigms. *Ann Intern Med*. 1983; 99: 393 – 397.

83. Feinstein AR. The intellectual crisis in clinical science: medaled models and muddled mettle. *Perspect Biol Med*. 1987; 30: 215 – 230.

84. Platt FW, McMath JC. Clinical hypocompetence: the interview. *Ann Intern Med*. 1979; 91: 898 – 902.

85. Weiss PA. *The Science of Life: The Living System—A System for Living*. Mount Kisco, NY: Futura Publishing Co. ; 1973: 137.

86. von Bertalanffy L. *General System Theory: Foundations, Development, Application, Revised*. New York, NY: George Braziller; 1968: 295.

87. Brody H. The systems view of man: implications for medicine, science, and ethics. *Perspect Biol Med*. 1973; 17: 71 – 92.

88. Frank AW. Just listening: narrative and deep illness. *Fam Sys Health*. 1998; 16: 197 – 212.

89. Levinson W, Roter D. Physicians' psychosocial beliefs correlate with their patient communication skills. *J Gen Int Med*. 1995; 10: 375 – 379.

附录 C

____ 感觉和情绪

很多人会像这本书里所描述的一样，混用"感觉"和"情绪"这两个词。但是，从达尔文时代开始，长达一个世纪的研究已经揭示了它们之间的差异和一些理论。总的来说，感觉是认知层面的、内在的，而情绪是"外在表达的"，是可见的。

保罗·埃克曼（Paul Ekman）描述了 15 种可辨别的情绪：[1]

1. 娱乐

2. 愤怒

3. 轻蔑

4. 满足

5. 厌恶

6. 尴尬

7. 兴奋

8. 恐惧

9. 内疚

10. 为成就自豪

11. 释怀

12. 悲伤/痛苦

13. 满意

14. 感觉愉悦

15. 耻辱

这些情绪都是可以看出来的，都可以借助面部表情和其他非语言的线索辨认出来。

感觉作为情绪的主观意识体验，数量更多。感觉是有意识的、主观的情感体验，更加微妙丰富。下面列出了一些感觉的例子。

感觉和情绪的两分法对于初学者很有帮助，因为它给出了可以观察到的情绪信号，既可以用来观察患者，也可以看看视频中自己的表现。之后，你可以应对由观察而引发的感觉，以此增强你的个人认知，并且增强关注患者的练习。

一些关于感觉的例子

被抛弃的	绝望的	着迷的	活泼的
劳累的	恼怒的	坚决的	有挑战性的
沮丧的	有能力的	疏远的	与众不同的
害怕的	破坏性的	谨慎的	孤独的
平静的	不安的	极为震惊的	肮脏的

惊讶的	忧虑的	背叛的	高兴的
失望的	关心的	创造性的	醍醐灌顶的
模棱两可的	不信任的	渴望的	暴怒的
振奋的	惭愧的	恶毒的	不抱希望的
气馁的	责难的	狂喜的	任人摆布的
矛盾的	干扰的	极喜的	热情的
幼稚的	震惊的	欺骗的	可怕的
厌恶的	自信的	窘迫的	了不起的
顽皮的	强势的	受阻的	羡慕的
聪明的	吃惊的	上当的	伤感的
不分方向的	冲突的	空虚的	欣快的
生气的	怀疑的	忧郁的	敌对的
好战的	轻松的	被打败的	卑劣的
不满意的	心情低落的	鼓动的	伤痛的
烦闷的	敬畏的	枯燥的	温顺的
舒服的	着迷的	挑衅的	兴奋的
心烦意乱的	受压迫的	精力充沛的	被忽视的
焦虑的	坏的	烦扰的	成熟的
承诺的	后悔的	堕落的	疲惫的
发狂的	被鞭策的	专心致志的	焦躁的
惊骇的	腼腆的	打扰的	悲惨的
同情的	受约束的	灰心的	可怕的
痛苦的	哑口无言的	沦陷的	冲动的

被误解的	紧张的	嫉妒的	轻信的
慌张的	友好的	受宠若惊的	昏睡的
重要的	感觉迟钝的	感激的	目瞪口呆的
弄糊涂的	麻木的	战战兢兢的	快乐的
愚蠢的	受恐吓的	悲痛的	快活的
不适合的	有灵感的	称心的	虚假的
谦虚的	古怪的	欢喜的	争吵的
遗忘的	挫败的	慌乱的	无精打采的
无能力的	感兴趣的	伟大的	被选中的
阴郁的	可憎的	喜洋洋的	寂寞的
绝望的	滑稽的	有耐性的	遗憾的
独立的	恐吓的	丧恸的	有帮助的
困惑的	痴迷的	神经质的	憧憬的
分裂的	大发雷霆的	和平的	讨人喜欢的
漠不关心的	卷入的	绝妙的	无助的
需要的	奇特的	懒的	被真爱的
狂乱的	惨淡的	不知所措的	欣慰的
自卑的	恼怒的	不高兴的	踌躇的
消极的	受压制的	被遗忘的	钟情的
丧失理智的	阴沉的	受迫害的	积极的
激怒的	孤立的	罪恶的	崇高的
烦躁的	义愤填膺的	辜负的	粗俗的
不安全的	很好的	受扰动的	感受压力的

有前途的	不舒服的	笨的	正直的
发疯的	空想的	未解决的	紧张的
全神贯注的	怀恨在心的	安心的	腐败的
自豪的	不安的	成功的	犹豫的
震撼的	平和的	不需要的	易受伤害的
拭目以待的	奇怪的	懊悔的	难过的
为难的	不幸的	受苦的	可怕的
害羞的	情绪激动的	心烦的	温暖的
避开的	坚强的	恢复起来的	安全的
被贬低的	不高兴的	多余的	感到恐惧的
受抑制的	精神焕发的	拮据的	疲软的
极好的	顽固的	充满愤恨的	满意的
被欺骗的	微不足道的	出众的	易怒的
庄严的	后悔的	有用的	机警的
受惊吓的	被卡住的	顺从的	后怕的
茫然的	未参与的	惊讶的	受到威胁的
久经世故的	拒绝的	无用的	想哭的
丑的	受惊的	不安宁的	涣散的
好争论的	不幸的	可疑的	挫败的
哀痛的	青春焕发的	暴力的	异想天开的
迟疑不决的	呆若木鸡的	有好报的	心烦意乱的
易怒的	不愉快的	同情的	劳累的
抱歉的	放松的	生死攸关的	无恙的

无虑的	奇妙的	敏感的	惊人的
受折磨的	敏锐的	受困的	值得的
邪恶的	安宁的	无价值的	支离破碎的
自私的	担忧的	严肃的	多灾多难的
心痛欲裂的			

参 考 文 献

1. Ekman P. Basic emotions. In：Dalgleish T, Power MJ, eds. *Handbook of Cognition und Emotion*. Chichester：John Wiley & Sons；1999：45 – 60.

琼斯女士就诊的初步评估报告

身份资料

这是这位患者第一次来到临床医学中心，她 38 岁，白人女性，是 GHI 公司的当地律师。这份采访报告由三年级医学生怀特先生提供。

信息来源和可靠性

患者配合我们的工作，而且提供的信息可靠。没有其他可获得的信息提供者或数据源。

主诉/问题列表

主诉是：①问题背景下的头痛；②与上司之间的矛盾。其他问题有：咳嗽、结肠炎、以及她想知道是否需要增加结肠炎药物。

现病史（HPI）

3 个月前，病人在工作时突然头痛发作。从上个月开始，出现头痛伴有恶心。并且在上个星期，患者在头痛最严重的时候呕吐了，病情的加剧促使其这次来我院就诊，因而有了此次见面。

头痛分布在右侧颞区上方，不向其他部位扩散。头内部十分疼痛，不是压疼，也和头皮敏感性增加无关。患者将这种头痛描述为重击般的疼痛和跳痛。疼痛突然开始，然后加剧，严重时比分娩时还要疼。因为剧痛，琼斯女士不得不休假几天。虽然最初头痛每周发作不会超过一次，持续时间也只有几个小时，但近期每周发作 2~3 次，每次持续长达 12 个小时。头痛正变得越来越糟糕，但在不工作的周末似乎又消失不见了。然而，日渐恶化的头痛正严重干扰她的生活。亮光会使头痛加剧（畏光）。躺在昏暗的房间里并在头上敷冰袋似乎能够缓解头痛。偶尔喝一两次红酒也能起作用。一周前的一次剧烈头痛伴有恶心，患者呕吐了少量非血型物质。在头痛以及恶心发作间隙，患者感觉良好。

除了有时像年轻人一样有晕车的问题外，患者的神经系统、胃肠道或其他身体系统没有其他相关的症状。特别是患者还没有出现意识丧失、视力改变、瘫痪、脖子发僵、皮疹、发烧、寒颤、记忆改变或癫痫发作。除了头痛之外，她感觉很好，食欲好，享受户外活动。她也没有关节疼痛或肿胀的病史。

一周前她在急诊室做过一次注射，缓解了症状，但注射的确切药物不得而知；只有血检和尿检的报告，但其结果尚不可用。除了每日不超过 6~8 片阿司匹林和这次注射，她没服用过其他药物，也没看过其他医生。她服用了 6 年的避孕药，并且可能有月经期偏头痛的病史，这可能是头痛的一个诱发因素。患者没有头部受伤或颈部受伤的相关病史。如下所述，头痛很可能是由工作压力堆积导致的。

琼斯女士的头痛发生在与上司冲突期间。她是这家公司的新任首席律师，她被聘的原因是接替她现任上司的职位，而且入职时公司承诺在她的上司退休前的一年过渡期内不会有任何问题。但她的上司一直在排挤、批评她，这使她很生气，从而导致头痛。她也很生董事会的气，因为董事会承诺过不会发生这种问题。这种因生气而诱发的头痛与她在孩童时期受到妈妈不公平的批评而生气导致的头痛很相似。她相信她的上司是症结所在，只要她能够避开他，她就不会头痛了。虽然琼斯女士也相信压力是她头痛的一个主要因素，但她同时也认为她脑部可能存在肿瘤，肿瘤导致了她头痛发作。这种想法加剧了她的焦虑。琼斯女士想要获得应对头痛和压力的帮助，因为她害怕这会反过来影响到她和家人的生活。她正在考虑辞职。她有能够给她提供工作上支持的朋友，并且她的丈夫可以负担家庭开销，但他没有对她说太多，因为他曾鼓励她去做这份工作。对于性生活，琼斯女士一直很满意，直到 3 个月前。过去 3 个月，她对于性的兴趣减少了很多。她现在的性生活大概几周一次，但在开始这份工作之前，她的性生活频率是一周几次。对此，她并不担心，她认为这和她的工作问题有关，也并不想过多讨论。

既往病史

总体健康状态和过去的患病情况

1. 她以前定期地接受了杰根斯博士的溃疡性结肠炎治疗（参

见住院情况），并且直到她 4 个月前搬到这里。杰根斯博士一直担任她的主治医师，一直以来她没看过别的医生，除了一次急诊。杰根斯博士催促她搬到这里后去联系一个初级保健医生。

2. 三周前出现咳嗽和鼻塞，并伴随着轻微持续的咳嗽。没有喉咙痛、耳痛或发烧，而且现在咳嗽也几乎消失了。她在咳嗽出现时服用了一周的非处方咳嗽药，但她记不住药名了。

3. 她的第一次也是唯一一次尿路感染发生在 2003 年 7 月，伴有尿频和排尿困难的症状。其他的感觉很好，没有血尿、发烧、发冷或背部疼痛。在科罗拉多州度假期间，她看了一次急诊，服用了 3 天甲氧苄啶/磺胺甲恶唑片（每日两次），两天后症状得到缓解。

4. 她知道自己小时候患过麻疹和水痘，她认为她得过轻微的腮腺炎。

主要疾病筛查

1. 没有风湿热、猩红热、糖尿病、癌症、结核病、心脏病，性传播感染或中风的病史。

2. 没有输血史，也未使用过胰岛素、洋地黄、血液稀释剂、心脏药物或血压药物。

3. 过去受伤/事故史：21 年前一次摔跤导致左侧尺骨骨折，疼痛持续了几周，之后就再也没有什么问题了。

住院情况

1. 1999 年，她住院三天，诊断为轻度溃疡性结肠炎。她有 3 个月的周期性腹泻，偶尔有便血和轻微的腹部绞痛。"寄生虫和其他病菌"的检测结果为阴性，检测是在她修读法律的城市的大学医院进行的。她由杰根斯博士照料。结肠镜检查得出溃疡性结肠炎的诊断，她被告知不需要手术，但要密切随诊，6 个月后，她需要返院复查。离院后的前三个月，她服用泼尼松，每天 40 毫克，之后逐步减少剂量。她也服用柳氮磺胺吡啶，每天 8 片（大概每片 500 毫克，但尚未验证）。3 个月后，停止服用泼尼松，同时柳氮磺胺吡啶的剂量也在接下来的 3 个月缓慢降至每天 4 片。一年后才停止服用柳氮磺胺吡啶。患者停药后一直没有症状，直到 2010 年 11 月，她出现腹泻症状，但没有便血。杰根斯博士给她做的结肠镜检查显示结肠炎轻度爆发。这次同样没有采取手术，而是服用柳氮磺胺吡啶（她带来了这个药的药品标签），每天 4 次，1 次 1 克，服用了大概两个月。在之后的 6 个月，剂量逐渐减为每天 4 次，每次 0.5 克，并最终停止服药，之后没有再复发。患者最近一次结肠镜检查是在 6 个月前，杰根斯博士告诉她，她的结肠看起来基本正常，除了继续密切随访，不用再进行其他处理。

2. 在 6 年前和 8 年前，她顺利地阴道分娩了两个健康的宝宝，每次住院都不超过 72 个小时。

3. 在孩童时期，她做过扁桃体切除和腺样体切除。

疫苗接种

她接种过一般婴儿应该接种的所有疫苗，但不知道具体是什么。两年前，她的手有个穿刺伤口，她接种了破伤风疫苗。三年前，她最后一次接种了流感疫苗，接种之后她患上了流感，因此，她认为流感疫苗没有作用，也不想再接种。

女性健康史

1. 月经初潮是 12 岁，只出现一天左右的轻微不适。自从她服用避孕药后，月经规律，每月月经持续 5 天，每天需要 5 片卫生巾。

2. 她怀孕（妊娠）两次，分娩两次，流产（自发流产、人工流产）零次，拥有两个健康的宝宝。两次怀孕、阴道分娩均没有并发症。

药物和其他治疗史

1. 过去 4 ~ 6 周，针对头痛问题，她每天服用 2 片 325 毫克的阿司匹林；而在之前的 6 周内，她服用的量较少。并且没有副作用。

2. 过去 6 年，她一直服用某种避孕药，她说会打电话告诉我们剂量和类型。

3. 没接受过泻药、维生素、其他激素、中草药、顺势疗法或非处方药治疗。

4. 除了杰根斯博士，她没有看过其他医生，也没有向别的医师寻求过照料。她也没用过其他替代的药物。

过敏和药物反应史

1. 没有药物过敏史或其他药物反应史。

2. 没有已知的过敏性疾病，没有哮喘、荨麻疹或花粉症的病史。

3. 没有过敏的食物或环境物质。

社会史

职业

这位患者今年 38 岁，5 个月前与她的丈夫和两个孩子搬到这里。她辞去了另一个城市的律所合伙人的工作，她是在那个城市受训、成长为一名律师的。辞职之后，她来到这里担任 GHI 公司的首席律师。具体情况见既往病史部分。

她将这份新工作视为自己在公司法领域取得的一大进步。这份工作提供了之前的工作所没有的锻炼领导力和创造力的机会。她的丈夫也是 GHI 的一位律师但在不同的领域工作。对于她的丈夫而言，在 GHI 的工作是一步巨大的跨越，他在那里很开心也很顺利。虽然他们以前的工作也很开心，但他们觉得需要在专业上更进一步。

她没有财务问题，有医疗保险。

健康促进

饮食：这位患者坚持低脂、低盐饮食。

锻炼：每周进行 4~5 次有氧运动，每次锻炼时间为 45 分钟左右。这些运动量足够使脉搏达到每分钟 150 次并大量出汗。她的体重稳定在 109 斤。

功能状态

琼斯女士没有任何功能上的缺陷。

安全方面：她开车总系着安全带，她不骑自行车或摩托车，所有药物都不在孩子的接触范围内，每年检查一次炉子的二氧化碳排放情况。

健康检查：她定期在她的初级保健医生杰根斯博士那进行体检，包括一年前的一次巴氏涂片。她也做血液检查，但不知道做的具体是什么项目。她认为在 2002 年住院的时候，她的胆固醇水平是正常的。四年前补过一次牙之后，她就没有再看过牙医。她目前并没有什么牙科症状。在每次月经后的一周，她会定期检查她的乳房。

物质使用

除了偶尔喝一杯咖啡和红酒之外，病人没有服用过其他的成瘾物质。

个人史

患者和丈夫是一夫一妻制的异性恋。患者婚前有过两个性伴侣。没有性传播疾病或性虐待史。她的丈夫偶尔有勃起功能障碍。她并不担心自己的性欲下降，她认为这和她目前的工作压力有关，也不想再更深入地讨论。

琼斯女士没有被身体虐待和被性虐待的历史，她也没有虐待过他人。

生活压力（详见既往病史）：她想花时间放松一下，但现在并不能这么做。她喜欢画画，但担心因为太忙而无暇顾及。她形容自己是一个"工作狂"，并说这阻止了她做更多有趣的事情，比如画画，但工作并没有使她无暇顾及她的孩子。她想减少她的工作活动，但是在当前忙碌的新工作中没有办法这样做。她和她的丈夫也有很多社交。尽管他们夫妇俩都不喜欢，但这是他们工作的一部分，她别无选择。

精神方面

琼斯女士表示她的孩子是她生活的最大意义。孩子们让她和她的丈夫常常忘却自己。

法律问题

琼斯女士从未考虑过预先指示。她和她的丈夫已经安排好了委托代理权，但她说其中并不包括健康问题。

家族史

一般和具体的调查

没有患者知道的存在于家族中的疾病，特别是没有如下家族性遗传疾病：结核病、癌症、心脏病、出血问题、肾功能衰竭、酗酒、吸烟、体重问题、哮喘或精神类疾病。她的祖母有糖尿病。见图 D – 1。

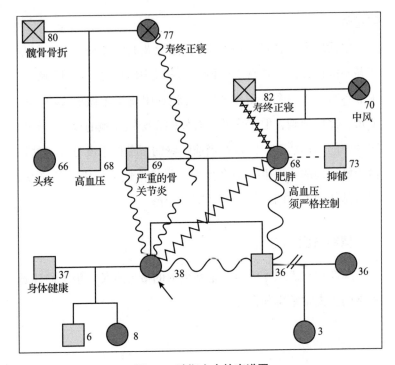

图D-1 琼斯女士的家谱图

每位家族成员的年龄在相应符号的右边显示。在一些符号下面列出了死因（针对死者）或者生者目前的状态。□，男性；●，女性；⊠，死者；—╱—，离异；⟋⟍⟋⟍，关系密切；⋁⋁⋁，有矛盾；⋀⋀⋀，既亲密又有矛盾；----，关系疏远；——，患者。（改编自：Mullins HC, Christie-Seely J. Collection and recording family data: the genogram. In: Christie-Seely J, ed. *Working with the Family in Primary Care*: A Systems Approach to *Health and Illness*. New York, NY: Praeger; 1984:179-191. Reproduced with permission of ABC-CLIO, LLC.）

系统回顾

整体状况——一切正常。

皮肤——在旅途中得过皮疹，似乎是由于粗糙的肥皂造成的，搬到这里之后没再复发。

造血——几年前服用泼尼松时有过过度瘀伤，但此后一直没有。

头部——一切正常。

眼、耳、鼻、喉——阅读过多时需要佩戴阅读眼镜。

脖子——一切正常。

乳房——乳房在月经期通常是"凹凸不平的"，但从来没有任何肿块；没有母乳喂养过她的孩子。

心肺——一切正常。

血管——一切正常。

肠胃——一切正常，除了妊娠晚期患过中度疼痛的痔疮。

泌尿——一切正常，除了 5 岁左右时的短暂遗尿。

生殖器——一切正常。

神经——一切正常。

肌肉骨骼——一切正常。

内分泌——一切正常。

体格检查

因为本文本没有体格检查的数据，我们只总结了相关的调查结果。琼斯女士的血压为 110/70，脉搏率为 66，每分钟呼吸 12 次。没有神经系统或胃肠道异常的证据。如果发现异常，这些是最可能对她的症状具有解释价值的信息。身体检查没有其他异常。

初步诊断和治疗干预

评价：问题列表

1. 间歇性的右颞部疼痛，阵痛，伴有恶心和畏光。近 3 个月发作频率和严重程度均有所增加。服用避孕药。疼痛发作与压力大有关。体检未检查出神经功能障碍。

以下是对各种可能病因的诊断，按可能性从高到低排列：

a. 偏头痛——最有可能

b. 压力紧张性头痛——有可能，可能性不大

c. 慢性脑膜炎——不大可能

d. 血管炎，如系统性红斑狼疮——不大可能

e. 慢性脑膜下血肿——不大可能

f. 脑动脉瘤——不大可能

2. 与工作问题有关的严重压力，但无抑郁。压力导致易怒（与头痛密切相关）。由于担心可能患有脑部肿瘤而产生额外的压力。

3. 近期的呼吸道感染，如感冒，已痊愈。

4. 溃疡性结肠炎。据患者报告，症状轻微。但这类病人患结肠癌的概率更大。

5. 2017 年曾患下尿路感染。

治疗和调查计划

头痛

1. 从最近的急诊室获取记录。

2. 治疗时使用布洛芬或舒马曲坦片治疗偏头痛。

3. 如果 2 无效，将考虑之后加入 β 受体阻滞剂或钙通道阻滞剂进行预防性治疗。

4. 另外，如果 2 和 3 都没有效果，还需要考虑停用避孕药，并寻找其他避孕方法。

5. 推迟对头痛的进一步调查，直到存在脑肿瘤的可能性，并观察对典型偏头痛的治疗效果。

6. 在一周内的下次会面中进一步讨论她与她的上司相处的具体策略。

7. 指导她放松。

溃疡性结肠炎

1. 从杰根斯博士处获得外部记录。

2. 转诊到胃肠科进行评估，进行结肠镜检查，获取关于可能要进行的整个结肠切除术的具体建议。

附录 E
精神状态评估

完整的精神状态评估

1. 外观

观察病人的形态或整体外观：他们是否看起来比实际年龄年长或年轻、是否有特殊的身体属性（假肢）、仪容是否整洁、是否表现出沮丧或者焦虑，以及他们的健康状况（病态）。

2. 态度

观察病人在交谈过程中所表现和表达出的态度（尤其是合作态度），其他态度包括生气的、谨慎的、多疑的、专心的、魅惑的，幽默的，顺从的。

3. 行为

记录病人的行为活动：活动增强（多动、兴奋）、活动减少、紧张反应和异常运动（抽搐、颤抖）。我们可以要求病人画一幅简单的图画，比如一个特定时刻的时钟或一个在圆内的正方形，以评估其视觉运动的完整性。

4. 心情

主要通过询问确定病人每天的心情：如悲伤、快乐、焦虑、愤怒、沮丧、冷漠、易怒。

5. 情感

主要通过观察来记录病人如何表达他的即时情绪状态。病人是否对刺激和环境有充分和适当的反应？以及他的反应是平静还是迟钝（情感反应迟钝）？是否不适当（在大多数人会变得很严肃时病人却大笑）？是否快感缺乏（对任何事都毫无兴趣）？或者反应不稳定？结合情绪和情感，医生可能会说："病人情绪低落，情感迟钝。"

6. 口头表达

注意以下表述特点：正常、语速缓慢、话少、话多、有压力、沉默、构音障碍、双关、押韵。

7. 语言

观察病人使用语言是否有以下特点：稀奇古怪、注意力不集中、丰富多彩、言语杂乱（不连贯的组合以及出现在精神病患者嘴里的短语），详细、离题、联想散漫（很难遵循的联系）、新词（创造新的词语）。

8. 思想内容

通过患者的表述和语言来确定患者的思想内容是否存在以下特征：合乎逻辑的、不合逻辑的、思绪飘忽的、空洞的、强迫性的、妄想的、偏执的。医学生还要注意到思想的内容，详细地描述任何妄想。

9. 认知

关于异常知觉，通常是指视觉、听觉、嗅觉或触觉等方面的幻觉。幻觉是在没有刺激时产生的异常知觉（来自墙上的图片的声音），而错觉则是对刺激的误解（误认为门铃响是有人在说话）。人格解体是感觉身体有些怪异，仿佛是虚无的，好像有病一样。现实感丧失是一种和人格解体类似的感觉，仿佛环境中的事物不存在，离自己很遥远。

10. 判断力和洞察力

确定患者是否意识到了自己的问题，认为问题是现实存在的还是不切实际的。对严重问题的明显忽视被称为"漠然处之"。

11. 神经精神病学的评估

a. 观察患者的意识水平，例如昏迷、木僵、昏睡、警惕、神经质。

b. 要求患者重复从 3 到 8 个数字（比如，重复 8 - 1 - 6 - 3 - 9），仔细观察他的注意力和集中力；让他们计算 100 - 7，然后将所得结果继续减去 7，这被称为"连续减 7"（比如，100 - 7 = 93，93 - 7 = 86，依此类推）；让他们反着拼写一个单词（比如"world"）；询问在他们所处环境中刚刚发生的事情（重复刚刚清晰说过的医学生的姓名）。

c. 还要评估患者的语言功能，包括流利度、理解力、命名、背诵、阅读和书写。除了观察和聆听患者的言行，医学生要求患者阅读和解释一篇简单的文章，并且要求他们自己独立地写一到两句话（不事先给他们要写的句子）。此类练习应该符合患者的教育水平。

d. 通过测试患者对时间、地点、人物的印象是否清晰来测试短期记忆。比如，要求患者描述具体的年月日、时刻、地点、他的姓名以及身份。短期记忆测试也可以要求患者马上回忆出刚刚提及的三个事物（比如，梳子、狗、黄色），然后提醒患者在 3~5 分钟后还会询问刚刚提到的三个事物，最后在预定的时间测试他们的回忆是否正确。久远记忆可以通过询问几天前、几个月前或者几年前的事件来评估，比如，"你哪天来的这家医院？"或"你女儿叫什么名字？"

e. 其他更高级的功能包括患者的抽象思维能力。解释谚语，例如"住在玻璃房子里的人不应该扔石头"，可以解释得非常古怪、非常抽象或者十分具体。类似地，也可以通过询问苹果和橙子有何相似和不同之处来确定抽象思维的能力。计算和测试一般智力有时候也会有所帮助。

Mini-Cog©	**施测与评分说明**

编号：_____　　日期：_____

步骤1：三个名词记忆

直接看着受试者说："请仔细听清楚，我等一下会说出三个名词，请立刻复述给我听，然后尽量背下来。这三个名词是（从下方的词表中选三个词）。请立刻复述。"如果当事人复述失败三次，则进入步骤2（画时钟）。

下列及其他名词列表曾经用于一次以上的临床研究。[1-3]如果要重复施测，建议你使用其他名词列表。

第1组	第2组	第3组	第4组	第5组	第6组
香蕉	领导	村庄	河流	船长	女儿
朝阳	季节	厨房	国家	花园	天堂
椅子	桌子	婴儿	手指	照片	高山

步骤2：画时钟

请说："接下来我要请你画时钟。首先把时钟上该有的数字全都写下来。"完成后继续说："现在把指针设在11：10。"

请利用下一页已经印好的圆圈进行这项练习。必要时重复说明，因为这不是记忆测试。如果无法在3分钟以内画好时钟，请继续进行步骤3。

步骤3：三个名词回忆

请受试者回忆你在步骤1所说的三个名词。请说："我要你背下来的三个名词是什么？"请在下方写下名词清单组号及当事人的回答。

名词清单组号：_____　　当事人的答案：_____ _____ _____

分数

名词回忆：_____ （0~3分）	不需提示就能自动记起一个名词得1分
画时钟：_____ （0或2分）	正常时钟=2分。正常的时钟必须画上所有数字、顺序正确，而且位置要大概正确（例如12、3、6、9必须在上、右、下、左四个方位），数字不能漏掉也不能重复。指针必须指向11和2（11：10）。指针长度不列入评分。画不出来或拒画时钟者（异常）=0分。
总分：_____ （0~5分）	总分=名词回忆分数+画时钟分数。 Mini-Cog测试分数不到3分就可以接受失智症筛检，但是很多临床确认有认知障碍的患者得分都比较高。如果希望测试分数更精确，建议使用小于4的分数为分界点，因为这代表可能需要进一步评估认知状态。

画时钟　　　　编号：_____　　日期：_____

参 考 文 献

1. Borson S, Scanlan JM, Chen PJ et al. The Mini-Cog as a screen for dementia：Validation in a population based sample. *J Am Geriatr Soc.* 2003；51：1451 – 1454.

2. Borson S, Scanlan JM, Watanabe J et al. Improving identification of cognitive impairment in primary care. *Int J Geriatr Psychiatry.* 2006；21：349 – 355.

3. Lessig M, Scanlan J et al. Time that tells：Critical clock-drawing errors for dementia screening. *Int Psychogeriatr.* 2008 June；20（3）：459 – 470.

4. Tsoi K, Chan J et al. Cognitive tests to detect dementia：A systematic review and meta-analysis. *JAMA Intern Med.* 2015；E1 – E9.

5. McCarten J, Anderson P et al. Screening for cognitive impairment in an elderly veteran population：Acceptability and results using different versions of the Mini-Cog. *J Am Geriatr Soc.* 2011；59：309 – 213.

6. McCarten J, Anderson P et al. Finding dementia in primary care：The results of a clinical demonstration project. *J Am Geriatr Soc.* 2012；60：210 – 217.

7. Scanlan J & Borson S. The Mini-Cog：Receiver operating characteristics with the expert and naive raters. *Int J Geriatr Psychiatry.* 2001；16：216 – 222.

声　明

医学是一门不断变化的科学。新的研究和临床经验拓宽了我们的知识面，药物与疗法也需要随之改进。本书作者和出版方根据可靠的来源进行了核实，以提供完整的信息，并且总体上符合出版时接受的标准。但是，鉴于可能存在人为错误或医学科学方面的变化，作者、出版方或参与本作品编辑或出版的任何其他方均不保证本书所含信息在各方面均准确或完整。若出现错误或纰漏，以及使用本书信息导致任何的不良后果，均不负任何责任。本书读者可从任何其他渠道核实本书中的信息。例如，强烈建议读者检查他们计划服用的每种药物包装中的产品信息表推荐剂量或服用禁忌症，以确保相关信息准确无误。此建议尤其适用于新药或不常使用的药物。